200 x Ve[illegible]risch

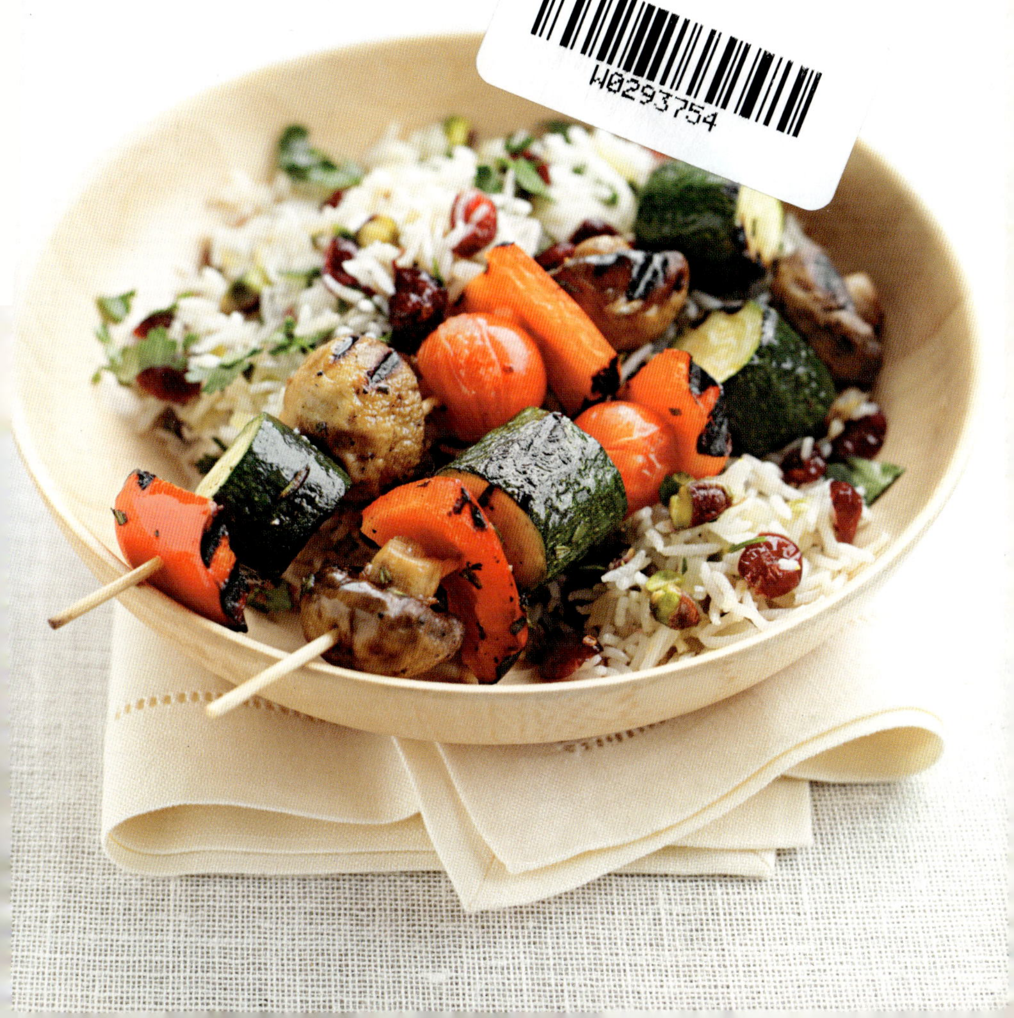

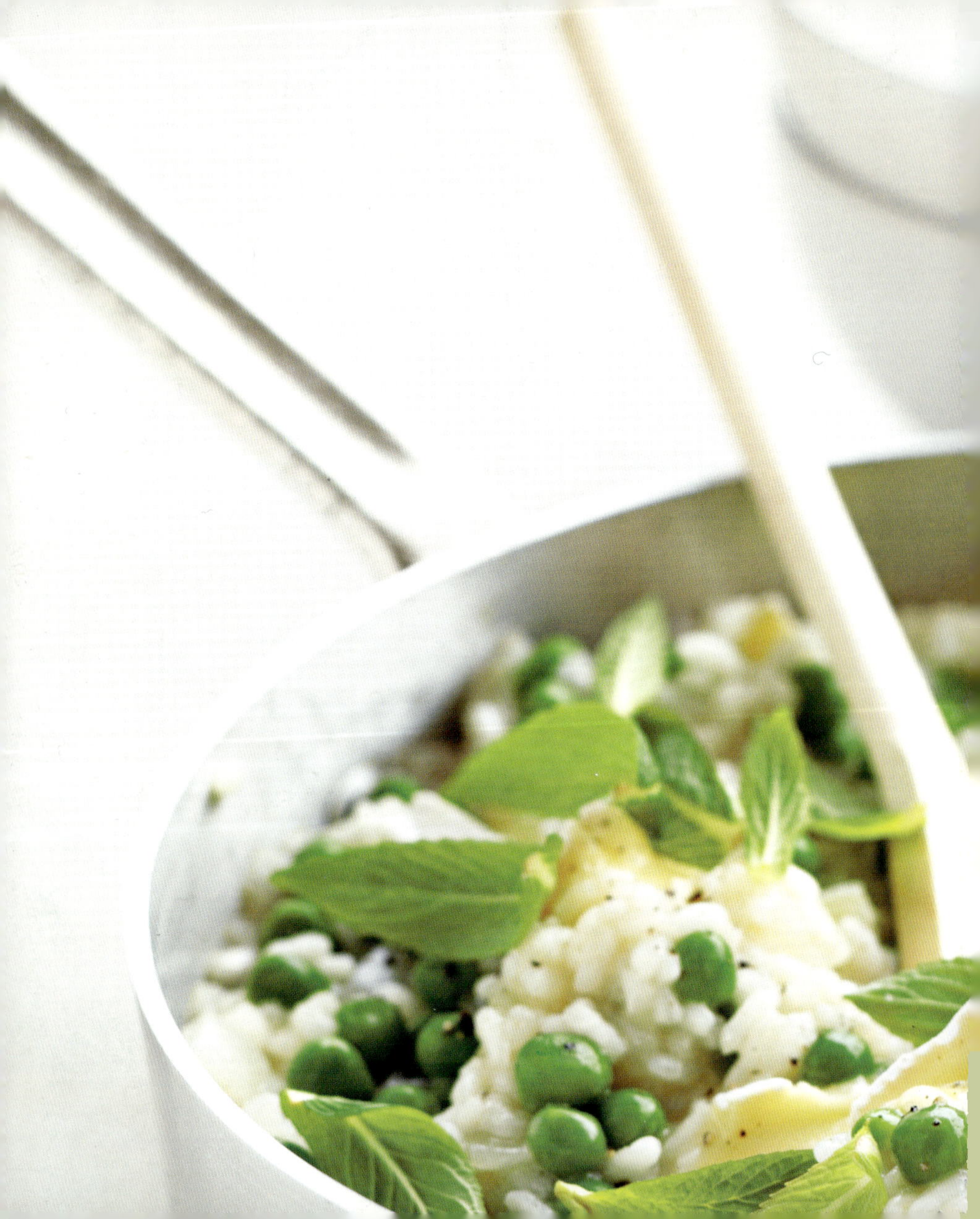

MOEWIG

gut gekocht und ganz schön einfach

200 x Vegetarisch

Louise Pickford

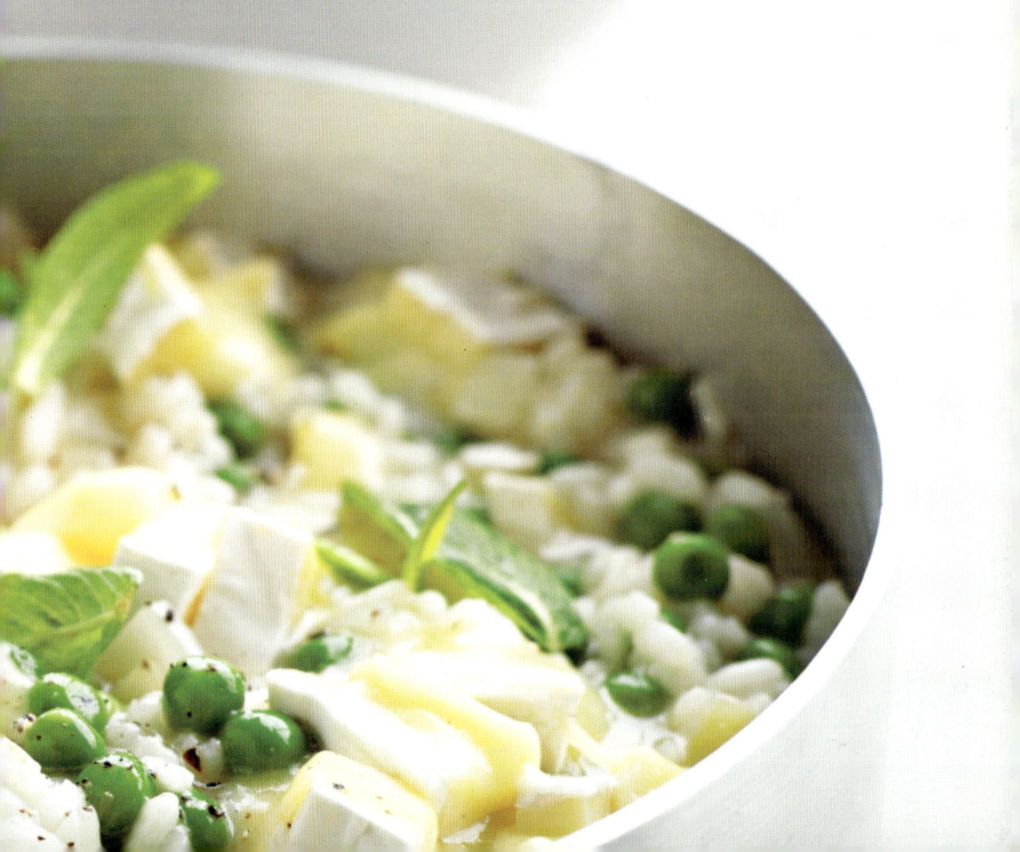

Erstveröffentlichung 2008 unter dem Titel „Hamlyn All Colour: Veggies“ durch Hamlyn Octopus, einem Imprint von Octopus Publishing Group Ltd., 2-4 Heron Quays, Docklands, London E14 4JP

Moewig ist ein Imprint der edel entertainment GmbH

www.moewig.de | www.edel.de

Übersetzung: B. le Coutre

Satz & Redaktion: Gisela Witt für bookwise, München

Printed and bound in China

ISBN 978-3-86803-313-7

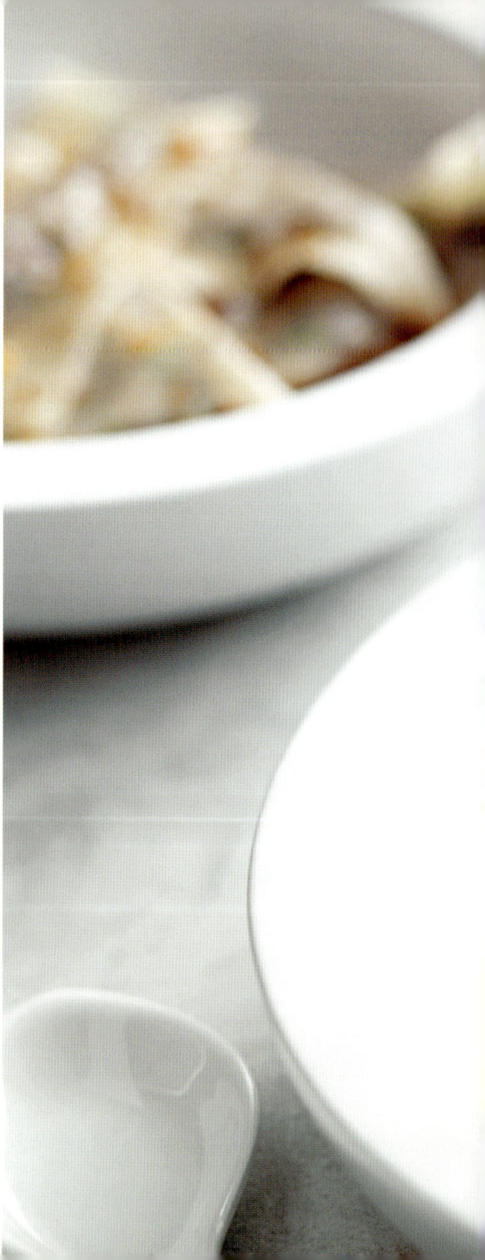

Inhalt

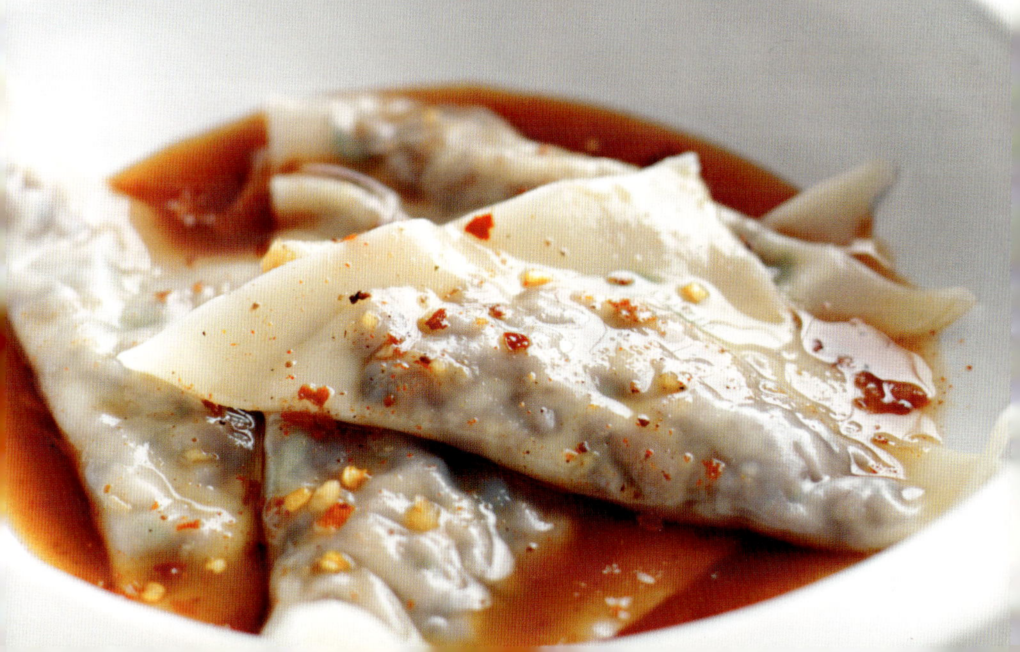

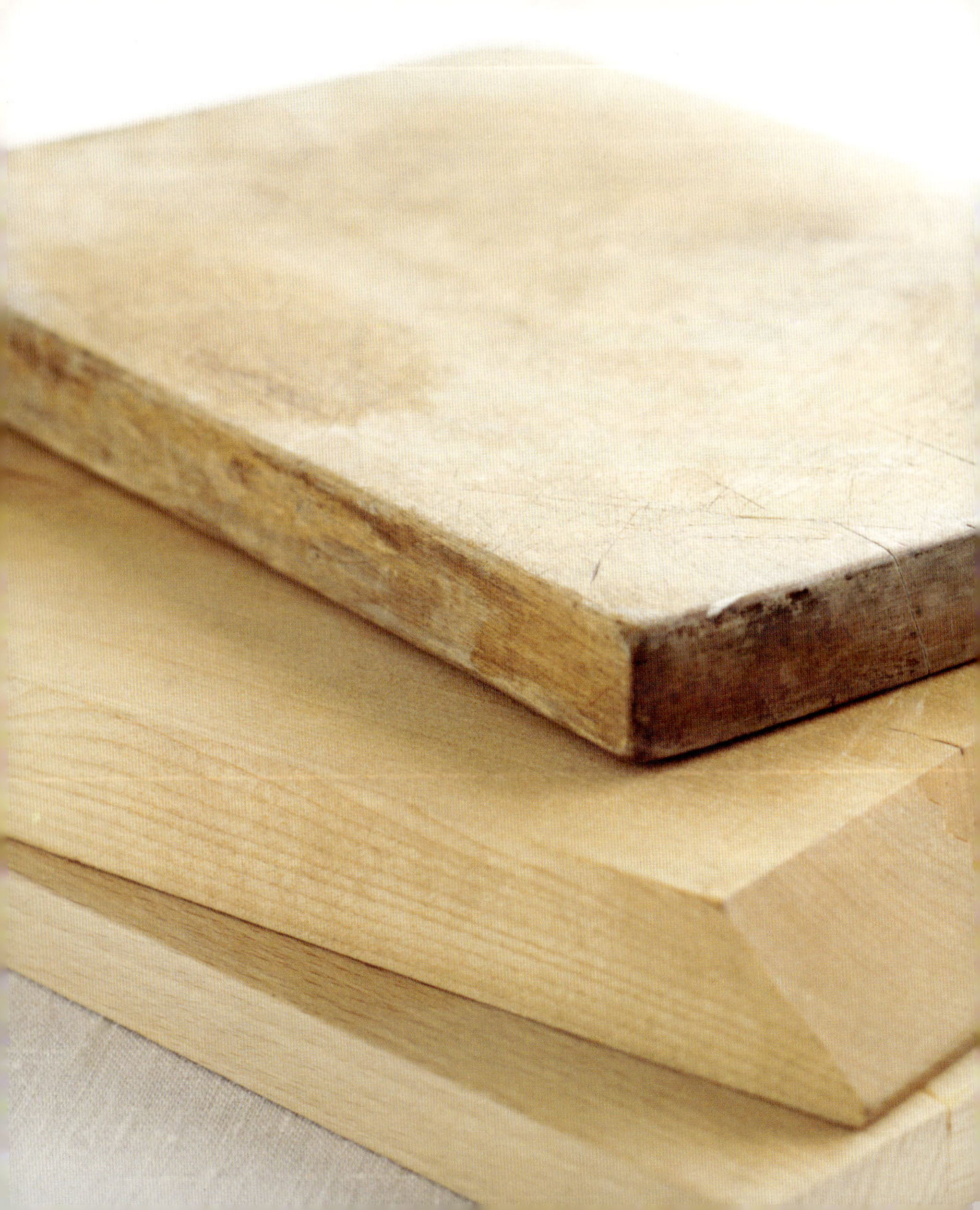

Vorwort

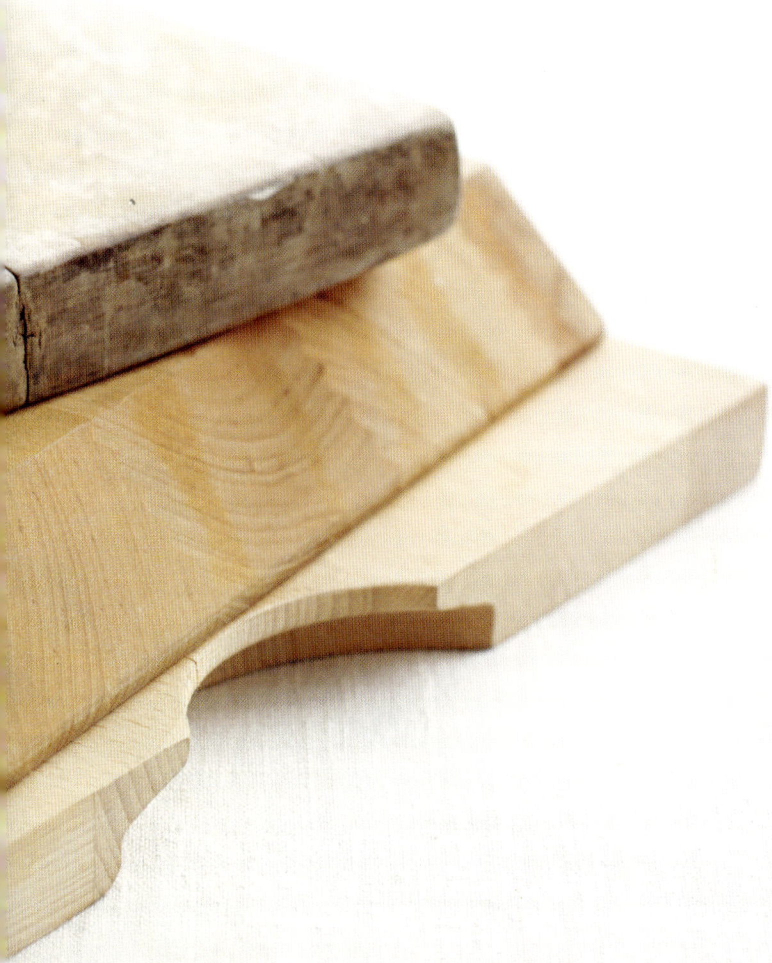

Vorwort

Durch das umfassende Angebot an qualitativ hochwertigen Produkten in Supermärkten und Lebensmittelgeschäften ist es heute viel einfacher geworden, sich vegetarisch zu ernähren. Ob Sie selbst Vegetarier sind oder nach fleischlosen Rezeptanregungen für die Familie suchen: Dieses Buch bietet eine Fülle anregender und innovativer Ideen für den täglichen Speiseplan. Jedes Rezept wird durch ein Farbfoto illustriert, so erhalten Sie eine klare Vorstellung davon, was Sie kochen. Die einzelnen Rezepte sind durch eine kreative Variante ergänzt, sodass Sie zwischen 200 Gerichten wählen können!

Kochen ohne viel Zeitaufwand

In unserem hektischen Alltag ist Zeit ein kostbares Gut. Deshalb sind die folgenden Rezepte so konzipiert, dass sie ohne großen Zeitbedarf leicht und schnell realisierbar sind, ohne jedoch auf Vielfalt verzichten zu müssen. Werfen Sie Ihre Vorurteile über Bord – die vegetarische Küche erfordert auch nicht mehr Aufwand als das Kochen von konventionellen Gerichten: Viele der hier beschriebenen Köstlichkeiten können in weniger als 30 Minuten zubereitet werden!

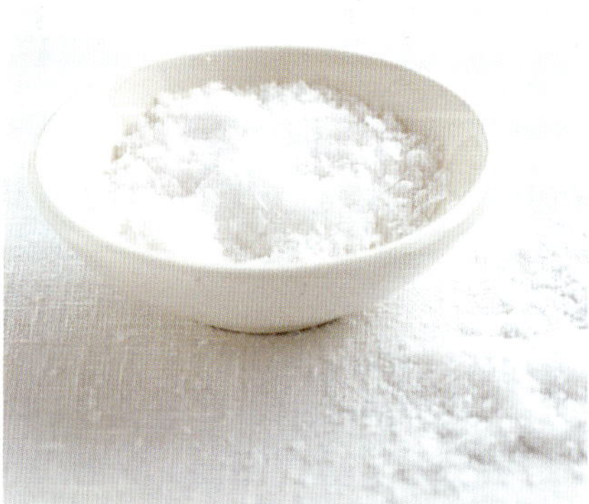

Effizient kochen zu können setzt allerdings ein wenig Planung voraus, damit wichtige Zutaten stets zur Hand sind. Frische Lebensmittel können schnell auf dem Heimweg von der Arbeit eingekauft werden. Es empfiehlt sich eine ausreichende Vorratshaltung an immer wieder benötigten Lebensmitteln, die nicht leicht verderblich sind. Unverzichtbar sind vor allem kalt gepresstes Olivenöl, Balsamico-Essig, Meersalz, Tomaten und Bohnen in Dosen, getrocknete Linsen sowie Grundnahrungsmittel wie Nudeln, Reis und Mehl.

Gesund essen

Auch wenn eine vegetarische Ernährung keine Garantie für eine perfekte Gesundheit bietet, so schließt sie doch immerhin all jene Risiken aus, die der Verzehr von Fleisch mit sich bringt. Nur Veganer verzichten komplett auf den Genuss tierischer Produkte wie Eier, Käse, Butter, Sahne und Milch. Besonders wichtig für alle Vegetarier ist es, dass die

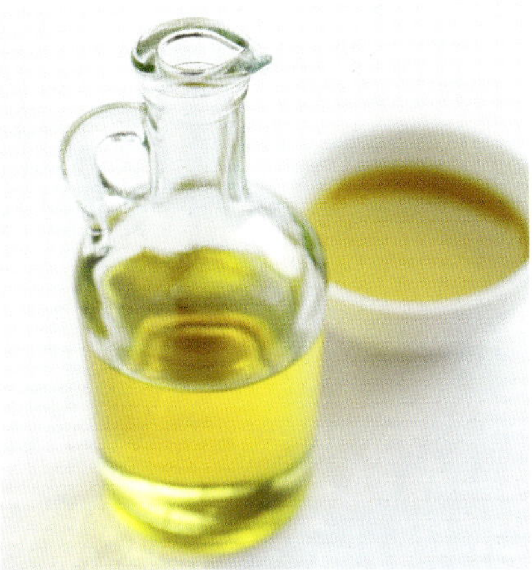

fleischlose Ernährung nicht einseitig wird, um Mangelerscheinungen zu vermeiden. So kann ein übermäßiger Verzehr von Käse durch die darin enthaltenen gesättigten Fette zu einer Belastung des Herzens führen. Nur eine ausgewogene Ernährung versorgt unseren Körper mit einer gesunden Menge an Proteinen, Kohlehydraten, essenziellen Fettsäuren, Vitaminen und Mineralien. Dies gewährleistet der ausreichende Verzehr von Obst und Gemüse (allgemeine Empfehlung: fünf Portionen am Tag), Hülsenfrüchten, Getreide und Sojaprodukten in Kombination mit Eiern, Milch und Käse. Für eine optimale Ernährung bedarf es zudem frischer, qualitativ hochwertiger und möglichst unbehandelter Lebensmittel. Darauf sollte man beim Kauf von Obst, Gemüse und Kräutern unbedingt achten. Vor allem das Angebot an Bio-Produkten stellt unter diesem Gesichtspunkt eine wichtige, wenn auch teurere Alternative dar. Natürlich empfiehlt sich beispielsweise der Kauf von Eiern aus tierfreundlicher Freilandhaltung, aber je nach dem individuellen Budget muss jeder für sich selbst entscheiden, was er sich leisten kann.

Ein weiterer Aspekt: Nur bei selbst zubereiteten Gerichten können Sie sicher sein, was Sie zu sich nehmen. Also worauf warten Sie noch? Kochen und genießen Sie die hier vorgestellten vegetarischen Köstlichkeiten!

Zutaten frisch halten

Nach dem Einkauf der hochwertigen frischen Zutaten sollten Sie diese möglichst rasch verwenden oder nur kurz lagern, so dass ihre Frische möglichst optimal erhalten bleibt.

Die meisten Obst- und Gemüsesorten kann man im Kühlschrank aufbewahren; Kartoffeln, Zwiebeln, Knoblauch, Äpfel und anderer stärkereiche oder duftintensive Nahrungsmittel lagert man jedoch am besten in Papiertüten an einem kühlen, dunklen Ort.

Kräuter gibt es als Topfpflanze oder als Bund zu kaufen. Letztere besprüht man mit kaltem Wasser und deponiert sie in einem verschließbaren Gefrierbeutel im Kühlschrank.

Rezepte für alle Gelegenheiten

Um das Auffinden passender Rezepte zu erleichtern, ist das Buch in sieben Kapitel unterteilt. Ob Sie nur einen Snack oder ein Hauptgericht zubereiten wollen, eine Salatbeilage oder ein Dessert – die Vorschläge hierzu finden sich im entsprechenden Abschnitt. Wenn Sie ein komplettes Menü planen, können Sie die einzelnen Gänge anhand der verschiedenen Kapitel problemlos zusammenstellen. Und durch die jeweiligen Variationen der Rezepte verdoppeln sich Ihre Auswahlmöglichkeiten noch.

Auch als Vegetarier muss man sich bei **Frühstück & Brunch** keineswegs mit einer eingeschränkten Auswahl zufriedengeben. Lassen Sie sich von der Vielzahl leckerer Ideen überraschen. Wie wär's mit dem opulenten „Omelett mit Rauke und Ziegenkäse" (siehe Seite 18)? Oder verwöhnen Sie Ihre Familie und Freunde mit dem „Vegetarischen Allerlei", das nicht viel Geschirraufwand erfordert und somit abwaschfreundlich ist (siehe Seite 22).

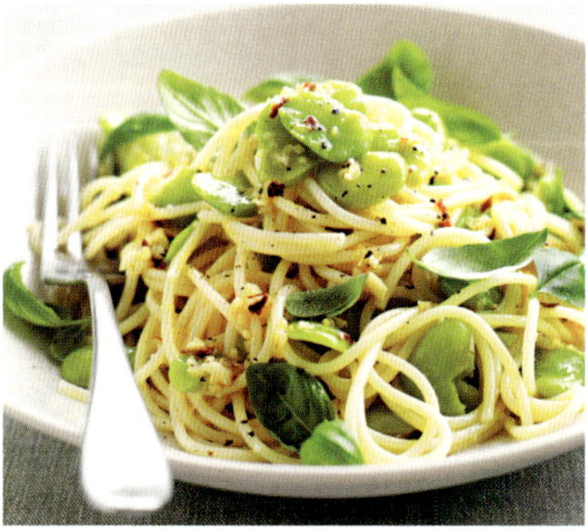

Viele der unter **Vorspeisen & Snacks** angeführten Gerichte können als das eine oder andere und somit vielseitig eingesetzt werden. Zudem lassen sich einige in weniger als 20 Minuten zubereiten, so z. B. der exotisch anmutende „Haloumi mit Granatapfel-Salsa" (siehe Seite 42) oder das „Hummus aus Bohnen & Rosmarin" (siehe Seite 68).

Die als **Hauptgerichte** angeführten Rezepte wie etwa der „Erbsen-Minz-Risotto" (siehe Seite 80), die „Cannelloni mit Spinat & Ricotta" (siehe Seite 100) oder die „Spaghetti mit dicken Bohnen" (siehe Seite 82) sind bewusst undogmatisch zusammengestellt und werden sowohl Fleischesser wie auch Vegetarier begeistern.

Viele **Suppen & Eintöpfe** erfreuen den Gaumen im Alltag, andere wie die „Pilzsuppe mit Trüffelbutter" (siehe Seite 112) können als delikate Vorspeise auch ein exklusives mehrgängiges Menü eröffnen. Einige der Gerichte eignen sich als reichhaltige Eintöpfe vor allem für kalte Wintertage, z. B. das herzhafte vegetarische „Gemüse mit Schnittlauchknödeln" (siehe Seite 130).

Das Kapitel **Salate & Beilagen** umfasst neben Rezept-Klassikern auch Traditionelles mit modernem Pfiff: z. B. „Geröstetes Gemüse

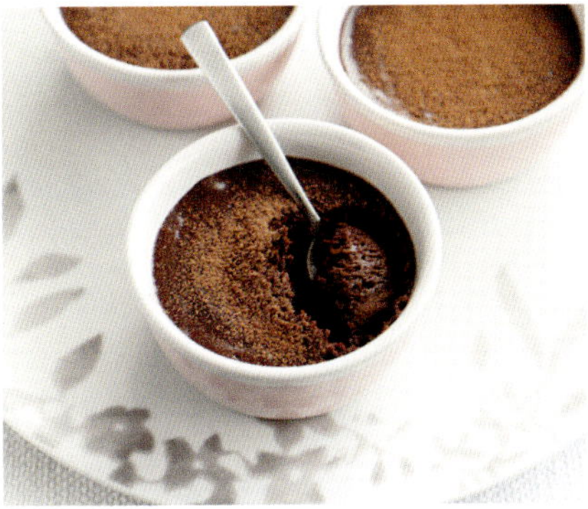

mit Petersilien-Pesto“ (siehe Seite 160) oder mit Sauerrahm und Schnittlauch gefüllte „Gebackene Süßkartoffeln“ (siehe Seite 166). Einige der Gerichte eignen sich hervorragend als Ergänzung von Hauptgerichten, andere als leichtes Mittagsmahl.

Auch wenn der wundervolle Duft frisch gebackenen Brotes kaum zu übertreffen ist: Im Kapitel **Aus dem Backofen** finden Sie weitere kulinarische Köstlichkeiten wie pikante Gemüsekuchen oder die „Kürbis-Salbei-Pizza“ (siehe Seite 192), die unkompliziert ist in der Zubereitung.

Natürlich wollen wir uns auch den süßen Dingen des Lebens zuwenden. Deswegen darf ein Kapitel mit **Desserts** nicht fehlen. Warum sollten Sie sich nicht einmal an dem köstlichen „Mousse au Chocolat“ (siehe Seite 200) versuchen? Sie werden nicht glauben, wie leicht es zu machen ist! Oder wie wäre es mit einem „Tiramisù-Käsekuchen“ (siehe Seite 212), der sich auch für besondere Anlässe anbietet?

Zutaten-Ratgeber

Die folgenden Hinweise geben praktische Ratschläge und Informationen zu den in den Rezepten genannten Zutaten. Manche davon sind weniger verbreitet und nicht in allen Lebensmittelgeschäften erhältlich.

Eier

Kaufen Sie nur Eier aus artgerechter Freilandhaltung, am besten aus Bio-Betrieben. Nehmen Sie die Eier eine Stunde vor der Zubereitung aus dem Kühlschrank, damit sie Raumtemperatur annehmen.

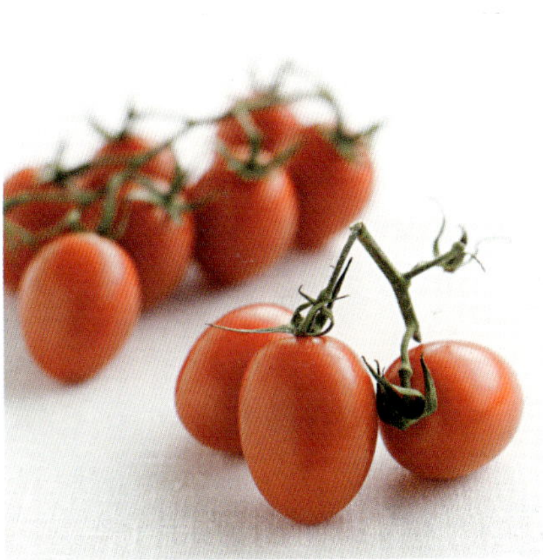

Buttermilch

Sie bleibt als Restprodukt bei der Herstellung von Butter übrig. Mit einem der Milch vergleichbaren Nährstoffgehalt, aber mit einem niedrigeren Fettanteil und ihrem leicht säuerlichen Geschmack stellt sie eine hochwertige Alternative zu Milch und Joghurt dar.

Haloumi-Käse

Der aus Zypern stammende feste und salzige Schafskäse wird üblicherweise nur gebraten. Da er nach dem Erkalten schnell zäh wird, sollte er sofort verzehrt werden, sobald er zu schmelzen beginnt.

Fontina-Käse

Dieser milde italienische Käse aus Kuhmilch schmilzt leicht und kann auch als Ersatz für Mozzarella verwendet werden. Man erhält ihn in größeren Supermärkten sowie in italienischen Feinkostgeschäften.

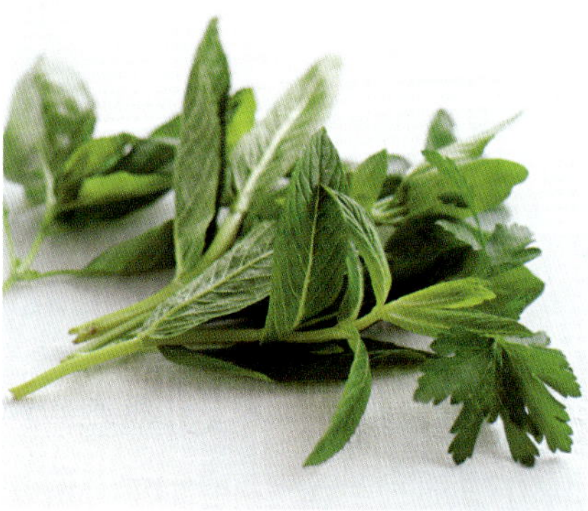

Taleggio-Käse

Dieser ebenfalls aus Italien stammende Kuhmilchkäse ist weich und hat eine ähnliche Konsistenz wie Brie, den er ersetzen kann.

Arborio-Reis

Die in Italien angebaute Reisart von mittlerer Korngröße wird traditionell für Risotto verwendet. Ihr hoher Stärkegehalt verleiht dem Gericht die cremige Konsistenz.

Polenta

Die aus Maisgrieß zubereitete Polenta kann man entweder als Brei servieren oder fest werden lassen, in Stücke schneiden und dann grillen. Für die Rezepte wird Instantpolenta verwendet, die mit Wasser angerührt wird und nur eine kurze Kochzeit benötigt.

Ramen-Nudeln

Diese traditionellen japanischen Nudeln erhält man in asiatischen Lebensmittelgeschäften. Sie werden als Suppeneinlage verwendet. Für die aufgeführten Rezepte können alle Arten verwendet werden.

Löffelbiskuits

Dieses fingerförmige, mit Zucker überzogene Gebäck wird traditionell für die Zubereitung von Tiramisù verwendet.

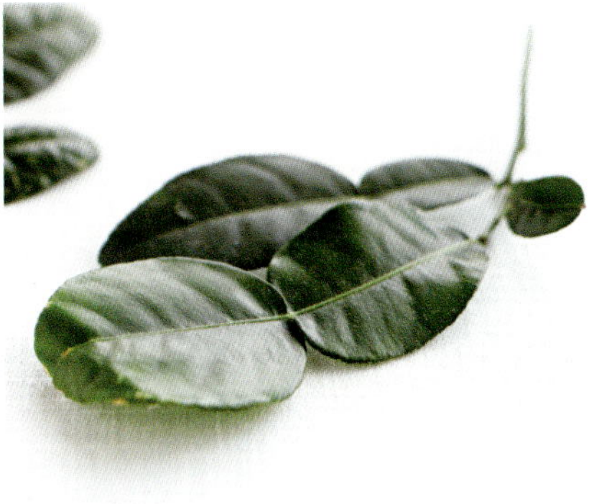

Kräuter
Soweit möglich, sollten Sie stets frische Kräuter verwenden. Falls Sie nur getrocknete zur Verfügung haben, halbieren Sie die in den Rezepten angegebenen Mengen. Ziehen Sie frische Kräuter in Töpfen auf der Fensterbank – so haben Sie immer welche zur Hand!

Kaffir-Limetten-Blätter
Die duftenden Blätter des Kaffir-Baumes sind aus der thailändischen Küche nicht wegzudenken. Man bekommt sie in Feinkost- oder in Asia-Läden. Wenn man sie in Eisbehältern einfriert, hat man sie jederzeit zum Würzen griffbereit.

Gemüsebrühe
Bei den Gemüsebrühen ist meist die Pulverform den Brühwürfeln vorzuziehen. Probieren Sie verschiedene Sorten aus, um Ihren persönlichen Favoriten zu finden.

Vincotto
Diese dem Balsamico-Essig ähnliche italienische Würzspezialität besteht aus getrockneten Weintrauben, die zu einem dicken Sirup eingekocht werden. Mit etwas Essig versetzt, wird dieser in Eichenfässern gelagert. Man kann ihn in italienischen Spezialitätenläden oder bei Internet-Anbietern finden.

Marsala
Der kräftige Wein aus Sizilien hat eine intensive Farbe und einen unvergleichlich würzigen Geschmack. Er gibt nicht nur dem Tiramisù das besondere Aroma, sondern eignet sich auch als köstlicher Aperitif.

Tahin-Paste
Die Paste aus gemahlenen Sesamkörnern wird vor allem in Nordafrika verwendet. Man erhält sie in Reformhäusern und Bio-Läden.

Mirin
Der süße Reiswein spielt in der japanischen Küche eine große Rolle. Er ist in asiatischen Lebensmittelläden erhältlich.

Wakame-Algen
Ebenfalls aus Japan stammen die getrockneten, sehr aromareichen Braunalgen. Sie dienen zum Würzen von Suppen und Brühen. Erhältlich sind sie in Naturkostläden sowie in asiatischen Lebensmittelgeschäften.

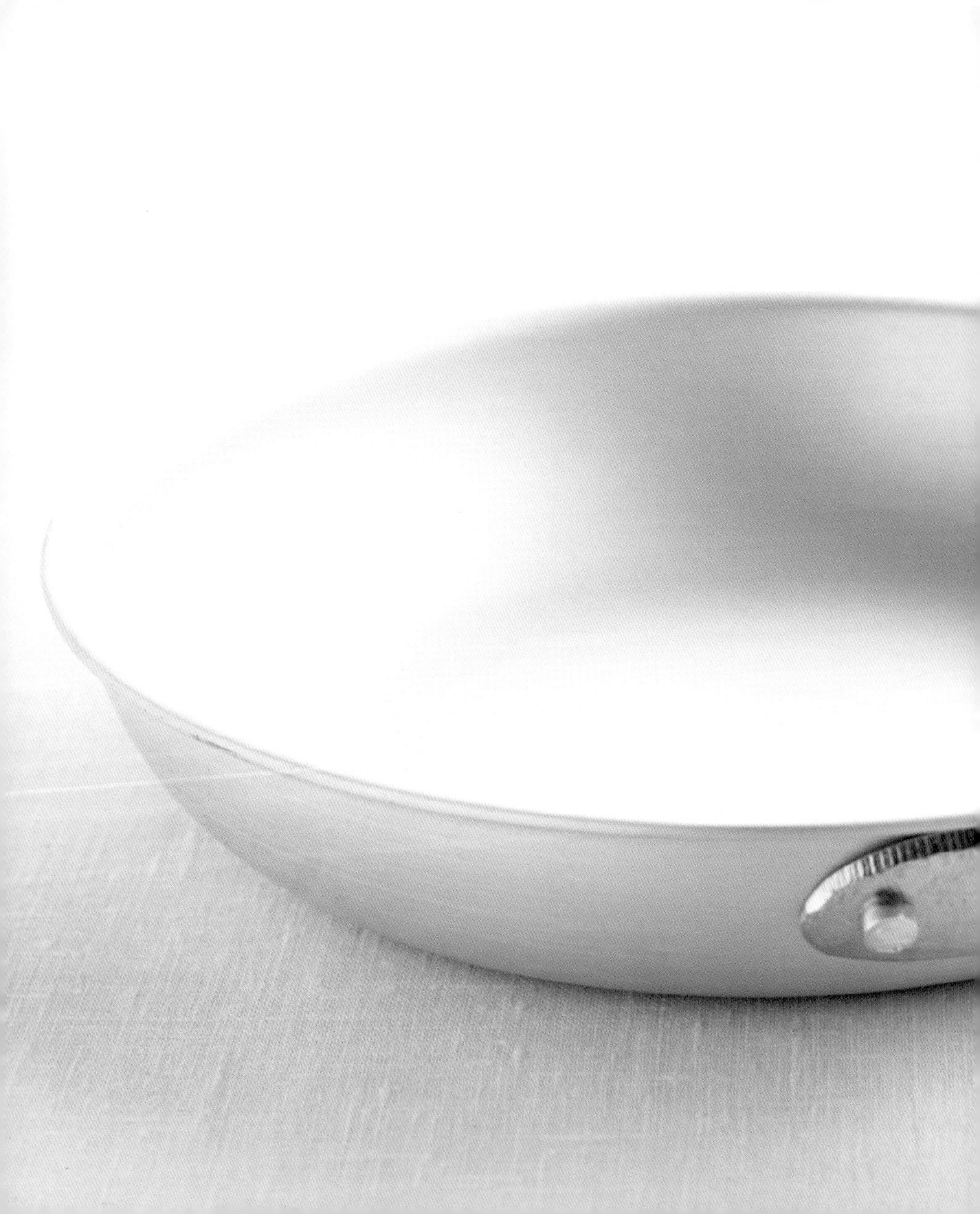

Frühstück & Brunch

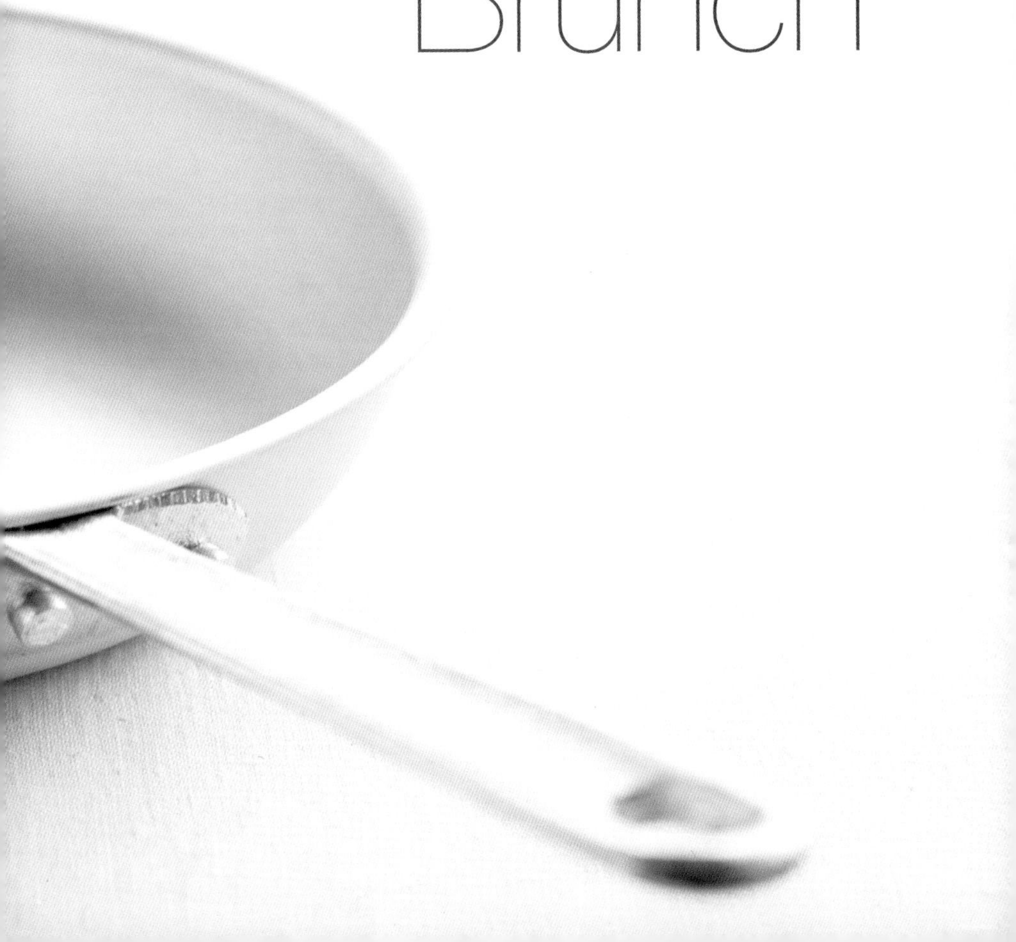

Brot im Parmesan-Ei-Mantel

Für **6** Portionen
Vorbereitungszeit: **10 Minuten**
Zubereitungszeit: **8–14 Minuten**

6 **Pflaumentomaten**
4 EL **Tapenade** (Olivenpaste)
kalt gepresstes **Olivenöl** zum Beträufeln
150 ml **Milch**
3 **Eier**
3 EL frisch gehobelter **Parmesan**
50 g **Butter**
6 Scheiben **Weißbrot**
eine Handvoll **Babyspinat**
einige **Basilikumblätter** zum Anrichten
Salz und **Pfeffer**

Tomaten halbieren, entkernen und mit der Innenseite nach oben in eine Backform legen. Die Hälften mit etwas Tapenade füllen und mit Olivenöl beträufeln. Tomaten im vorgeheizten Ofen bei Oberhitze 2–3 Minuten überbacken, bis sie weich sind. Tomaten anschließend warm stellen.

Milch, Eier und Parmesan mit einer Prise Salz und Pfeffer in einer Schüssel verquirlen, dann in ein flaches Gefäß geben. Die Hälfte der Butter in einer großen Pfanne zerlassen. 3 Scheiben Weißbrot in die Eiermischung tunken und in der Pfanne bei mittlerer Hitze von beiden Seiten je 3–4 Minuten braten, bis sie goldbraun sind. Brot aus der Pfanne nehmen und im Ofen warm stellen. Die übrigen Brotscheiben auf die gleiche Weise rösten.

Gebratene Brotscheiben mit den gegrillten Tomaten belegen und das Gericht mit einigen Babyspinat- und Basilikumblättern garnieren.

Süßes Brot: 2 Eier, 25 g feinen Zucker und ½ Teelöffel gemahlenen Zimt verquirlen. 4 Scheiben Brioche (französisches Hefegebäck) in die Mischung tunken. 25 g Butter in einer Pfanne zerlassen und je zwei Scheiben 2–3 Minuten von beiden Seiten goldbraun braten. Gebäck mit Puderzucker bestreuen und mit frischen Beeren sowie Schlagsahne servieren.

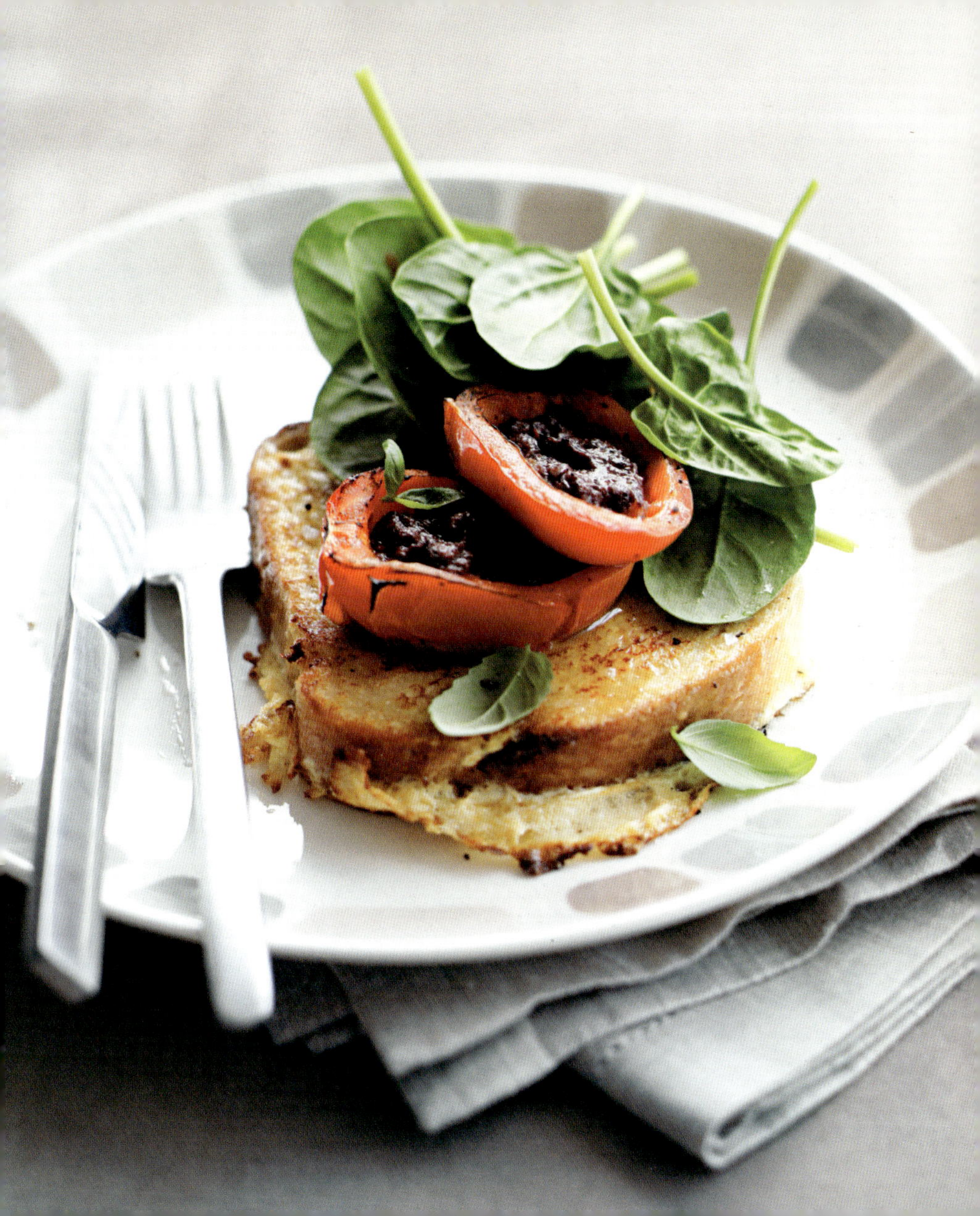

Rauke-Ziegenkäse-Omelett

Für **4** Portionen
Vorbereitungszeit: **5 Minuten**
Zubereitungszeit: **12 Minuten**

12 **Eier**
4 EL **Milch**
4 EL gemischte gehackte **Kräuter**, z. B. Kerbel, Schnittlauch, Majoran, Petersilie und Estragon
50 g **Butter**
125 g gewürfelter milder **Ziegenkäse**
einige Blätter **Rauke**
Salz und **Pfeffer**

Eier, Milch, Kräuter, Salz und Pfeffer in einer großen Schüssel sorgfältig verquirlen. ¼ der Butter in einer großen Pfanne zerlassen, kurz aufschäumen und setzen lassen. ¼ der Eiermasse hineingießen und unter vorsichtigem Rühren mit einer Gabel bei mittlerer Hitze gleichmäßig stocken lassen.

Omelett auf der Unterseite fest werden lassen, die Oberseite muss noch flüssig sein. ¼ des Ziegenkäses und der Rauke auf einer Omeletthälfte verteilen. Omelett vorsichtig auf einen vorgewärmten Teller gleiten lassen und dabei die freie Hälfte über die Füllung schlagen. Omelett sofort servieren. Mit den restlichen Zutaten genauso verfahren. Alternativ dazu alle Omeletts nacheinander braten, im Ofen warm stellen und zusammen servieren.

Variante – Omelett mit Käse und Tomaten: Beim ersten Schritt genauso vorgehen, dann jeweils 15 g geriebenen Cheddar-Käse und 25 g halbierte Cherry-Tomaten auf einer Omeletthälfte verteilen. Auch hier die andere Hälfte darüber schlagen und Omelett auf einem vorgewärmten Teller anrichten.

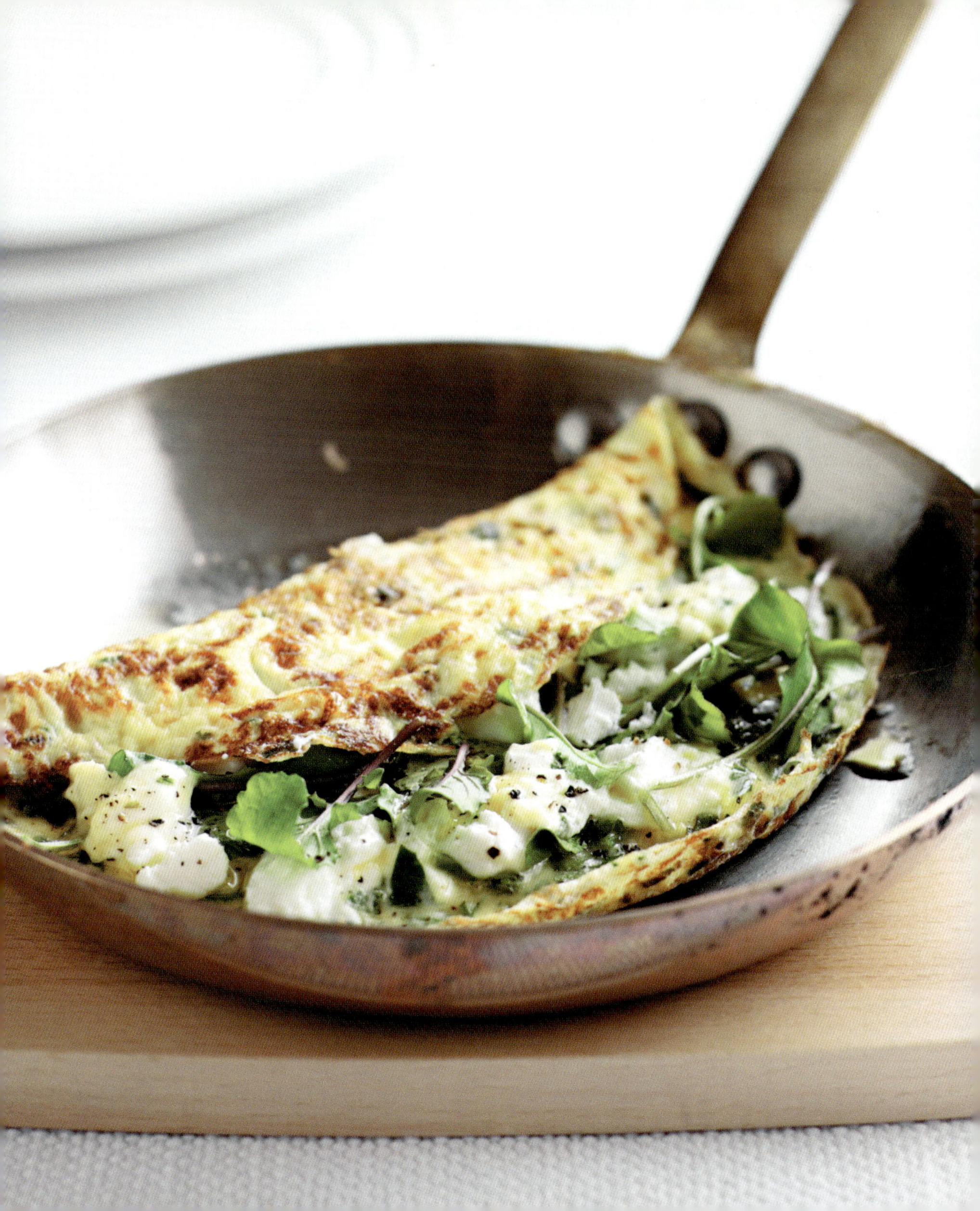

Gekochtes Ei mit Senfbrot

Für **4** Portionen
Vorbereitungszeit: **5 Minuten**
Zubereitungszeit: **5 Minuten**

2 TL grobkörniger **Senf** (je nach Geschmack)
50 g weiche **Butter**
4 große **Eier**
4 dicke Scheiben **Weißbrot**
schwarzer **Pfeffer**
Senf und **Kresse** zum Garnieren

Senf, Butter und Pfeffer verrühren.

Eier in kochendem Wasser 3–4 Minuten weich kochen. In der Zwischenzeit die Brotscheiben toasten, eine Seite mit der Senfbutter bestreichen, Brot in Streifen schneiden.

Eier mit den Brotstreifen sowie nach Belieben mit weiterem Senf und mit Kresse servieren.

Variante – Gekochte Eier mit Spargel: Statt der Brotstreifen zum Dippen gekochte Spargelstangen servieren. Dafür 2 Bund Spargel schälen, etwa 10–15 Minuten garen und zu den Eiern servieren.

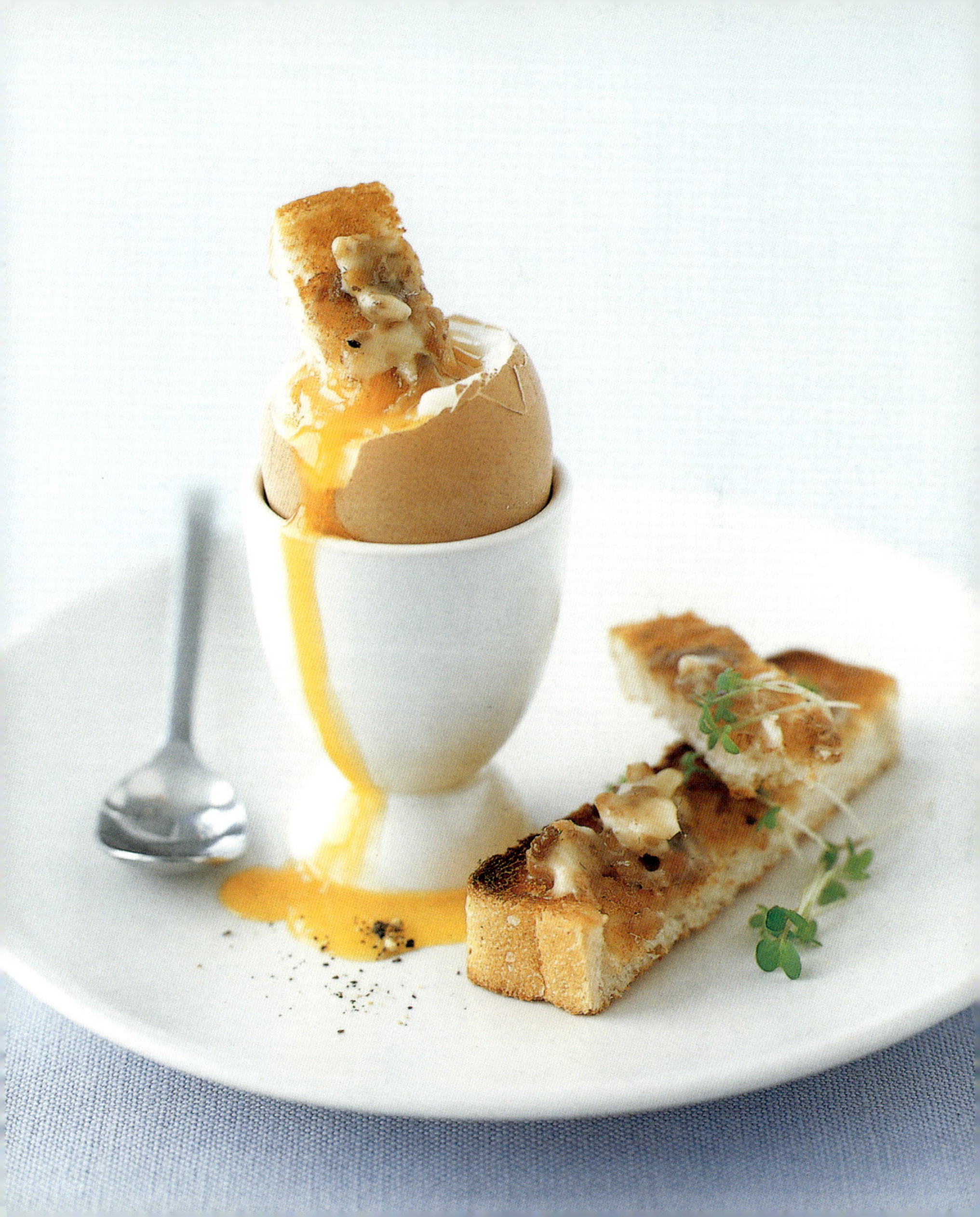

Vegetarisches Allerlei

Für **4** Portionen
Vorbereitungszeit: **10 Minuten**
Zubereitungszeit: **35 Minuten**

500 g gewürfelte und gekochte **Kartoffeln**
4 EL **Olivenöl**
einige **Thymianzweige**
250 g geputzte **Champignons**
12 **Cherry-Tomaten**
4 **Eier**
Salz und **Pfeffer**
2 EL gehackte **Petersilie** zum Garnieren
einige Scheiben gebutterter **Toast** (Serviervorschlag)

Gekochte und gewürfelte Kartoffeln in einen Bräter geben und mit der halben Menge Öl beträufeln. Thymian hinzufügen und mit Salz und Pfeffer würzen. Kartoffeln im vorgeheizten Backofen bei 220 °C (Gas Stufe 7) 10 Minuten garen.

Kartoffelwürfel wenden, Champignons hinzufügen und weitere 10 Minuten im Ofen garen. Tomaten hineingeben und ebenfalls 10 Minuten garen.

Gemüse etwas auseinanderschieben, sodass vier Zwischenräume entstehen, je ein Ei aufschlagen und vorsichtig hineingleiten lassen. Gericht wieder in den Backofen geben und weitere 3–4 Minuten garen, bis die Spiegeleier fest sind. Gemüse mit Petersilie garnieren und im Bräter servieren. Nach Belieben gebutterten Toast dazu reichen.

Variante ohne Eier: 750 g Kartoffeln und 400 g Champignons wie oben zubereiten. Vor dem letzten Backdurchgang 125 g Cheddar-Käse über das Gemüse streuen.

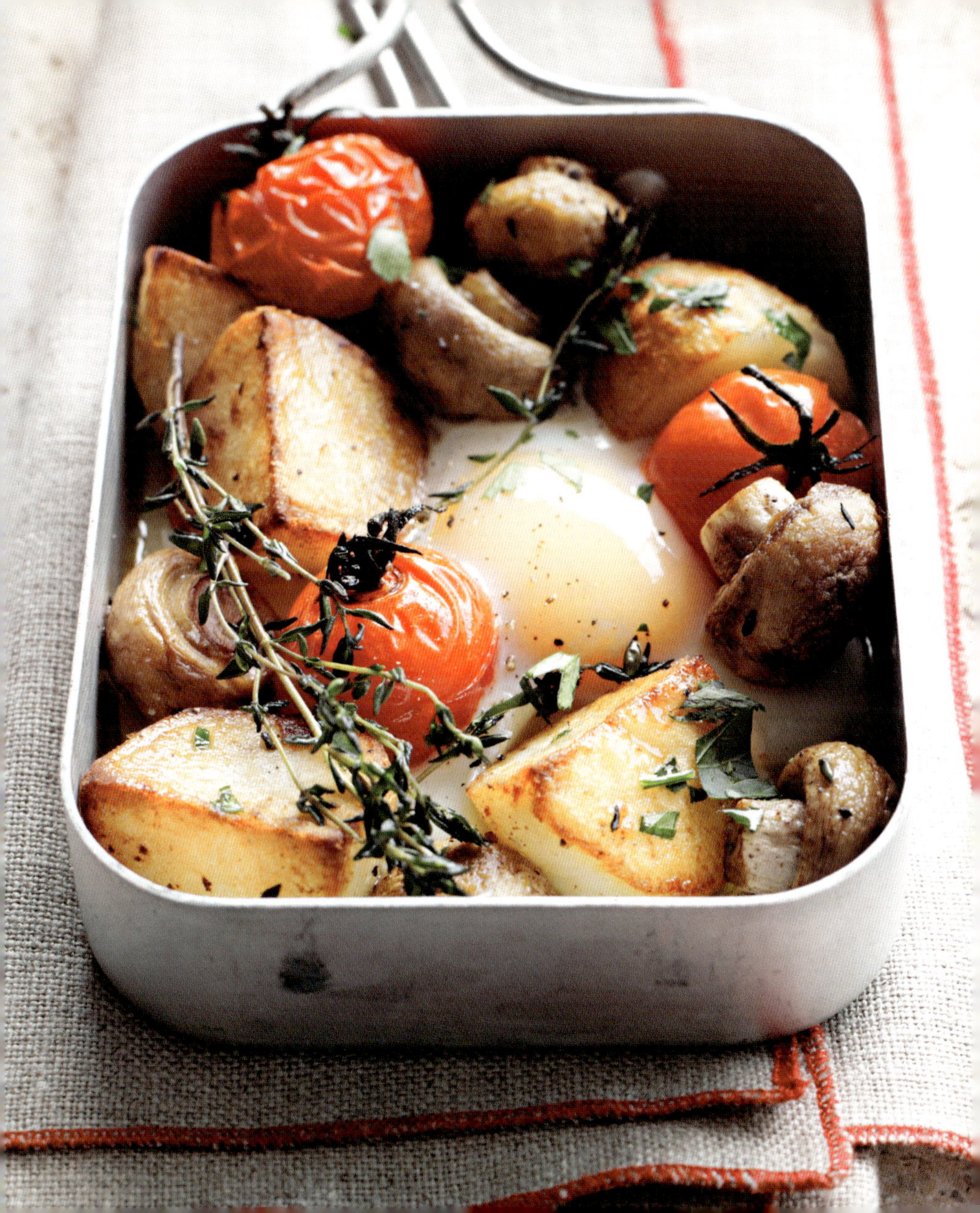

Muffins mit Basilikum & Tomate

Für **8** Portionen
Vorbereitungszeit: **10 Minuten**
Zubereitungszeit: **20–25 Minuten**

Ol zum Fetten der Backform
150 g **Weizenmehl**
100 g **Maismehl**
2 TL **Backpulver**
½ TL **Salz**
65 g geriebener **Cheddar**
50 g in Öl eingelegte getrocknete, gehackte **Tomaten**
2 EL gehacktes **Basilikum**
1 Ei
300 ml **Milch**
2 EL kalt gepresstes **Olivenöl**
etwas **Butter** zum Servieren

Muffin-Backform mit Öl bepinseln oder besprühen. Beide Mehlsorten in eine Schüssel sieben und mit Backpulver, Salz, 50 g Cheddar, getrockneten Tomaten und Basilikum vermengen. Eine Vertiefung in die Mitte der Masse drücken.

Ei, Milch und Olivenöl in einer anderen Schüssel verquirlen, zur Mehlmasse in die Vertiefung geben und zu einem Teig verkneten.

Teig portionieren und in die vorbereiteten Förmchen verteilen. Restlichen Käse darüber streuen und Muffins im vorgeheizten Ofen bei 180 °C (Gas Stufe 4) etwa 20–25 Minuten goldbraun backen. Gebäck 5 Minuten in der Backform lassen, dann herausnehmen und auf einem Rost abkühlen lassen. Noch warme Muffins mit etwas Butter servieren.

Variante – Muffins mit Oliven und Pinienkernen: Statt der Tomaten 100 g entsteinte und gehackte Oliven sowie 50 g Pinienkerne verwenden. Basilikum kann durch frischen Thymian ersetzt werden. Muffin-Teig wie oben vorbereiten.

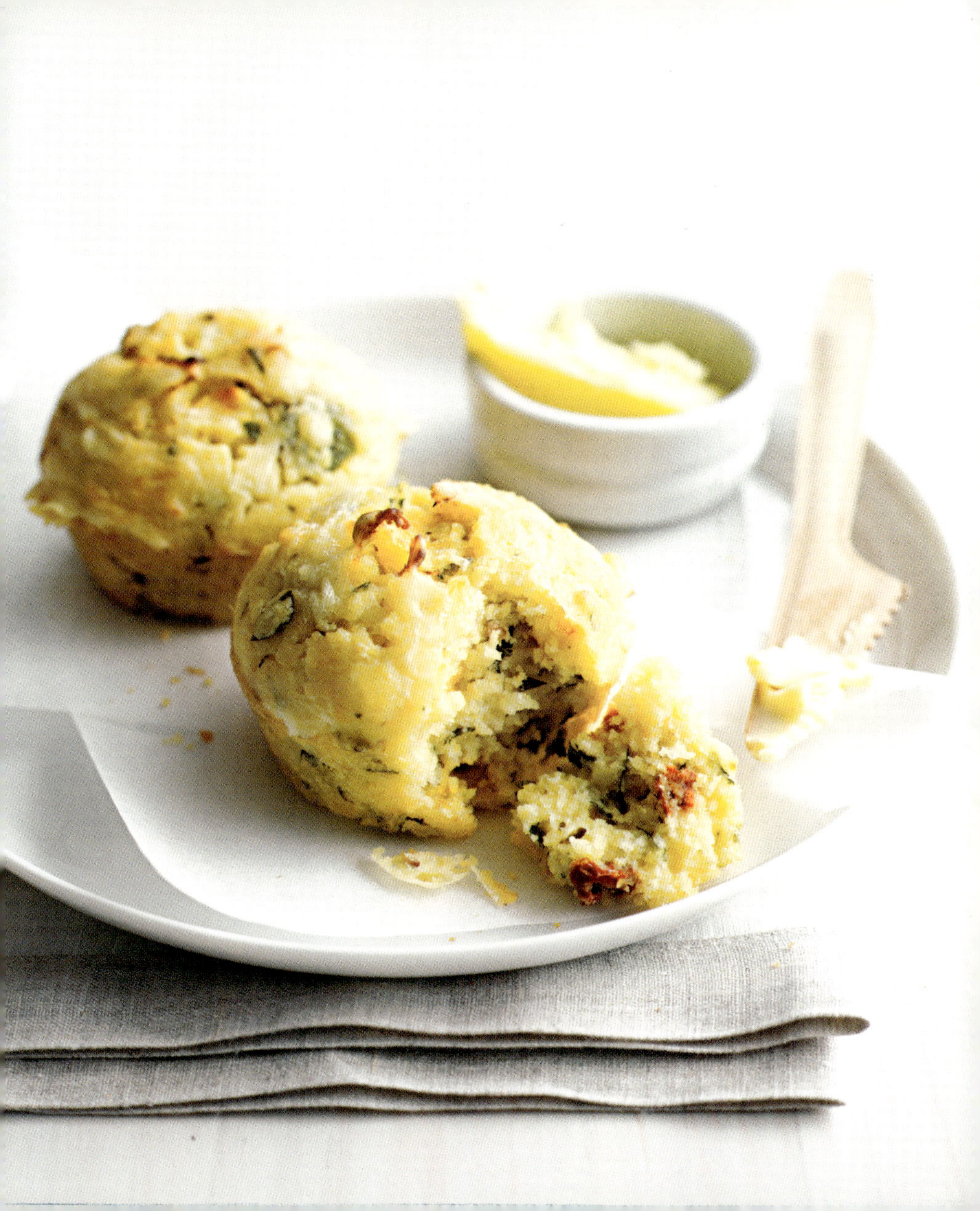

Rührei mit Pesto

Für **4** Portionen
Vorbereitungszeit: **5 Minuten**
Zubereitungszeit: **5 Minuten**

12 **Eier**
100 ml **süße Sahne**
25 g **Butter**
4 Scheiben getoastetes **Vollkornbrot**
4 EL **Pesto** (siehe Seite 86)
Salz und **Pfeffer**

Eier mit Sahne, Salz und Pfeffer verquirlen. Butter in einer großen, antihaftbeschichteten Pfanne zerlassen. Eiermasse hineingeben und bei schwacher Hitze unter ständigem Rühren bis zum gewünschten Grad stocken lassen.

Brotscheiben auf die Teller legen. Rührei portionieren und gleichmäßig darauf verteilen. Eine Vertiefung in die Mitte drücken und mit einem Esslöffel Pesto füllen. Brote sofort servieren.

Variante – Rührei mit Käse: 125 g milden Ziegenkäse würfeln, unter das Rührei heben. Statt des Pestos 2 Esslöffel Petersilie unter das Ei rühren.

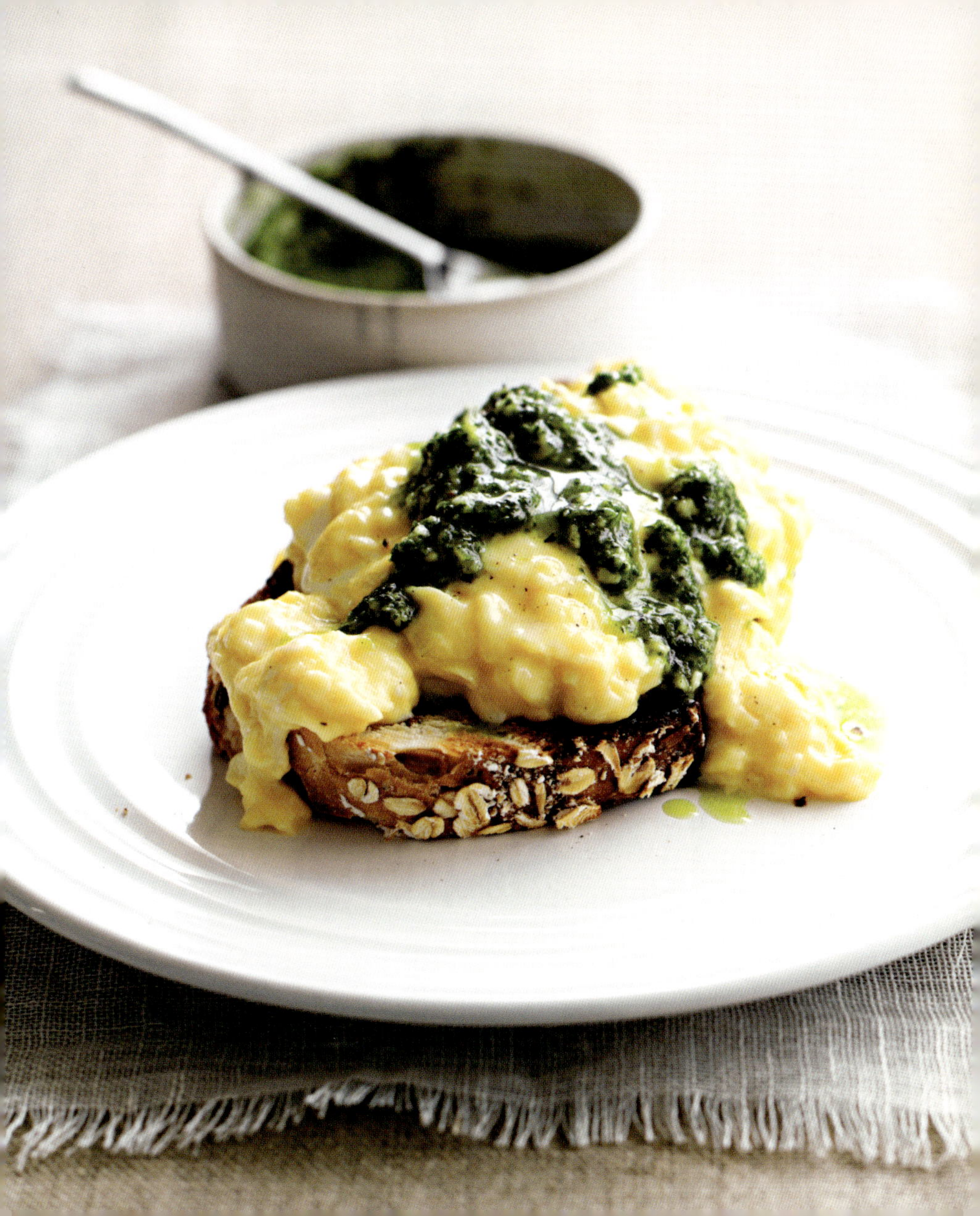

Rösti mit Spiegelei

Für **4** Portionen
Vorbereitungszeit: **15 Minuten**
Zubereitungszeit: **15 Minuten**

750 g geschälte festkochende **Kartoffeln**
1 in dünne Ringe geschnittene **Zwiebel**
2 TL gehackter **Rosmarin**
4 EL **Olivenöl**
4 große **Eier**
Salz und **Pfeffer**
gehackte **Petersilie** zum Garnieren

Kartoffeln grob reiben und in einem sauberen Küchentuch ausdrücken. Kartoffelmasse in einer Schüssel mit Zwiebelringen, Rosmarin, Salz und Pfeffer vermengen.

Die Hälfte des Öls in einer großen Pfanne erhitzen. Kartoffelmasse in vier Portionen teilen und mit der Gabel auf den Pfannenboden drücken. Masse bei mittlerer Hitze jeweils 5 Minuten von beiden Seiten backen. Rösti auf vorgewärmte Teller geben und warm stellen.

Restliches Öl in der Pfanne heiß werden lassen und je 2 Eier darin braten, bis das Eiweiß Blasen wirft und knusprig ist. Spiegeleier auf die Rösti legen und mit Petersilie garnieren.

Variante – Rösti mit pochierten Eiern: Wasser mit etwas Salz in einem flachen Topf zum Kochen bringen, einen Esslöffel Weißweinessig hinzufügen. 1 Ei aufschlagen und in eine Tasse geben. Ei vorsichtig in das kochende Wasser gleiten lassen und 2–3 Minuten garen. Ei mit einer Schaumkelle vorsichtig herausheben. Vorgang mit den restlichen Eiern wiederholen und wie oben mit den Rösti anrichten.

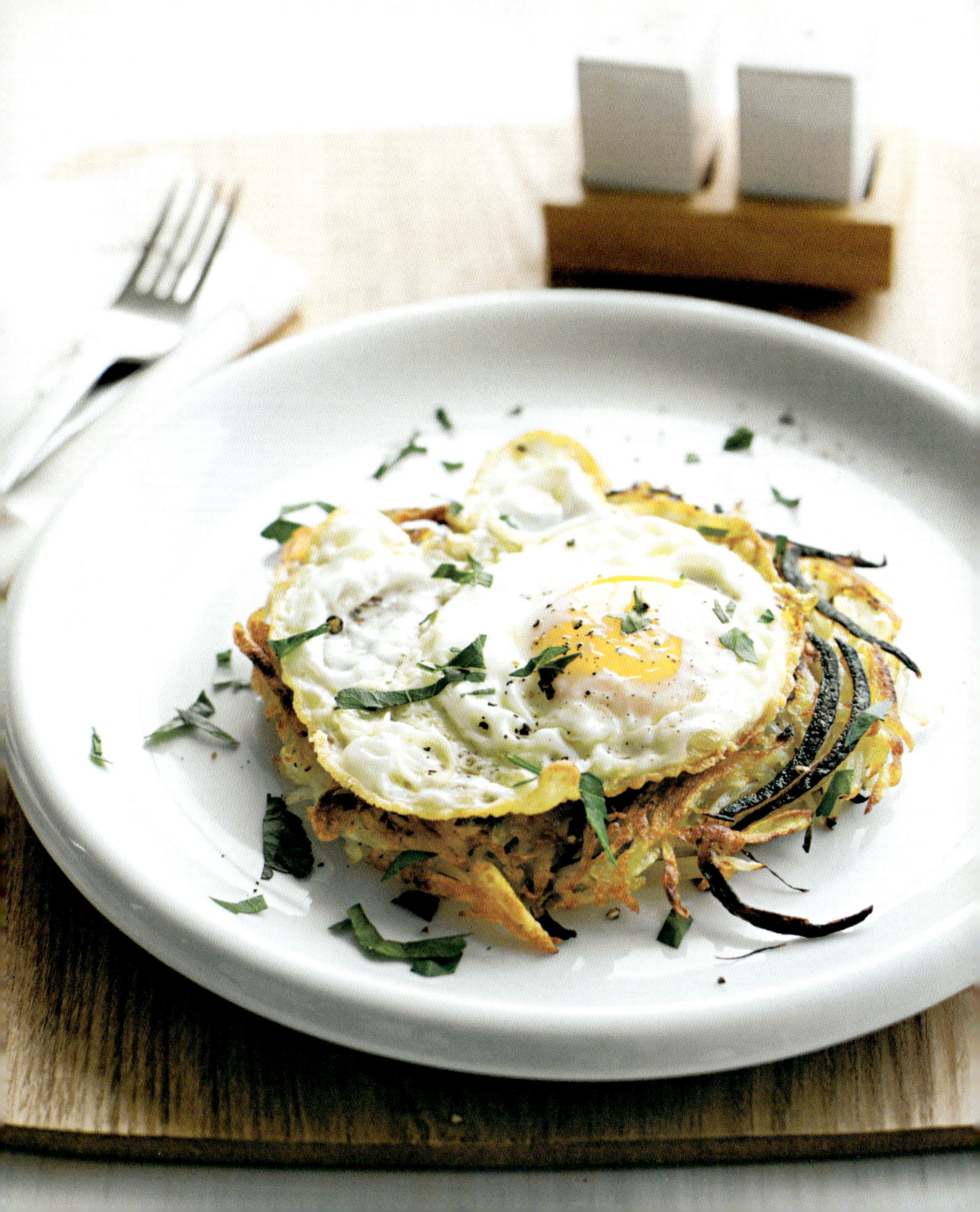

Gemischte Pilze auf Toast

Für **4** Portionen
Vorbereitungszeit: **10 Minuten**
Zubereitungszeit: **5 Minuten**

25 g **Butter**
3 EL kalt gepresstes **Olivenöl**
750 g **gemischte Pilze**, geputzt und klein geschnitten (z. B. Austernpilze, Shiitake, Champignons)
2 zerdrückte **Knoblauchzehen**
1 EL gehackter **Thymian**
geriebene Schale und Saft von 1 **Zitrone**
2 EL gehackte **Petersilie**
4 Scheiben **Sauerteigbrot**
100 g **gemischter Salat**
Salz und **Pfeffer**
frisch gehobelter **Parmesan**

Butter mit dem Öl in einer großen Pfanne zerlassen. Wenn sich der Schaum gesetzt hat, Pilze, Knoblauch, Thymian, Zitronenschale, Salz und Pfeffer bei mittlerer Hitze unter ständigem Rühren 4–5 Minuten braten. Petersilie und einen Spritzer Zitronensaft hinzufügen.

Inzwischen das Brot toasten und auf Tellern anrichten.

Salat und gebratene Pilze zu gleichen Teilen auf die Brotscheiben verteilen, mit Öl und Zitronensaft beträufeln. Parmesan darüber hobeln und sofort servieren.

Variante – Wildpilze & Camembert auf Toast: 8 große Wildpilze putzen, mit zwei Esslöffeln Olivenöl bepinseln und etwa 4–5 Minuten im vorgeheizten Ofen bei Oberhitze garen. 4 Scheiben Sauerteigbrot leicht antoasten, Pilze darauf verteilen. Je zwei Streifen Camembert darüber legen. Das Ganze noch etwa 2–3 Minuten bei Oberhitze im Ofen überbacken, bis der Käse geschmolzen ist, heiß servieren.

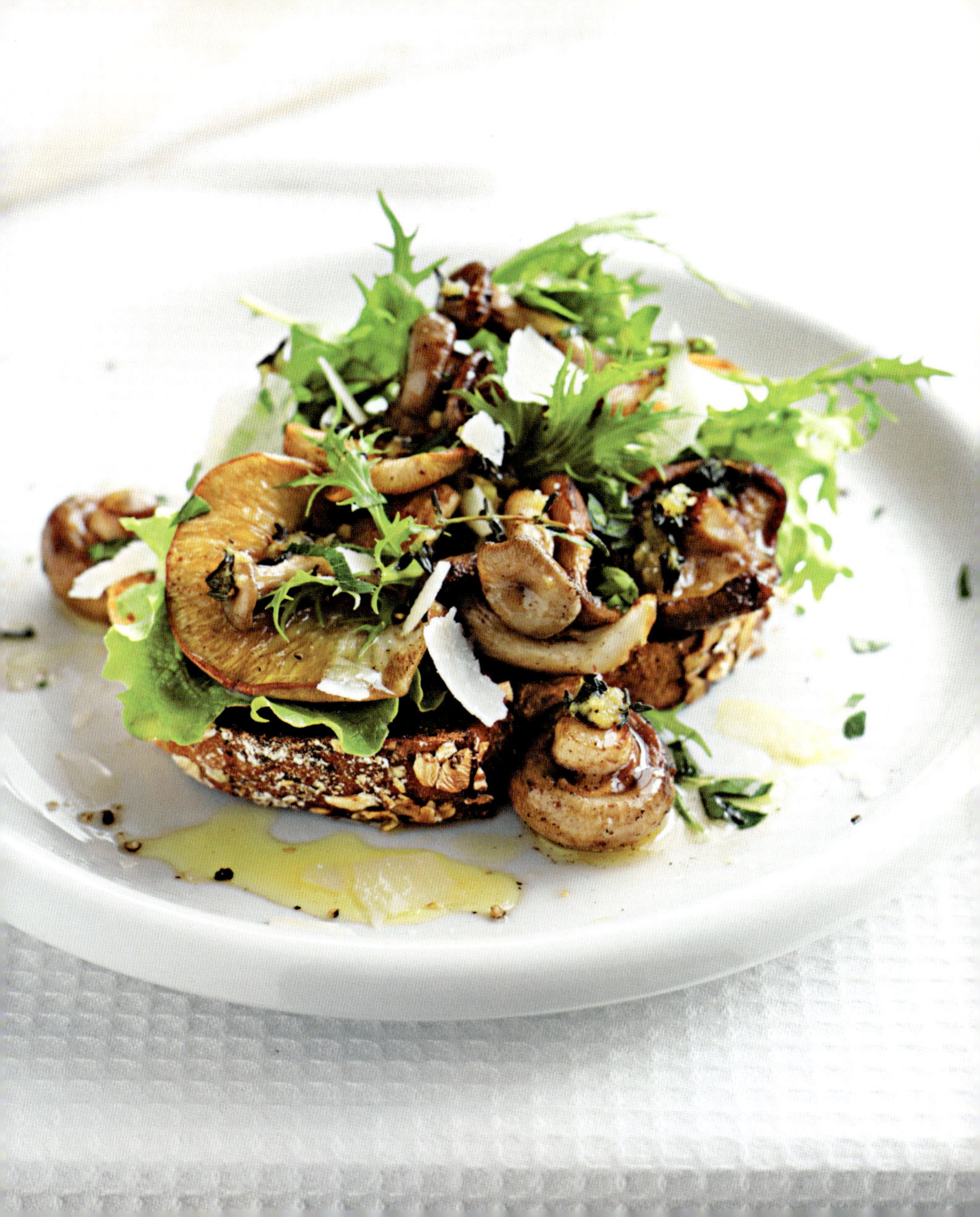

Pfannkuchen mit Blaubeersauce

Für **4** Portionen
Vorbereitungszeit: **10 Minuten**
Zubereitungszeit: **20 Minuten**

15 g **Butter**
150 g **Weizenmehl**
1 TL **Backpulver**
1 TL **Natron**
40 g **Zucker**
1 **Ei**
350 ml **Buttermilch**
Puderzucker
griechischer Joghurt oder
Crème fraîche

Für die Blaubeersauce
250 g **Blaubeeren**
2 EL flüssiger **Honig**
1 TL **Zitronensaft**

Blaubeeren, Honig und Zitronensaft in einem kleinen Topf etwa 3 Minuten erhitzen, bis Saft aus den Früchten läuft. Beeren warm stellen.

Butter in einem anderen kleinen Topf zerlassen. Mehl und Backpulver in eine Schüssel sieben und Zucker unterrühren. Ei und Buttermilch in einer separaten Schüssel verquirlen, mit Butter und der Mehlmischung zu einem geschmeidigen Teig verarbeiten.

Eine antihaftbeschichtete Pfanne erhitzen. Einige Löffel Teig hineingeben und bei starker Hitze etwa 3 Minuten backen, bis sich an der Oberseite Blasen bilden. Pfannkuchen wenden und eine weitere Minute backen, warm stellen. Mit dem restlichen Teig weitere Pfannkuchen backen.

Blaubeersauce sowie etwas griechischen Joghurt oder Crème fraîche über die Pfannkuchen geben, mit Puderzucker bestäuben und servieren.

Variante – Pfannkuchen mit Apfelfüllung: Einen Apfel schälen, entkernen und klein schneiden. Statt des Honigs Ahornsirup sowie einen Teelöffel Zimt verwenden. Apfel mit Sirup und Zimt einige Minuten garen und zu den Pfannkuchen servieren.

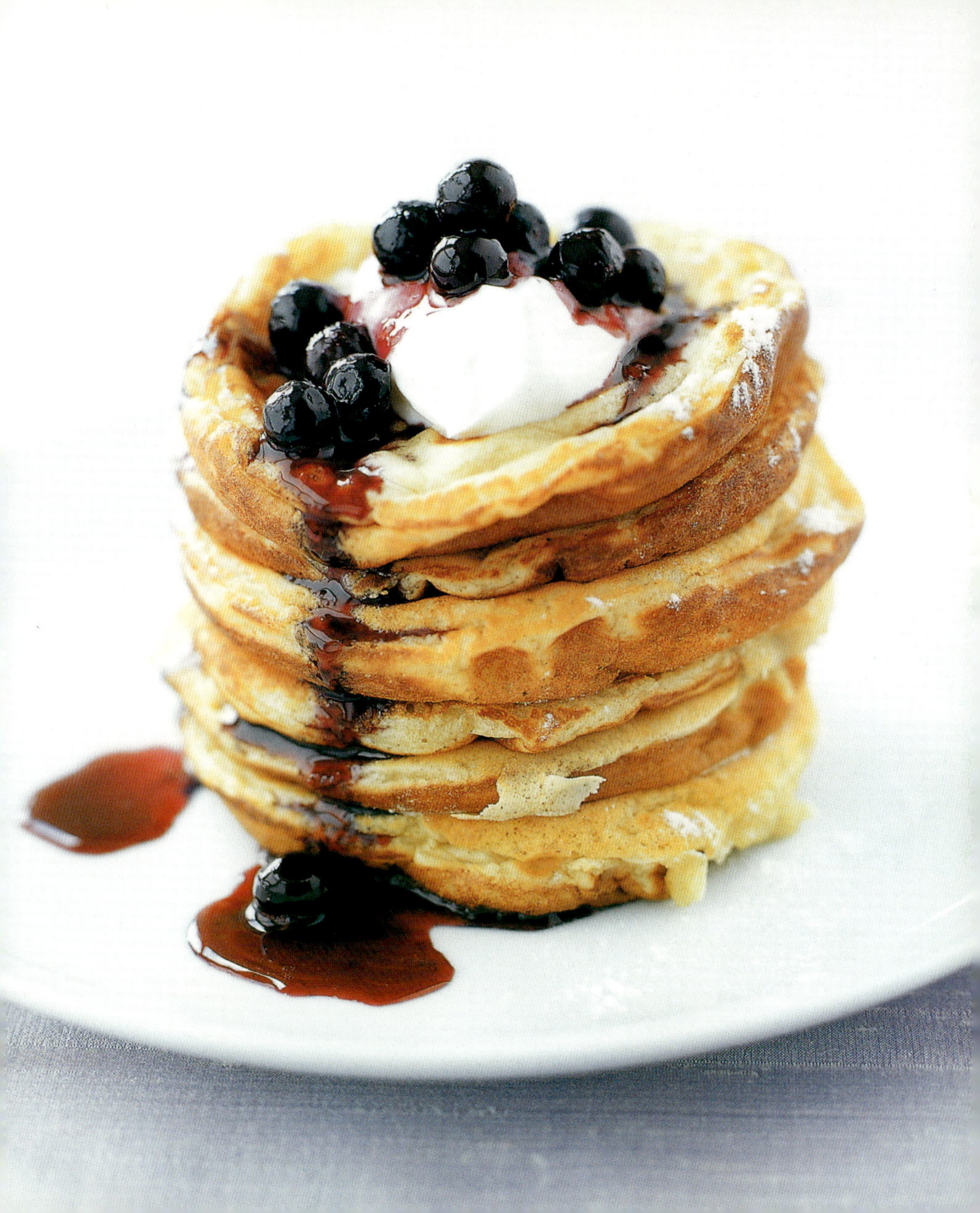

Ricotta mit Honig und Beeren

Für **4** Portionen
Vorbereitungszeit: **10 Minuten**

125 g **Himbeeren**
2 TL **Rosenwasser**
250 g **Ricotta**
250 g frische **gemischte Beeren**
2 EL flüssiger **Honig** und 1 Stück **Honigwabe**
2 EL geröstete **Kürbiskerne**
½ TL gemahlener **Zimt**

Himbeeren mit dem Mixstab pürieren, Rosenwasser in das Püree einrühren. Falls die Kerne entfernt werden sollen, das Püree durch ein feines Sieb streichen.

Ricotta in Scheiben schneiden und mit den Beeren auf Tellern anrichten. Honig und Himbeerpüree darüber träufeln, 1 Stück Honigwabe darauf setzen und mit Kürbiskernen und Zimt garnieren.

Variante – Aprikosenpüree: Statt der Himbeeren und des Rosenwassers reife, entsteinte und klein geschnittene Aprikosen sowie Orangenblütenwasser verwenden. Aprikosen in der Küchenmaschine pürieren. Sie müssen nicht durch ein Sieb gestrichen werden, da sie keine Kerne enthalten.

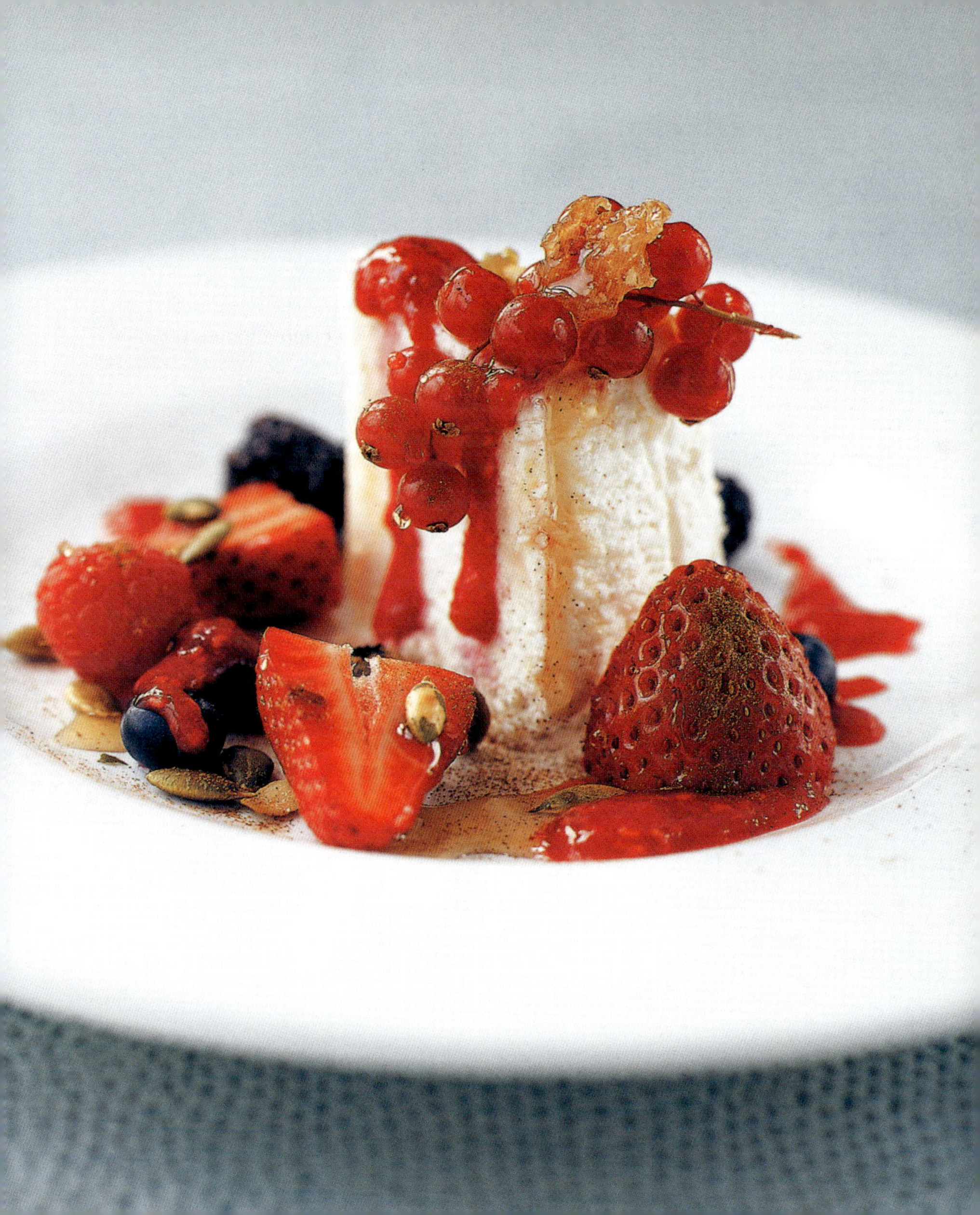

Zitrus-Zimt-Croissants

Für **2–4** Portionen
Vorbereitungszeit: **15 Minuten**
Zubereitungszeit: **5 Minuten**

2 **Orangen**
50 ml **saure Sahne**
2 kleine **Grapefruits**
1 TL gemahlener **Zimt**
1 EL **Zucker**
4 **Croissants**

Saure Sahne in eine Schüssel geben, Schale einer Orange abreiben und unterrühren.

Zweite Orange und Grapefruits schälen, über einer separaten Schüssel (um den Saft aufzufangen) in Stücke schneiden und weiße Häutchen entfernen. Fruchtstücke und Saft mit Zimt und Zucker in einem kleinen Topf vermengen und 1–2 Minuten bei schwacher Hitze garen.

Croissants auf einem Backblech im vorgeheizten Ofen bei 200 °C (Gas Stufe 6) 5 Minuten aufbacken.

Warme Croissants der Länge nach durchschneiden und Fruchtmischung auf die unteren Hälften verteilen. Je einen Löffel saure Sahne darüber geben, mit Zimt bestäuben und die oberen Croissant-Hälften darüber legen. Sofort servieren.

Variante – Erdbeer-Croissants: 250 g Erdbeeren halbieren, mit 150 ml süßer Sahne und ein bis zwei Esslöffeln Puderzucker vermengen. Etwas Holunderblütensaft unterrühren und die aufgebackenen Croissants damit füllen.

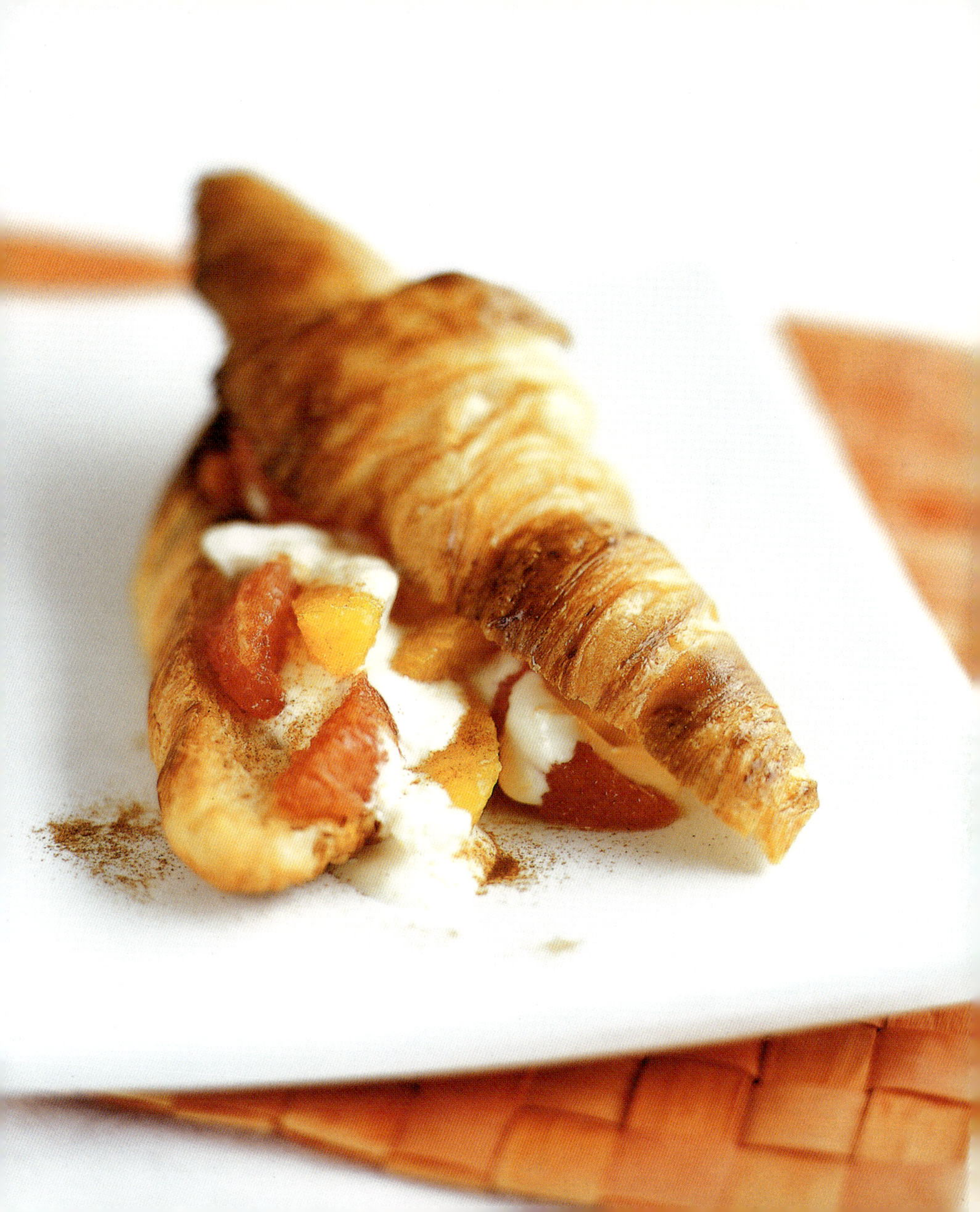

Schokoladenmuffins

Für **6** Portionen
Vorbereitungszeit: **10 Minuten**
Zubereitungszeit: **15 Minuten**

50 g **dunkle Schokosplitter**
50 g **Butter**
2 **Eier**
75 g **Zucker**
75 g **Mehl**
1 TL **Backpulver**
25 g **Kakaopulver**
25 g **weiße Schokosplitter**

Dunkle Schokosplitter und Butter in einem kleinen Topf bei schwacher Hitze schmelzen. Eier, Zucker, Mehl, Backpulver und Kakaopulver in einer Schüssel verrühren. Die geschmolzene Schokomasse und weiße Schokosplitter unterheben.

Teig in Papierförmchen füllen und im vorgeheizten Ofen bei 180 °C (Gas Stufe 4) etwa 12 Minuten backen. Muffins auf einem Rost langsam abkühlen lassen. Gebäck noch warm servieren.

Variante – Schoko-Walnuss-Muffins: Die weißen Schokosplitter durch 100 g grob gehackte Walnüsse ersetzen. Teig wie oben herstellen. Gebackene Muffins mit geschmolzener Schokolade und Walnusshälften verzieren.

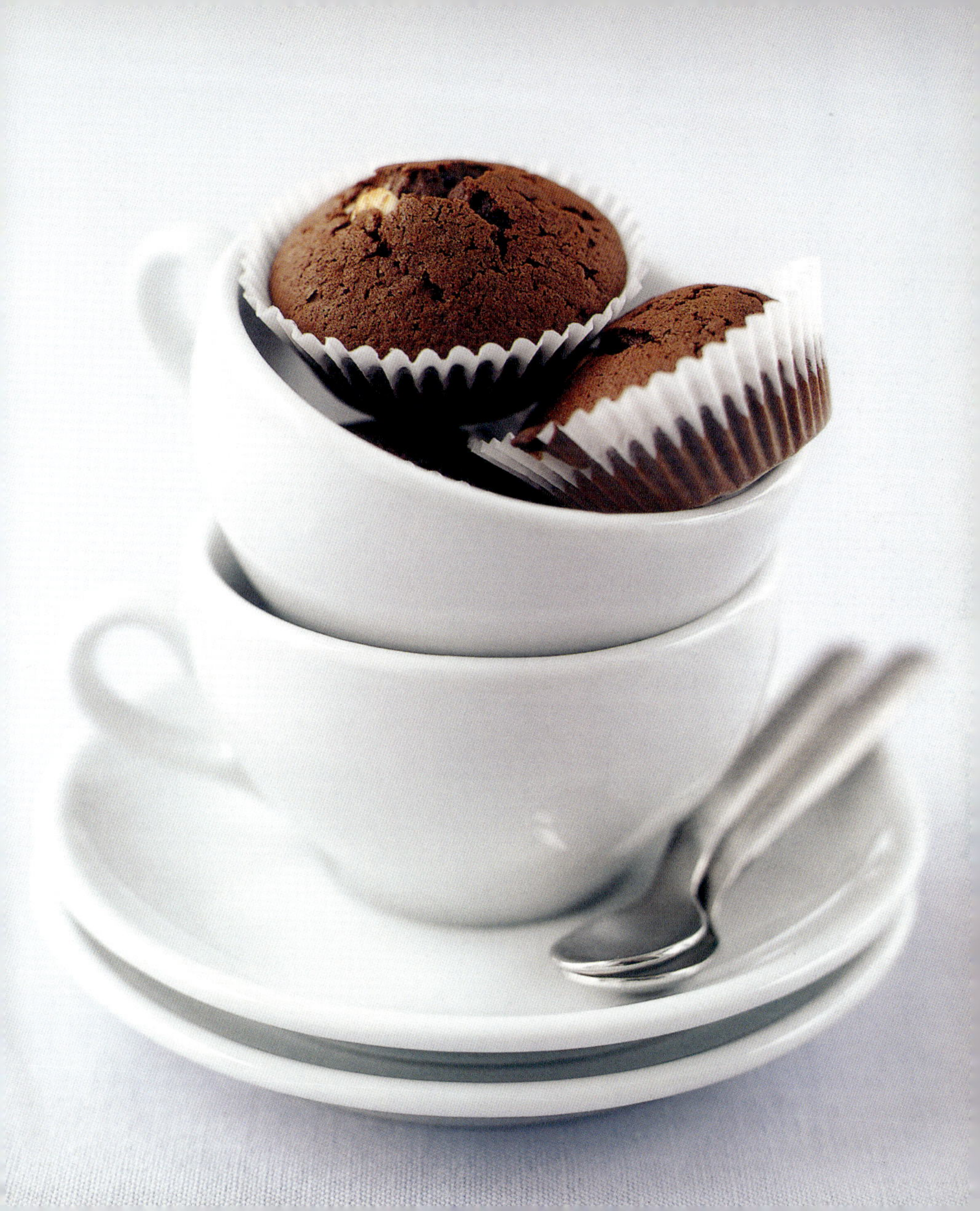

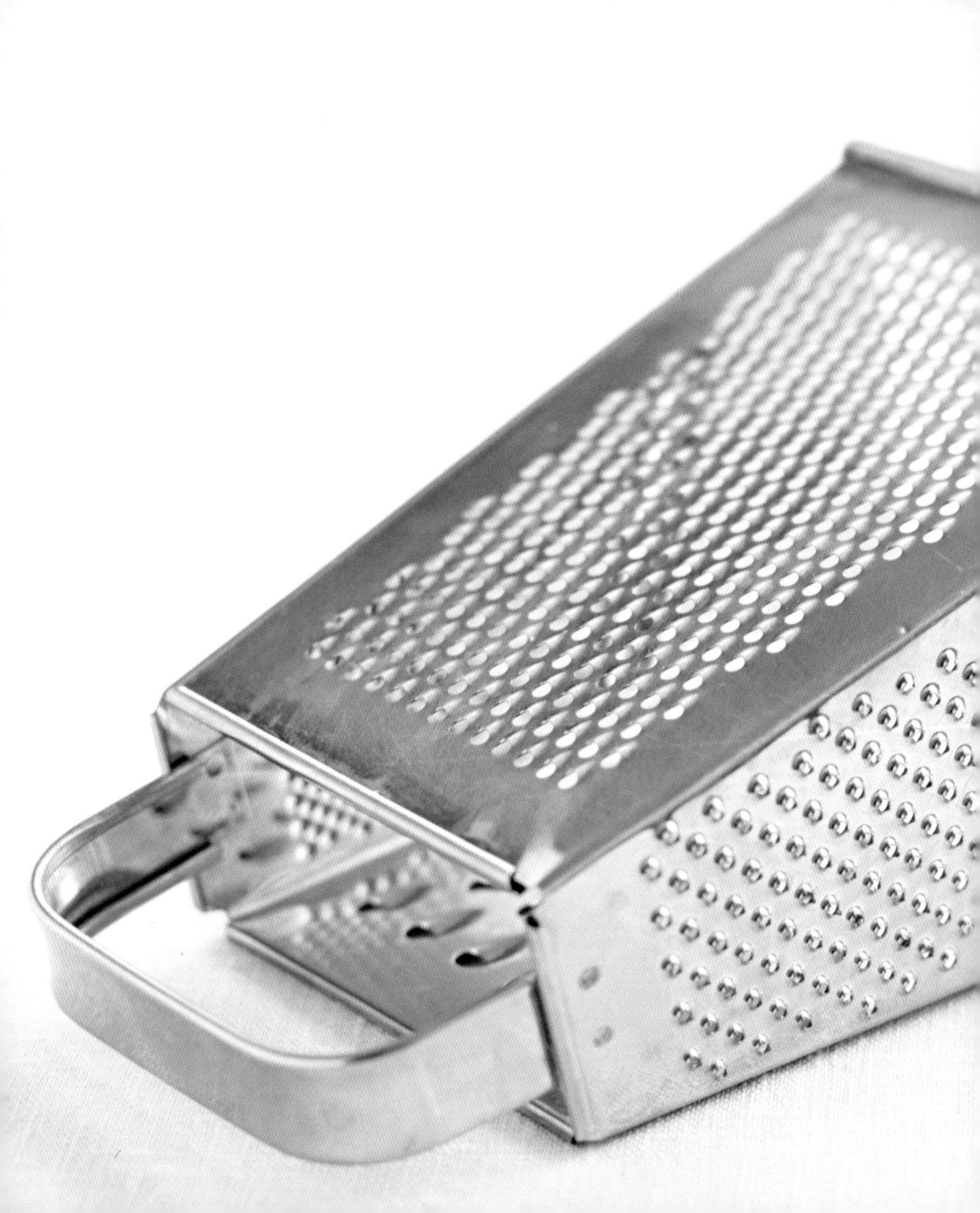

Vorspeisen & Snacks

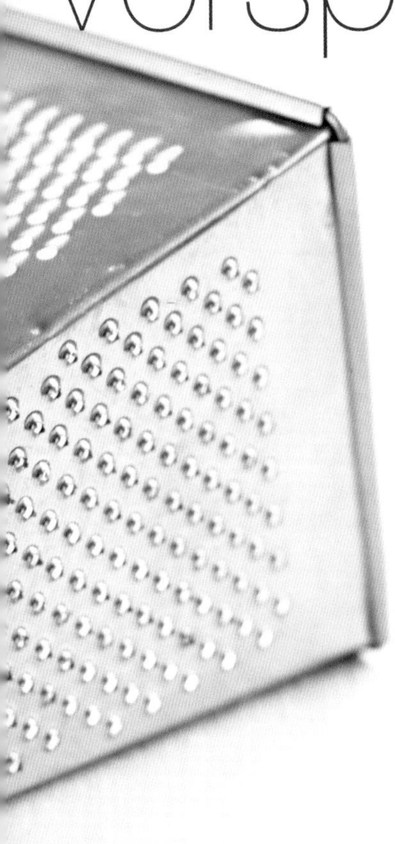

Haloumi mit Granatapfel-Salsa

Für **4** Portionen
Vorbereitungszeit: **10 Minuten**
Zubereitungszeit: **5 Minuten**

500 g **Haloumi-Käse** in Scheiben
1 EL flüssiger **Honig**

Für die Granatapfel-Salsa
½ **Granatapfel**
4 EL kalt gepresstes **Olivenöl**
2 EL gehackte **Petersilie**
1 EL **Zitronensaft**
1 kleine **rote Chili-Schote**, entkernt und fein gehackt
1 kleine, zerdrückte **Knoblauchzehe**
1 TL **Granatapfelsirup** (nach Belieben)
Salz und **Pfeffer**

Granatapfel-Salsa zubereiten: Fruchtsamen aus dem Granatapfel herauslösen, von allen weißen Häutchen befreien und in eine Schüssel gegeben. Übrige Zutaten unterrühren, mit Salz und Pfeffer abschmecken.

Eine große, antihaftbeschichtete Pfanne 2–3 Minuten erhitzen. Käsescheiben nacheinander bei starker Hitze etwa eine Minute braten, bis beide Seiten goldbraun und weich sind.

Honig in einem kleinen Topf erwärmen.

Käsescheiben mit der Salsa auf den Tellern anrichten. Honig darüber träufeln und sofort servieren.

Variante – Avocado-Salsa: 1 kleine, reife Avocado schälen, entkernen, würfeln und mit 4 fein gehackten Frühlingszwiebeln vermengen. Je einen Esslöffel Zitronensaft und frischen Koriander hinzugeben, mit Salz und Pfeffer abschmecken.

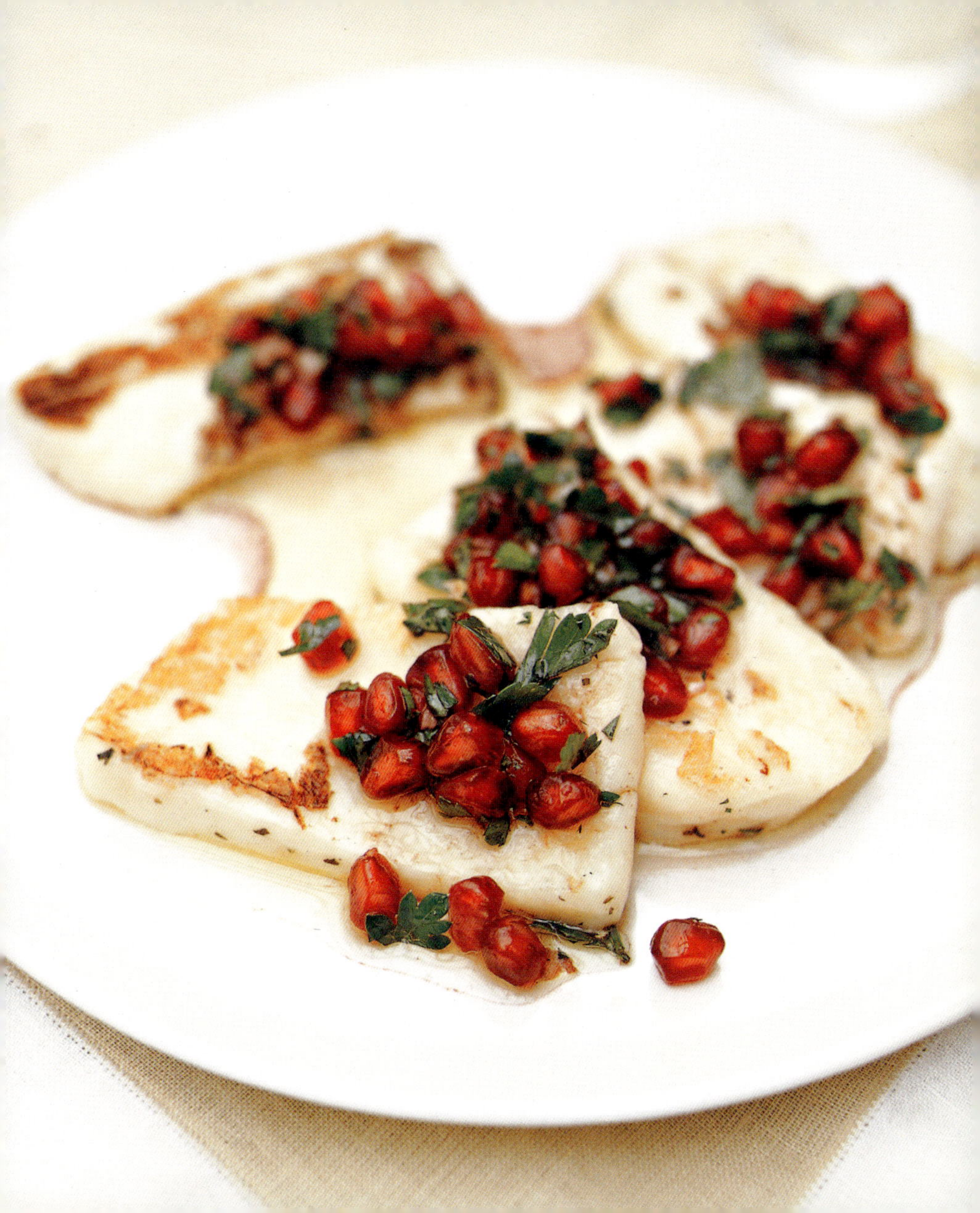

Pikante Maisplätzchen

Für **4** Portionen
Vorbereitungszeit: **20 Minuten** plus Abkühlzeit
Zubereitungszeit: **45 Minuten**

1 Dose **Zuckermais** (275 g)
65 g **Weizenmehl**
1 TL **Backpulver**
1 **Ei**
2 EL **helle Sojasauce**
1½ EL **Zitronensaft**
4 fein gehackte **Kaffir-Limettenblätter**
1 EL gehackter frischer **Koriander**
2 EL **Pflanzenöl**
1 **Zitrone** und **Korianderzweige** zum Garnieren

Für die Chili-Marmelade
500 g reife **Tomaten**
4 **rote Chili-Schoten**
2 **Knoblauchzehen**
2 EL **dunkle Sojasauce**
200 g **brauner Zucker**
75 ml **Reisweinessig**
½ TL **Salz**

Chili-Marmelade zubereiten: Tomaten, Chili-Schoten und Knoblauchzehen grob zerkleinern und im Mixer pürieren. Masse in einen Topf geben, übrige Zutaten hinzufügen und kurz aufkochen. Marmelade bei schwacher Hitze 30–40 Minuten köcheln lassen, bis sie andickt; mehrmals umrühren, um ein Ansetzen zu vermeiden.

Die Hälfte der Maiskörner im Mixer pürieren. Mehl, Backpulver, Ei, Sojasauce und Zitronensaft unterheben. Masse in eine Schüssel geben; restlichen Mais, Limettenblätter und Koriander einrühren.

Öl in einer großen Pfanne erhitzen. Je einen Esslöffel Maismasse hineingeben und flach drücken. Maisplätzchen bei mittlerer Hitze 1½ Minuten von beiden Seiten braten. Mit der restlichen Masse ebenso verfahren. Heiße Maisplätzchen mit Chili-Marmelade anrichten, mit Zitronenschnitzen und Korianderzweigen garnieren.

Variante – Maisplätzchen-Wraps: Maisplätzchen mit Chili-Marmelade in 4 große Salatblätter (z. B. Eisbergsalat) einwickeln und servieren. Für gehaltvollere Wraps: Maisplätzchen mit klein geschnittenem Salat und Chili-Marmelade in Weizen-Tortillas einwickeln.

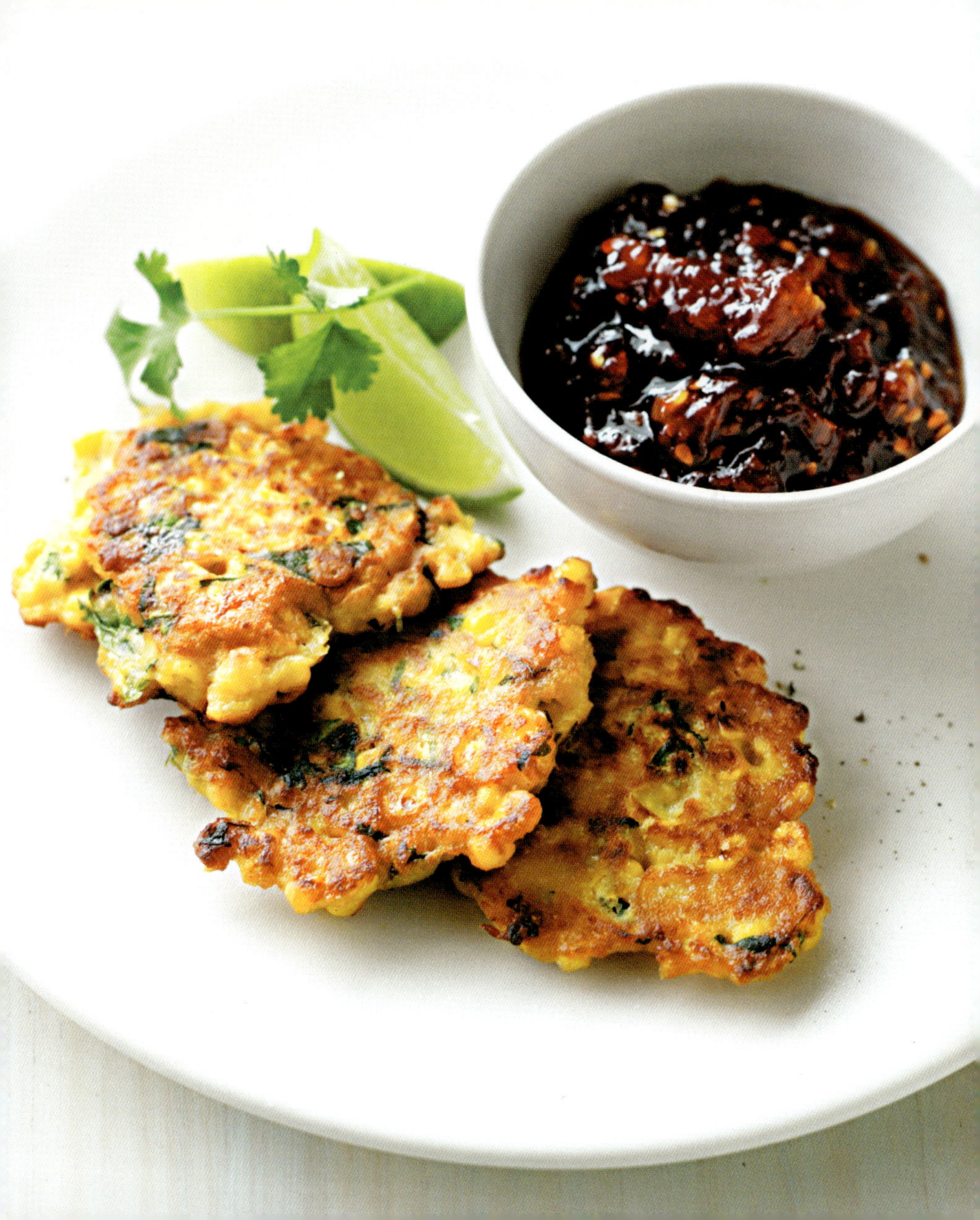

Gnocchi mit Salbeibutter

Für **4** Portionen
Vorbereitungszeit: **30 Minuten**
Zubereitungszeit: **15–18 Minuten**

500 g **mehlige Kartoffeln**, gewürfelt
1 **Ei**
1 TL **Meersalz**
2 EL **Olivenöl**
175 g **Weizenmehl**
125 g **Butter**
2 EL gehackter **Salbei**
Salz
frisch gehobelter **Parmesan**

Kartoffeln in kochendem Salzwasser 10–12 Minuten weich kochen. Wasser abgießen und Topf für einige Sekunden auf die noch warme Herdplatte stellen, damit die Kartoffeln weiter trocknen. Kartoffeln zerstampften und mit Ei, Salz, Öl und Mehl verkneten.

Teig in walnussgroße Stücke teilen, ovale Gnocchi daraus formen, mit einer Gabel leicht flach drücken.

Die Hälfte der Gnocchi (die andere Hälfte kann eingefroren werden) in siedendem Salzwasser 3 Minuten ziehen lassen, bis sie an die Oberfläche steigen. Gnocchi mit einem Schaumlöffel aus dem Wasser heben und auf die Teller verteilen.

Butter in einer Pfanne zerlassen. Sobald sich der Schaum gesetzt hat, Salbei zugeben. Bei mittlerer Hitze unter ständigem Rühren 2–3 Minuten braten, bis der Salbei knusprig und die Butter goldbraun ist. Beides über die Gnocchi verteilen, Parmesan darüber hobeln und sofort servieren.

Variante – Gratinierte Gnocchi mit Pflaumentomaten und Salbeibutter: Gnocchi wie oben herstellen. Heiße Gnocchi auf 4 kleine Auflaufformen verteilen. 8 Pflaumentomaten vierteln und unter die Gnocchi mischen. Salbeibutter und Parmesan darüber geben. Gnocchi im vorgeheizten Ofen bei Oberhitze 1–2 Minuten goldbraun überbacken.

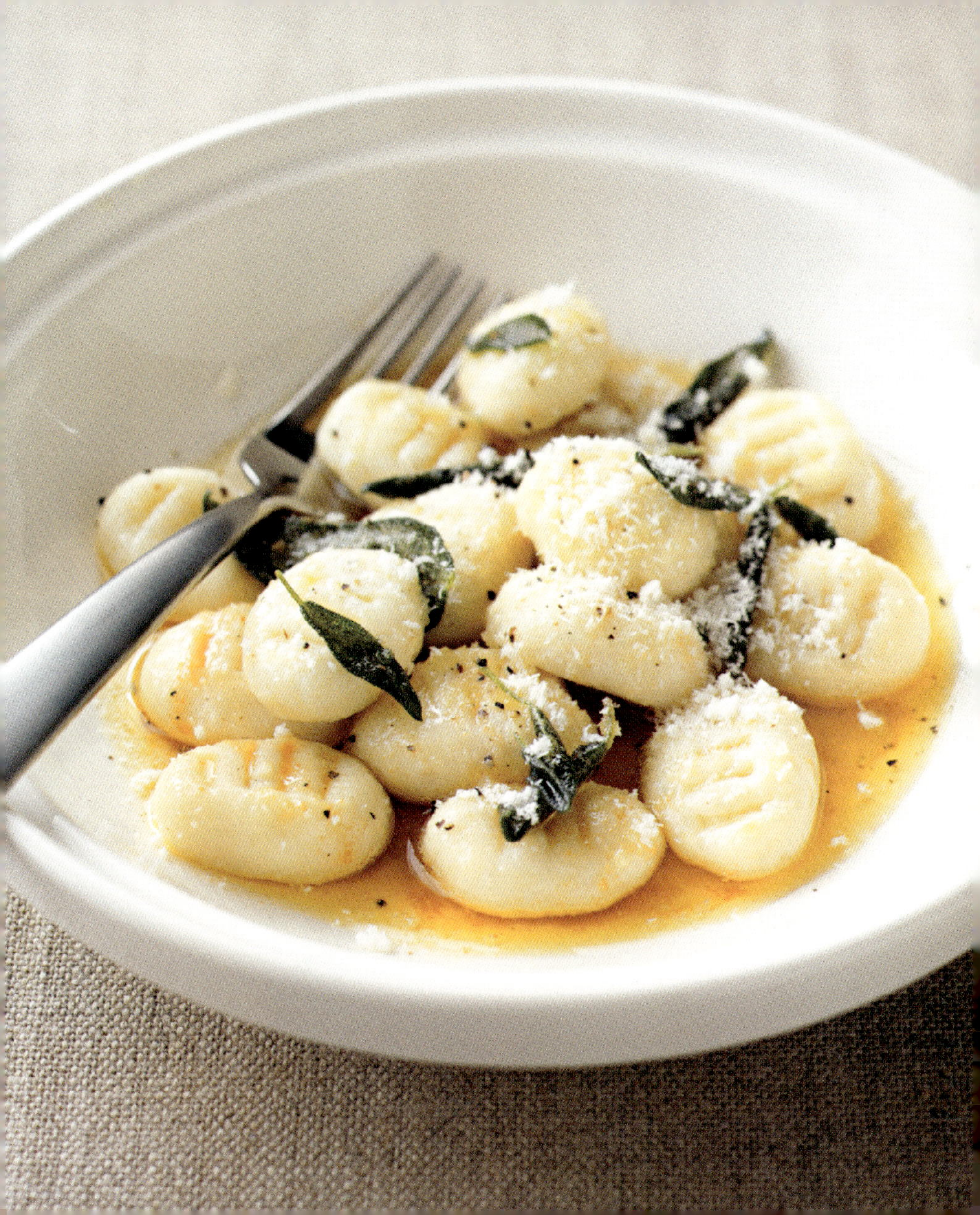

Ciabatta mit Süßkartoffeln

Für **4** Portionen
Vorbereitungszeit: **10 Minuten**
Zubereitungszeit: **10–15 Minuten**

250 g **Süßkartoffeln,** geschält und in dünne Scheiben geschnitten
1 EL kalt gepresstes **Olivenöl**
Pflanzenöl zum Frittieren
12 **Salbeiblätter**
1 **Ciabatta**
2 EL **Tapenade** (Olivenpaste)
250 g **Fontina-Käse** in dünnen Scheiben
Salz und **Pfeffer**

Süßkartoffelscheiben mit Öl bepinseln, mit Salz und Pfeffer würzen. Kartoffeln portionsweise in einer Grillpfanne 3–4 Minuten auf jeder Seite braten, bis sie gar sind und Röststreifen aufweisen. Kartoffelscheiben warm stellen.

Etwas Pflanzenöl in einer kleinen Pfanne erhitzen und darin die Salbeiblätter 1–2 Minuten bei mittlerer Hitze knusprig frittieren. Salbeiblätter auf Küchenpapier abtropfen lassen.

Ciabatta der Länge nach aufschneiden und passend für die Grillpfanne in 4 Stücke teilen. Pfanne mit Pflanzenöl auspinseln und erhitzen. Brotstücke darin portionsweise auf einer Seite 1 Minute goldbraun rösten.

Ciabatta jeweils auf der gerösteten Seite mit Tapenade bestreichen, mit Käse, Süßkartoffelscheiben und Salbei belegen, ein zweites Brotstück darauf legen.

Sandwiches in der Grillpfanne weitere 1–2 Minuten rösten, bis auch die äußeren Seiten goldbraun sind und der Käse geschmolzen ist. Dazu grünen Salat servieren.

Variante – Ciabatta mit Aubergine & Mozzarella: Anstelle der Süßkartoffeln 1 große Aubergine quer in 5 mm dicke Scheiben schneiden und braten. Fontina durch Mozzarella ersetzen. Mit frischen – nicht frittierten – Basilikumblättern garnieren. Ansonsten Rezept wie oben folgen.

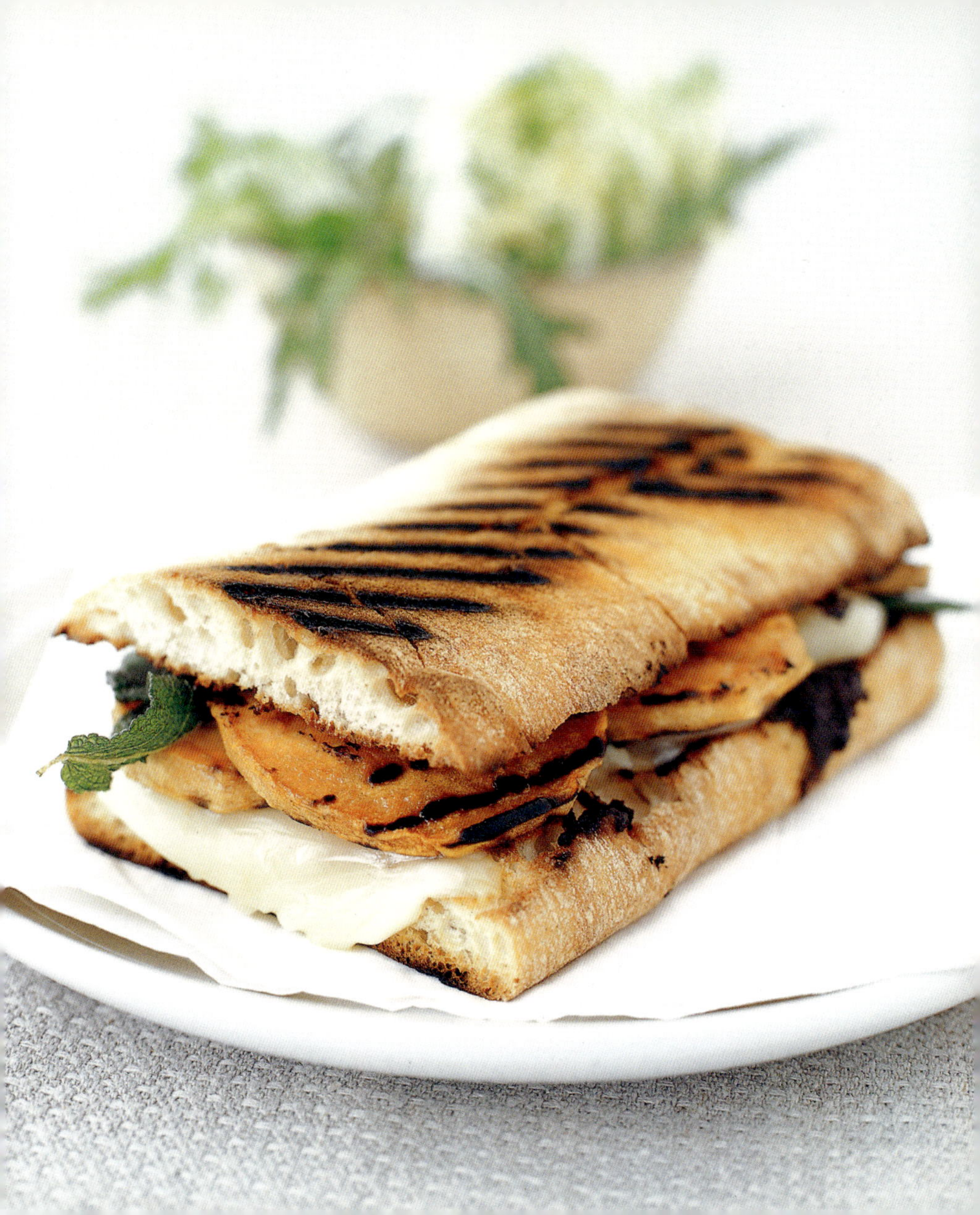

Bruschetta mit Tomate & Ricotta

Für **4** Portionen
Vorbereitungszeit: **10 Minuten**
Zubereitungszeit: **15 Minuten**

500 g **Strauchtomaten**
2 EL kalt gepresstes **Olivenöl**
4 große Scheiben **Sauerteigbrot**
1 große **Knoblauchzehe**
350 g **Ricotta**
½ Portion **Basilikumöl** (siehe Seite 124)
Salz und **Pfeffer**
einige **Basilikumblätter**

Tomaten in einem Bräter verteilen, mit Salz und Pfeffer würzen und mit kalt gepresstem Olivenöl beträufeln. Gemüse im vorgeheizten Ofen bei 220 °C (Gas Stufe 7) 15 Minuten garen.

Brotscheiben von beiden Seiten in einer heißen Grillpfanne rösten und mit der Knoblauchzehe abreiben.

Brote mit je einer Scheibe Ricotta und einigen Strauchtomaten belegen. Öl darüber träufeln und mit Basilikumblättern garnieren.

Variante – Bruschetta mit Feige, Rauke & Feta:
4 Scheiben Sauerteigbrot rösten und mit einer Knoblauchzehe abreiben. 4 frische Feigen vierteln, mit etwa 150 g zerkleinertem Feta-Käse und einer Handvoll Rauke- sowie gehackter Minzblätter zu gleichen Teilen auf die Brotscheiben verteilen. Kalt gepresstes Olivenöl darüber träufeln und servieren.

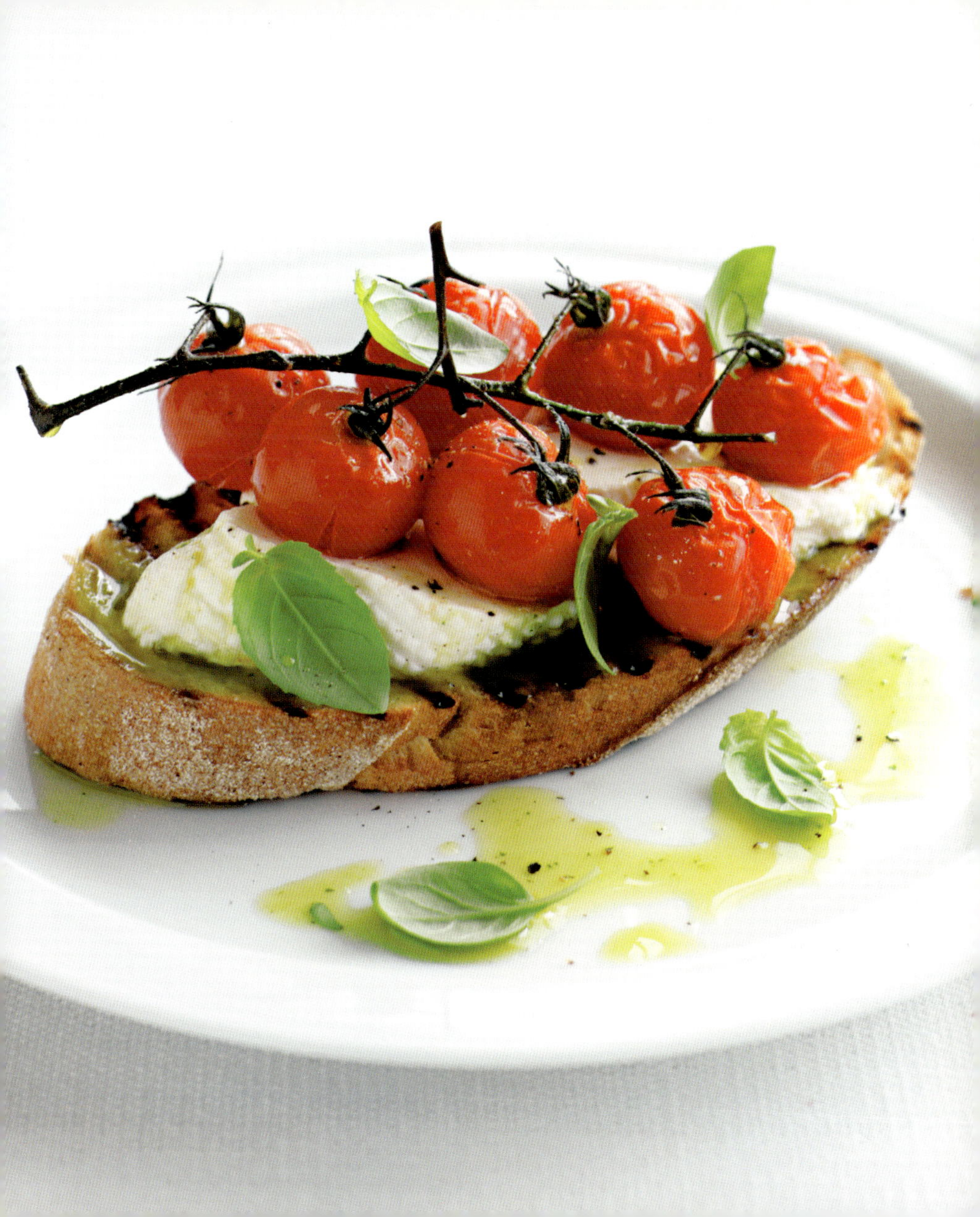

Crostini mit Erbsen-Ricotta-Pesto

Für **6** Portionen
Vorbereitungszeit: **10 Minuten** plus Abkühlzeit
Zubereitungszeit: **10 Minuten**

1 **Baguette** in Scheiben
3 EL kalt gepresstes **Olivenöl**
250 g frische oder tiefgekühlte **Erbsen**
1 kleine zerdrückte **Knoblauchzehe**
50 g **Ricotta**
Saft einer ½ **Zitrone**
1 EL gehackte **Minze**
15 g frisch gehobelter **Parmesan**
Salz und **Pfeffer**

Brotscheiben auf einem Backblech verteilen, Brote mit einem Esslöffel Öl einpinseln und im vorgeheizten Ofen bei 190 °C (Gas Stufe 5) 5–6 Minuten goldbraun backen. Brote auf einem Rost abkühlen lassen.

Erbsen in kochendem Salzwasser etwa 3 Minuten garen, mit kaltem Wasser abschrecken und abtropfen lassen. Erbsen in der Küchenmaschine mit dem restlichen Öl, Knoblauch, Ricotta, Zitronensaft, Parmesan, Salz und Pfeffer pürieren.

Crostini mit Erbsen-Ricotta-Pesto bestreichen und mit etwas Öl beträufeln.

Variante – Pesto aus dicken Bohnen & Dill: Statt der Erbsen 250 g tiefgekühlte oder frische dicke Bohnen 3 Minuten in leicht gesalzenem Wasser kochen. Bohnen abtropfen lassen, abschrecken und wie oben fortfahren. Minze durch eine entsprechende Menge Dill ersetzen.

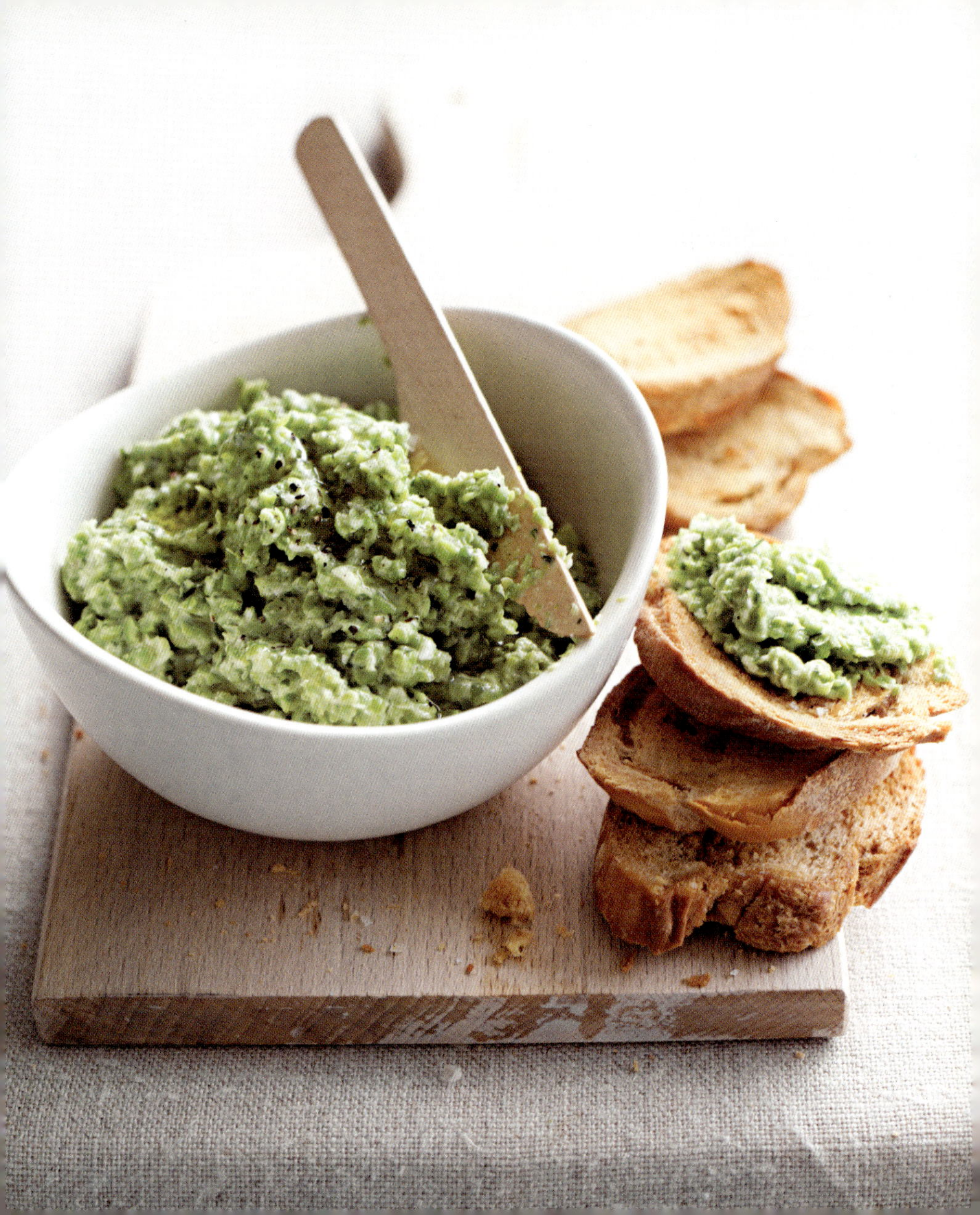

Frittata mit Ziegenkäse & Salbei

Für **4** Portionen
Vorbereitungszeit: **10 Minuten**
Zubereitungszeit: **10 Minuten**

35 g **Butter**
18 große **Salbeiblätter**
50 g zerkleinerter milder **Ziegenkäse**
2 EL **Crème fraîche**
4 **Eier**
Salz und **Pfeffer**

Butter in einer antihaftbeschichteten und ofenfesten Pfanne zerlassen. Salbeiblätter bei mittlerer Hitze unter ständigem Rühren 2–3 Minuten knusprig frittieren. 6 Blätter herausnehmen und auf Küchenpapier abtropfen lassen. Die übrigen Blätter mit der Butter in eine Schüssel geben.

Ziegenkäse und Crème fraîche verrühren. Eier in einer anderen Schüssel verquirlen, mit Salz und Pfeffer würzen, zur Salbeibutter geben und einrühren.

Pfanne erhitzen, Eier-Butter-Mischung hineingeben, darauf mit einem Löffel die Käsemasse verteilen. Die Masse bei mittlerer Hitze 4–5 Minuten stocken lassen, bis die Unterseite fest ist. Die Pfanne in den vorgeheizten Ofen geben und die Frittata bei Oberhitze leicht bräunen. Frittata zum Anrichten vorsichtig auf eine Platte geben, mit den restlichen Salbeiblättern garnieren und mit knusprigem Brot servieren.

Variante – Frittata mit Spinat und Ziegenkäse: Anstelle der Salbeiblätter 175 g Babyspinat sowie 1 zerdrückte Knoblauchzehe etwa 2 Minuten in Butter dünsten. Spinat zu den verquirlten Eiern geben und Frittata wie oben zubereiten.

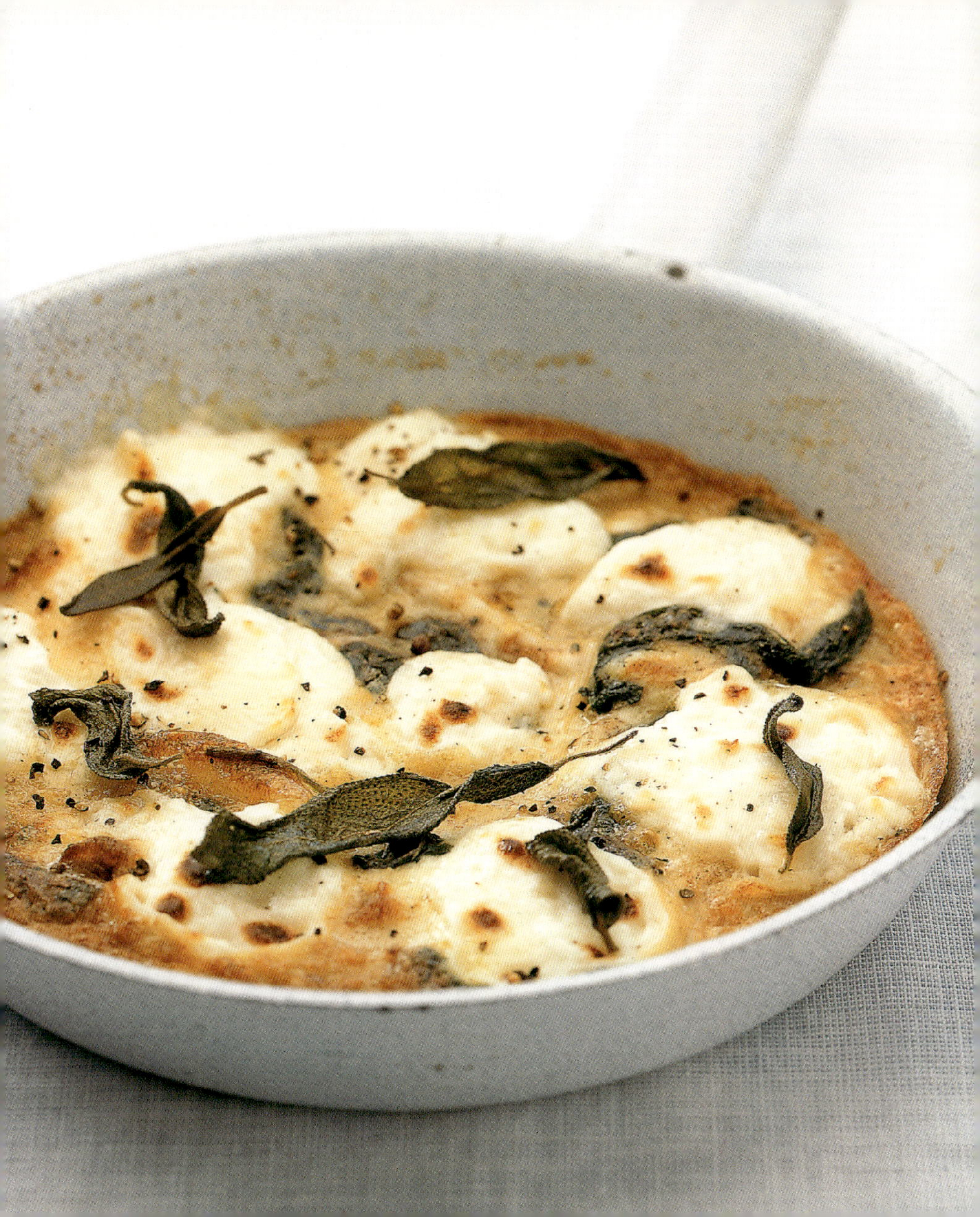

Gebackene Feigen mit Käse

Für **4** Portionen
Vorbereitungszeit: **10 Minuten**
Zubereitungszeit: **10–12 Minuten**

8 frische **Feigen**
75 g milder **Ziegenkäse**
8 **Minzeblätter**
2 EL kalt gepresstes **Olivenöl**
Salz und **Pfeffer**

Für den Raukesalat
150 g **Rauke**
1 EL kalt gepresstes **Olivenöl**
1 TL **Zitronensaft**
Salz und **Pfeffer**

Feigen von oben kreuzförmig ein-, jedoch nicht durchschneiden, mit je einem Teelöffel Ziegenkäse und einem Minzeblatt füllen. Feigen auf ein Backblech legen, mit Salz und Pfeffer würzen und mit Öl beträufeln. Im vorgeheizten Ofen bei 190 °C (Gas Stufe 5) 10–12 Minuten backen, bis die Feigen weich sind und der Käse geschmolzen ist.

Rauke in eine Schüssel geben. Öl, Zitronensaft, Salz und Pfeffer vermischen und über die Salatblätter träufeln. Feigen mit Raukesalat servieren.

Variante – Mit Mozzarella und Salbei gefüllte Feigen: Ziegenkäse durch 125 g Mozzarella in Scheiben sowie Minz- durch Salbeiblätter ersetzen. Feigen wie oben backen. Der Raukesalat kann durch Brunnenkresse ersetzt werden.

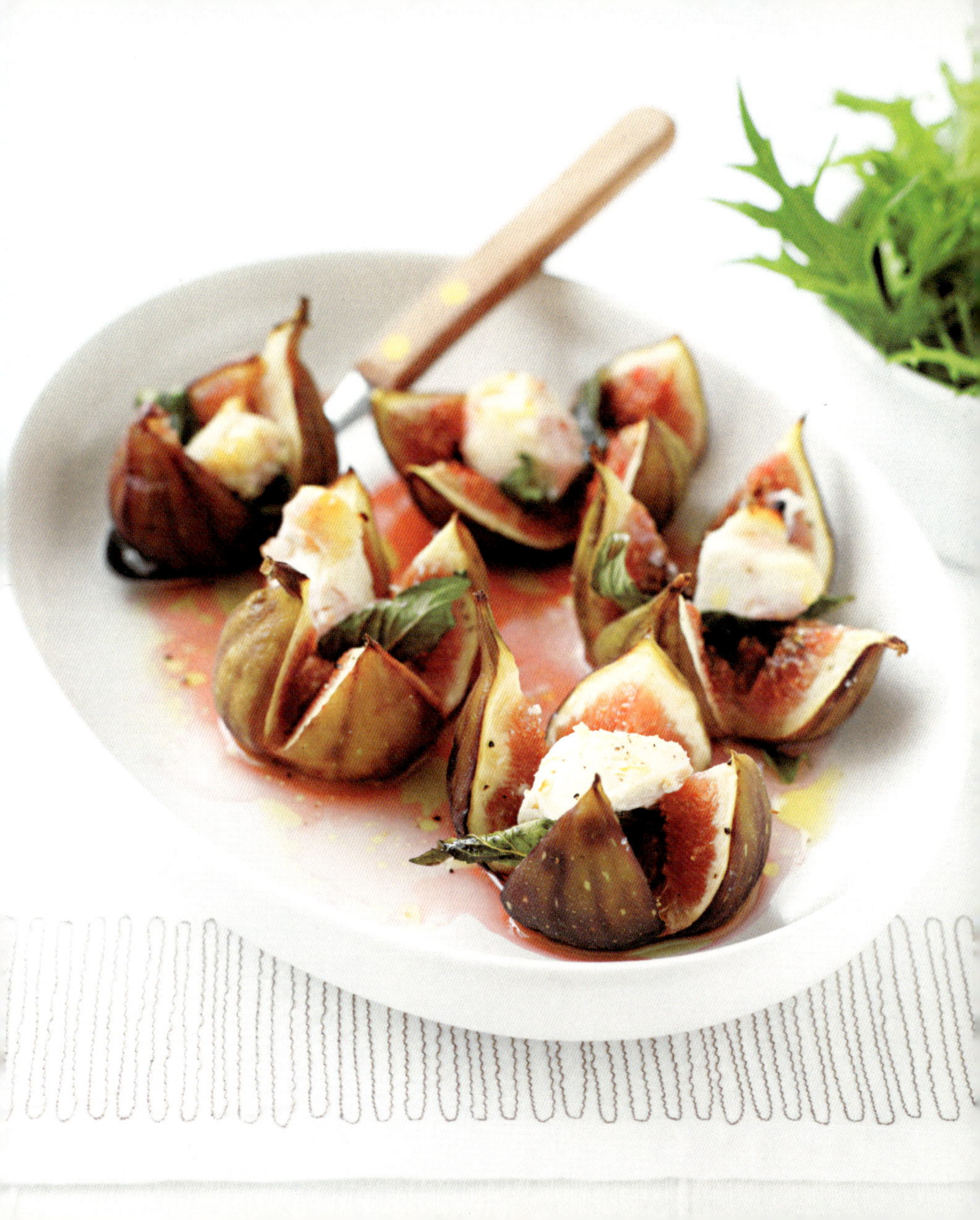

Tofu mit Chili-Essig-Dressing

Für **4** Portionen
Vorbereitungszeit: **15 Minuten** plus Abkühlzeit
Zubereitungszeit: **etwa 15 Minuten**

Pflanzenöl zum Frittieren
50 g **Seidentofu**
50 g **Maismehl**
2 TL **Salz**
1 TL **chinesische Fünf-Gewürze-Mischung**

Für das Chili-Essig-Dressing
75 ml **Reisweinessig**
75 ml **Wasser**
2 EL **Zucker**
1 EL **helle Sojasauce**
1 große **rote Chili-Schote**, entkernt und fein gehackt
1 TL **Sesamöl**

Für das Dressing Essig, Wasser und Zucker verrühren, bis sich der Zucker aufgelöst hat. Dressing in einem Topf aufkochen, bei schwacher Hitze 5–6 Minuten zu einem Sirup einkochen lassen. Dressing 30 Minuten abkühlen lassen, Sojasauce, Chili und Sesamöl einrühren und in eine Sauciere füllen.

Einen tiefen, schweren Topf 5 cm hoch mit Pflanzenöl füllen und auf 180–190 °C erhitzen (als Frittiertest einen Brotwürfel hineingeben – er soll in 30 Sekunden gebräunt sein). Tofu in 3 cm große Würfel schneiden. Maismehl, Salz und Gewürzmischung in einer Schüssel vermengen. Tofu-Stücke portionsweise in der Mehl-Gewürz-Mischung wälzen, dann 2–3 Minuten im Öl knusprig frittieren. Tofu mit Schaumkelle herausheben und auf Küchenpapier abtropfen lassen.

Tofu auf einer Servierplatte anrichten und mit etwas Salz und Gewürzmischung bestäuben. Chili-Dressing zum Dippen dazureichen.

Variante – Gebackener Gewürztofu: 500 g festen Tofu in 2,5 cm große Würfel schneiden. 2 Esslöffel Sojasauce, 1 Esslöffel süße Chilisauce, 1 Teelöffel flüssigen Honig sowie etwas chinesische Gewürzmischung verrühren und unter den Tofu heben. Diesen auf ein Backblech geben und im vorgeheizten Ofen bei 220 °C (Gas Stufe 7) 15–20 Minuten goldbraun backen.

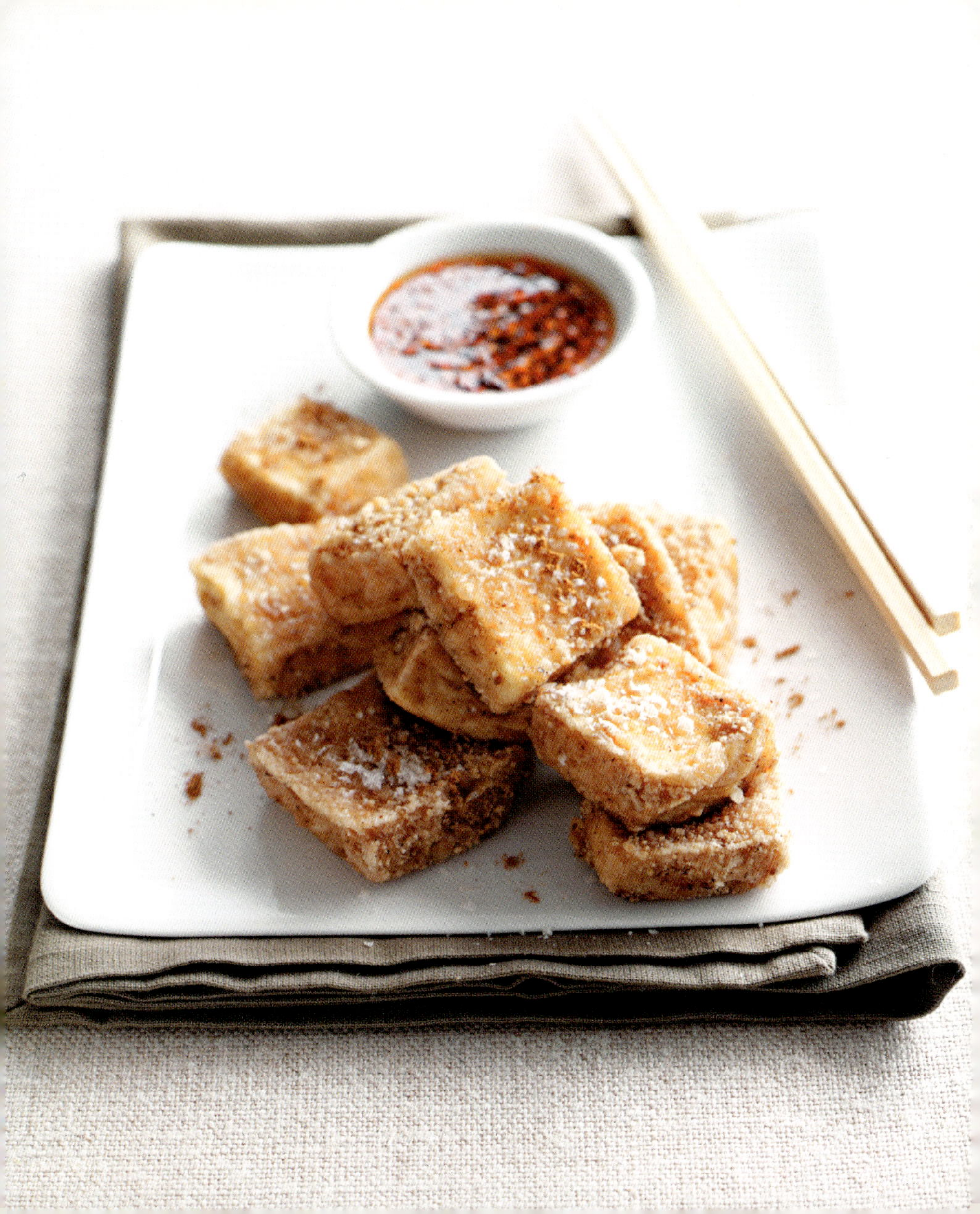

Tortillabrot mit Auberginen-Dip

Für **6** Portionen
Vorbereitungszeit: **15 Minuten** plus Abkühlzeit
Zubereitungszeit: **15 Minuten**

1 große **Aubergine**
4 EL kalt gepresstes **Olivenöl**
1 TL gemahlener **Kreuzkümmel**
150 ml **griechischer Joghurt**
1 kleine zerdrückte **Knoblauchzehe**
2 EL gehackter frischer **Koriander**
1 EL **Zitronensaft**
4 **Weizentortillas**
Salz und **Pfeffer**

Aubergine der Länge nach in 5 mm dicke Scheiben schneiden. 3 Esslöffel Öl mit Kreuzkümmel, Salz und Pfeffer verrühren, Auberginenscheiben damit bepinseln. Auberginen in einer heißen Grillpfanne oder im vorgeheizten Ofen bei Oberhitze jeweils 3–4 Minuten von beiden Seiten grillen. Gemüse abkühlen lassen und in kleine Stücke schneiden.

Joghurt und Aubergine in einer Schüssel vermengen, Knoblauch, Koriander, Zitronensaft, restliches Öl sowie Salz und Pfeffer nach Geschmack einrühren. Auberginen-Dip in eine Servierschale füllen.

Tortillas in einer heißen Grillpfanne oder im vorgeheizten Ofen bei Oberhitze je 3 Minuten von beiden Seiten rösten. Tortillas in Dreiecke schneiden und mit dem Auberginen-Dip servieren.

Variante – Gurken-Minze-Dip: ½ Salatgurke klein schneiden und in einem Tuch ausdrücken. Gurke in eine Schüssel geben und mit den übrigen Zutaten aus dem Rezept oben verrühren, dabei den Koriander durch Minze ersetzen.

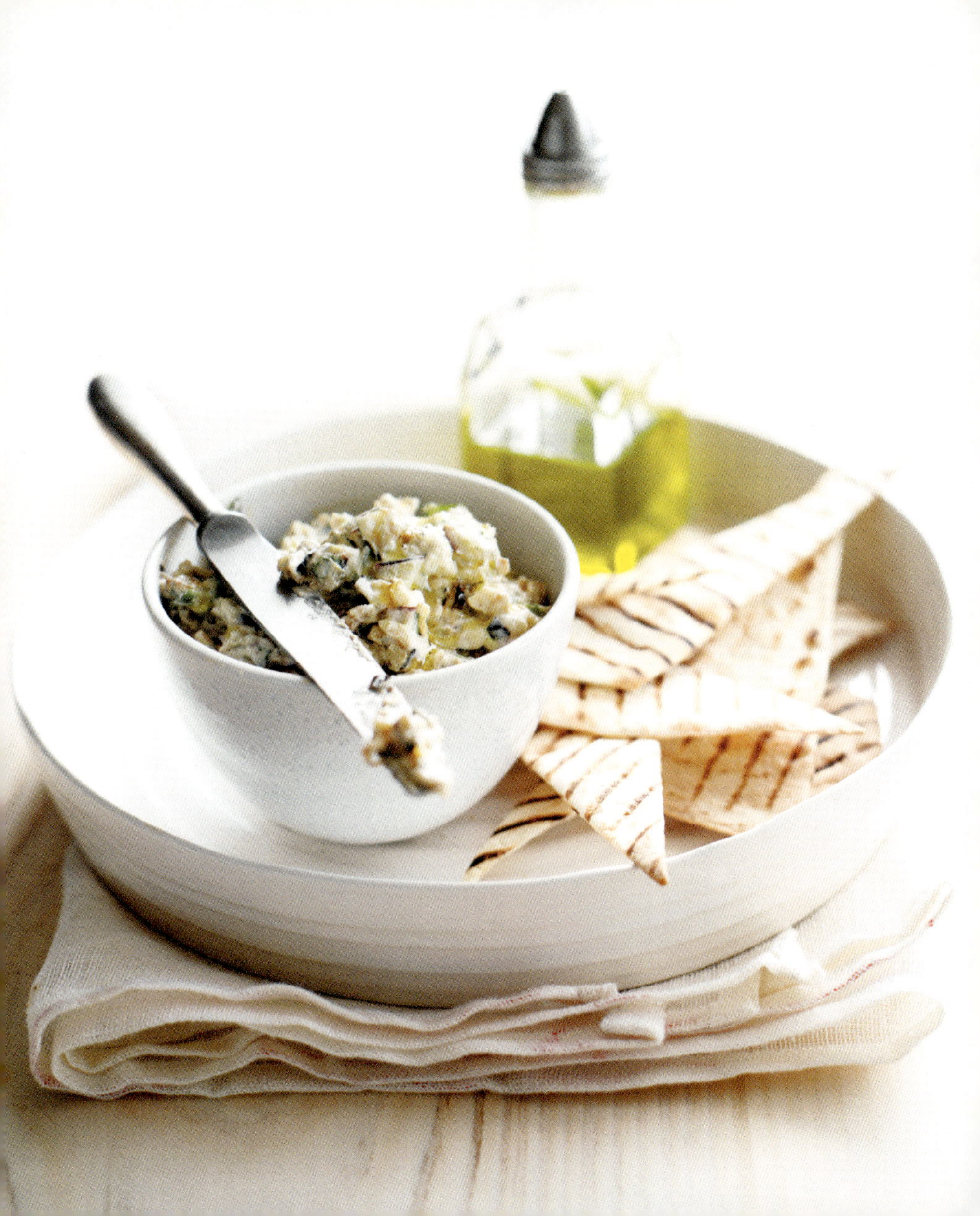

Falafel im Pita-Brot

Für **4** Portionen
Vorbereitungszeit: **15 Minuten** plus Einweichzeit
Zubereitungszeit: **12 Minuten**

250 g getrocknete **Kichererbsen**
1 kleine, fein gehackte **Zwiebel**
2 zerdrückte **Knoblauchzehen**
½ Bund **Petersilie**
½ Bund frischer **Koriander**
2 TL gemahlener **Koriander**
½ TL **Backpulver**
Pflanzenöl zum Braten
4 **Pita-Brote**
einige **Salatblätter**
2 in Scheiben geschnittene **Tomaten**
griechischer Joghurt

Getrocknete Kichererbsen in eine Schüssel geben, mit kaltem Wasser übergießen (etwa 10 cm höher als die Erbsen) und über Nacht einweichen.

Kichererbsen abtropfen lassen und im Mixer grob zerkleinern. Zwiebel, Knoblauch, Kräuter, gemahlenen Koriander, Backpulver, Salz und Pfeffer hinzufügen und pürieren. Aus der Masse mit angefeuchteten Händen 16 Bällchen formen.

Etwas Pflanzenöl in einer großen Pfanne erhitzen und die Bällchen portionsweise bei mittlerer bis starker Hitze je 3 Minuten auf beiden Seiten goldbraun braten. Falafel auf Küchenpapier abtropfen lassen.

Pita-Brote halbieren und mit Falafel, Salatblättern und Tomatenscheiben füllen. Etwas Joghurt hinzufügen und sofort servieren.

Variante – Falafel-Salat: 4 Handvoll gemischten Salat mit etwas kalt gepresstem Olivenöl, Zitronensaft, Salz und Pfeffer auf Tellern anrichten. 1 rote Chili-Schote entkernen, klein hacken und über den Salat verteilen. Falafelbällchen darauf setzen und mit Tahin-Joghurt-Sauce (siehe Seite 76) reichen.

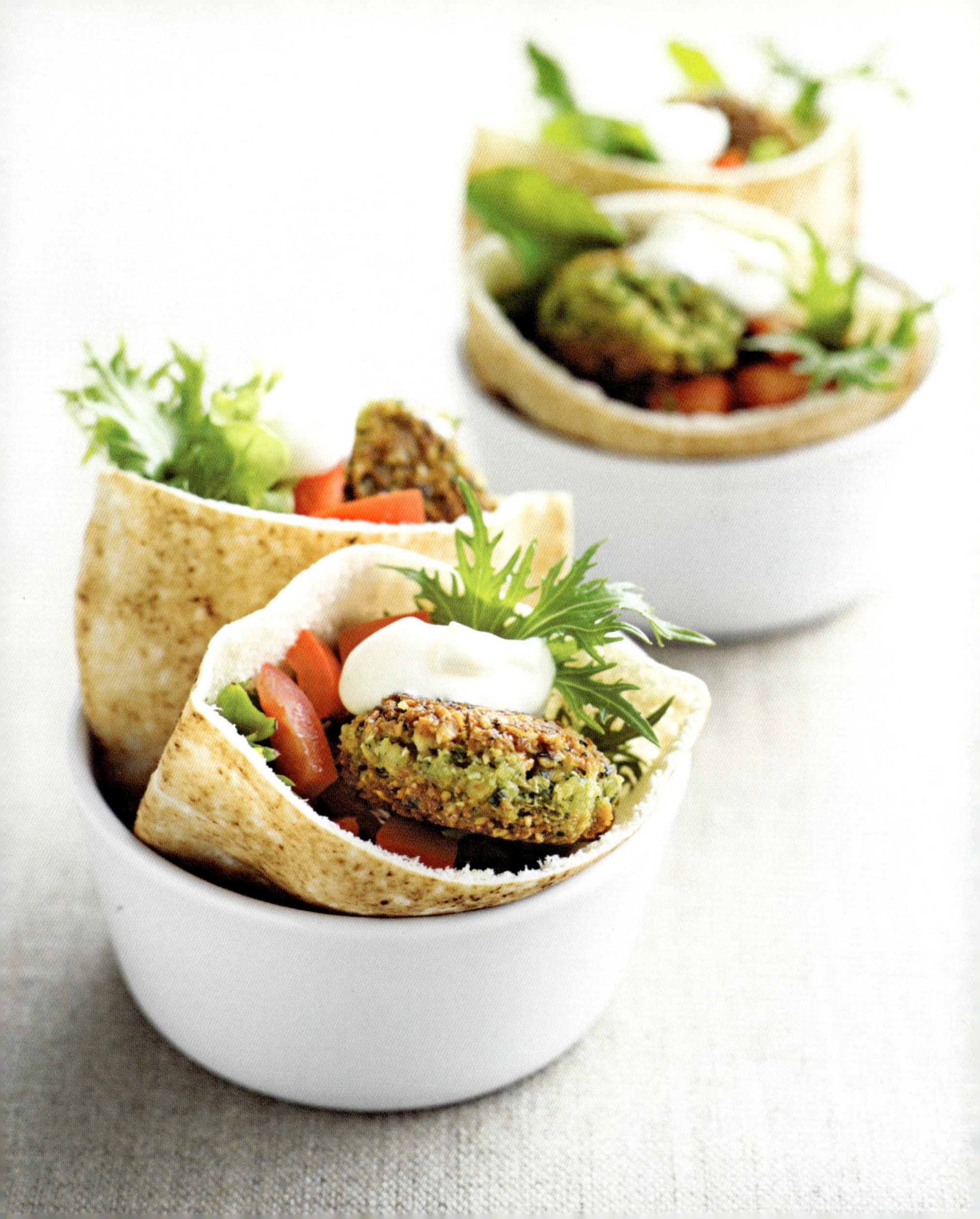

Kürbis mit Walnuss-Pesto

Für **4** Portionen
Vorbereitungszeit: **15 Minuten**
Zubereitungszeit: **20–25 Minuten**

1 kg **Gartenkürbis**
kalt gepresstes **Olivenöl**
Salz und **Pfeffer**

Für das Walnuss-Pesto
50 g geröstete **Walnüsse**
2 gehackte **Frühlingszwiebeln**
1 große zerdrückte **Knoblauchzehe**
50 g **Rauke**
3 EL **Walnussöl**
3 EL kalt gepresstes **Olivenöl**

Kürbis in 8 Stücke teilen. Kerne und Fasern entfernen, jedoch nicht die Schale. Kürbis mit Olivenöl bepinseln, mit Salz und Pfeffer würzen und auf einem mit Backpapier belegten Blech verteilen. Kürbis im vorgeheizten Ofen bei 220 °C (Gas Stufe 7) etwa 20–25 Minuten garen, bis er weich ist; zwischendurch einmal wenden.

Für das Pesto Walnüsse, Frühlingszwiebeln, Knoblauch und Rauke im Mixer zerkleinern, Öl nach und nach hinzufügen, mit Salz und Pfeffer würzen.

Kürbis mit Pesto und Salatblättern anrichten.

Variante – Gnocchi mit Walnuss-Pesto: Pesto wie oben zubereiten. Gnocchi nach dem Rezept auf Seite 46 vorbereiten, jedoch nur die halbe Menge. Falls die erforderliche Menge Gnocchi eingefroren vorrätig ist, diese in siedendem Salzwasser 5–6 Minuten garen, bis sie an die Oberfläche steigen. Gnocchi abtropfen lassen, in eine gebutterte Schüssel geben und mit Pesto servieren.

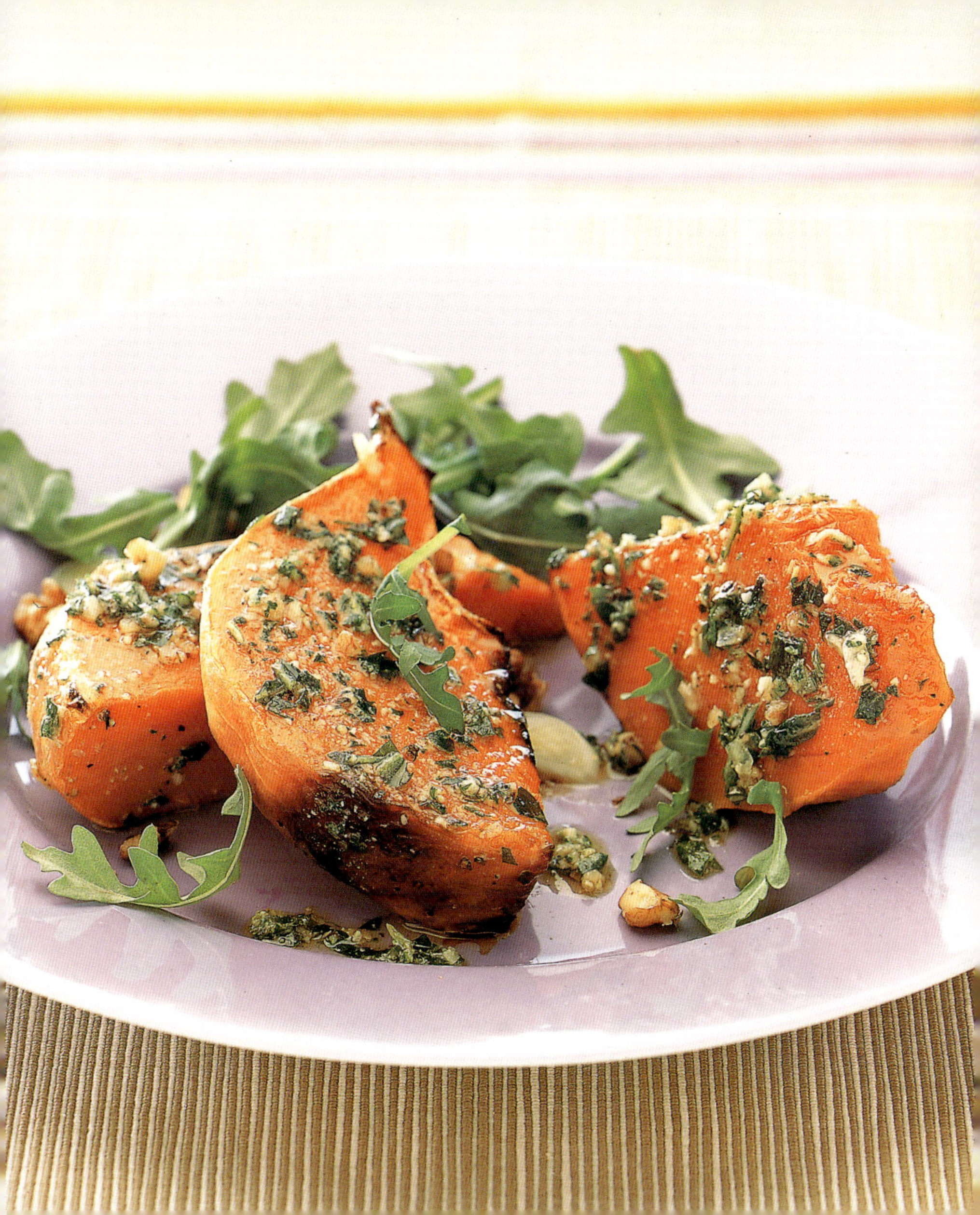

Wan-Tan-Teigtaschen mit Pilzen

Für 4 Portionen
Vorbereitungszeit: **30 Minuten** plus Abkühlzeit
Zubereitungszeit: **10–12 Minuten**

- 2 EL **Pflanzenöl**
- 1 zerdrückte **Knoblauchzehe**
- 1 TL geriebener frischer **Ingwer**
- 250 g gemischte **Pilze**, geputzt und gehackt
- 1 EL **dunkle Sojasauce**
- 1 EL gehackter frischer **Koriander**
- 16 **Wan-Tan-Teigtaschen**

Für das Sezuan-Chili-Dressing

- 1 TL getrocknete **Chili-Flocken**
- 150 ml **Gemüsebrühe**
- 1 EL **Reiswein-Essig**
- 1 EL **helle Sojasauce**
- 2 TL **Zucker**
- ¼ TL frisch gemahlener **Sezuan-Pfeffer**

Öl in einer Pfanne erhitzen, darin Knoblauch und Ingwer 2–3 Minuten bei mittlerer Hitze unter ständigem Rühren andünsten. Pilze und Sojasauce zugeben und 3–4 Minuten unter ständigem Rühren garen. Pfanne vom Herd nehmen, mit Salz und Pfeffer würzen und Koriander unterheben. Zum Abkühlen beiseite stellen.

Zutaten für das Dressing in einem Topf erhitzen, aber nicht kochen lassen, warm stellen.

In jede Teigtasche einen Teelöffel Pilzfüllung geben. Teigtaschen an den Rändern mit etwas Wasser bepinseln, diagonal falten, Ränder fest zusammendrücken.

Wasser in einem großen Topf mit etwas Salz zum Kochen bringen, gefüllte Teigtaschen darin 2–3 Minuten garen, bis sie an die Oberfläche steigen. Wan-Tan-Teigtaschen vorsichtig herausheben, abtropfen lassen und auf vorgewärmte Teller geben. Dressing darüber verteilen und sofort servieren.

Variante – Knusprige Pilz-Wan-Tans: Pflanzenöl etwa 5 cm hoch in einen Wok oder einen tiefen Topf geben und auf 180–190 °C erhitzen (zur Probe einen Brotwürfel hineingeben – wenn er in 30 Sekunden braun ist, ist das Öl heiß genug). Gefüllte Teigtaschen darin 2–3 Minuten knusprig frittieren. Mit einer Schaumkelle herausheben und auf Küchenpapier abtropfen lassen. Mit Chili-Marmelade (siehe Seite 44) servieren. Wan-Tan-Teigtaschen sind in Asia-Läden frisch oder tiefgekühlt erhältlich.

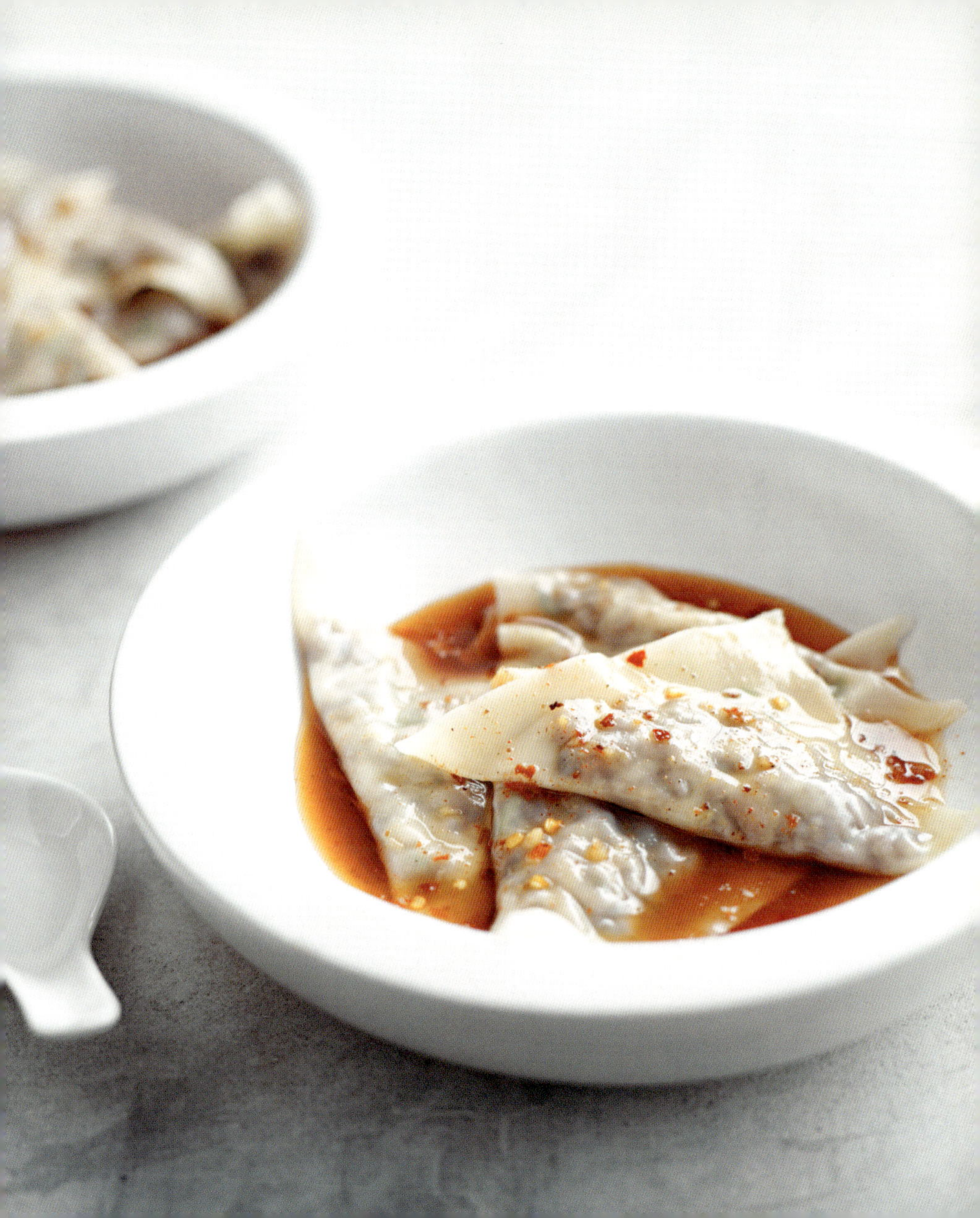

Hummus aus Bohnen & Rosmarin

Für **4-6** Portionen
Vorbereitungszeit: **10 Minuten**
Zubereitungszeit: **10 Minuten**

6 EL kalt gepresstes **Olivenöl**
4 fein gehackte **Schalotten**
2 große zerdrückte **Knoblauchzehen**
1 TL gehackter **Rosmarin** und **-zweige** zum Garnieren
geriebene Schale und Saft einer ½ **Zitrone**
2 Dosen **Wachsbohnen** (à 400 g)
Salz und **Pfeffer**
geröstetes **Ciabatta**

Öl in einer Pfanne erhitzen, Schalotten, Knoblauch, gehackten Rosmarin und Zitronenschale darin bei schwacher Hitze unter ständigem Rühren 10 Minuten kochen, bis die Schalotten weich sind. Abkühlen lassen.

Schalottenmischung und übrige Zutaten im Mixer fein pürieren.

Hummus-Paste auf die gerösteten Ciabatta-Hälften geben, mit Rosmarin-Zweigen garnieren, Öl darüber träufeln und sofort servieren.

Variante – Hummus aus Kichererbsen & Chili:
800 g Kichererbsen (aus der Dose) abtropfen lassen und mit zwei entkernten und klein gehackten roten Chili-Schoten, einer großen zerdrückten Knoblauchzehe, zwei Teelöffeln Zitronensaft, Salz und Pfeffer sowie kalt gepresstem Olivenöl im Mixer pürieren. Hummus als Dip zu Rohkost servieren.

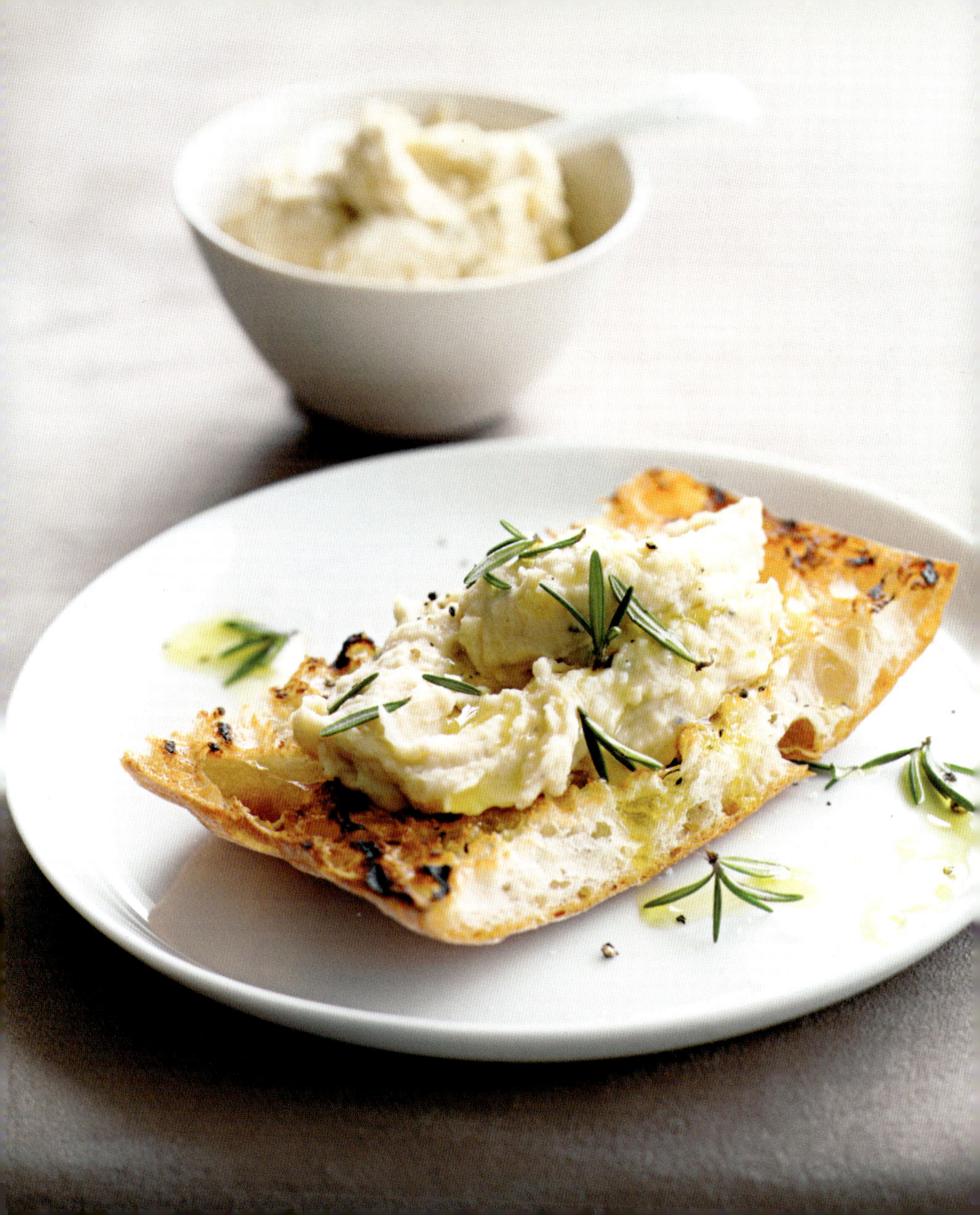

Zwiebel-Walnuss-Tarte

Für **8** Portionen
Vorbereitungszeit: **20 Minuten** plus Abkühlzeit
Zubereitungszeit: **35–40 Minuten**

40 g **Butter**
500 g **Zwiebeln** in dünnen Ringen
2 zerdrückte **Knoblauchzehen**
1 EL gehackter **Thymian**
50 g gehackte **Walnüsse**
350 g **Blätterteig** (aufgetaut, falls tiefgekühlt)
Weizenmehl zum Ausrollen des Blätterteigs
150 g gewürfelter **Blauschimmelkäse**
Salz und **Pfeffer**

Butter in einer Pfanne zerlassen. Zwiebeln, Knoblauch und Thymian hinzugeben und bei mittlerer Hitze unter gelegentlichem Rühren 20–25 Minuten goldbraun braten. Walnüsse dazugeben. Masse abkühlen lassen.

Blätterteig auf einer bemehlten Arbeitsfläche zu einem Rechteck von 40x20 cm ausrollen und Kanten zurechtschneiden. Teig in 8 Quadrate von 10x10 cm teilen.

Zwiebelmasse gleichmäßig auf die Teigquadrate verteilen, an den Rändern einen schmalen Streifen frei lassen. Blauschimmelkäse darüber streuen. Tartes auf einem großen, mit Backpapier ausgelegten Blech im vorgeheizten Ofen bei 220 °C (Gas Stufe 7) 12–15 Minuten backen. Tartes warm servieren.

Variante – Tarte mit Zwiebeln und Ziegenkäse: Blätterteig im Ganzen auf einem mit Backpapier ausgelegten Blech ausrollen. Zwiebeln darauf verteilen, ringsum einen 1 cm breiten Rand lassen. 200 g zerkleinerten Schafskäse darüber geben und 20–25 Minuten backen, bis der Käse leicht gebräunt ist.

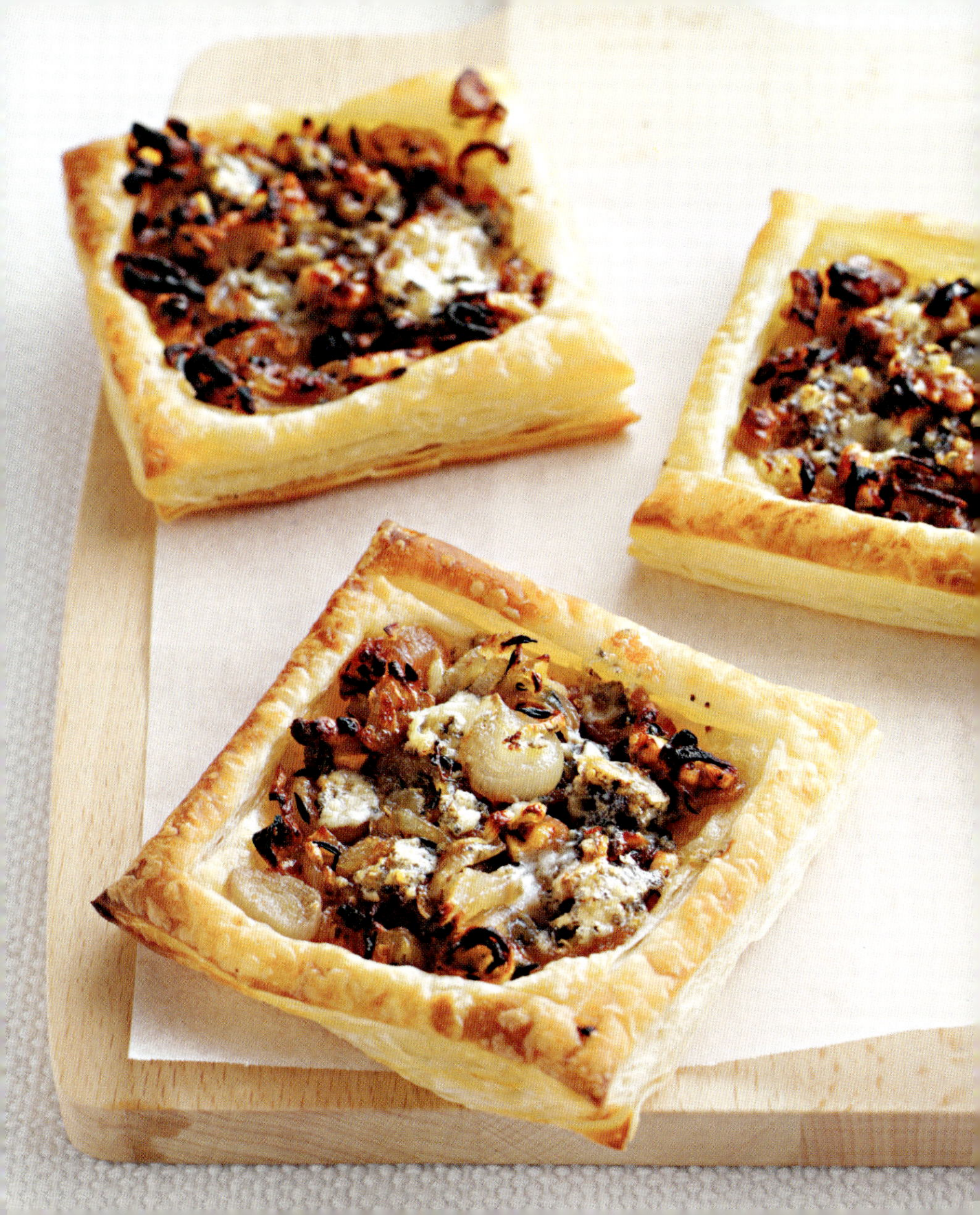

Hauptgerichte

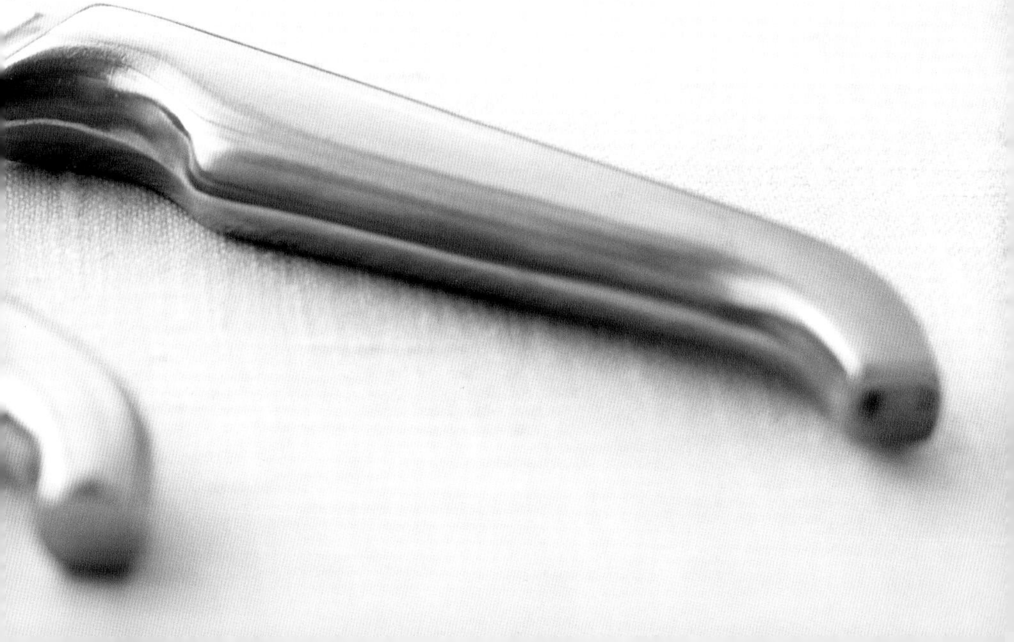

Kürbis-Curry mit Tofu & Erbsen

Für **4** Portionen
Vorbereitungszeit: **15 Minuten**
Zubereitungszeit: **25 Minuten**

1 EL **Sonnenblumenöl**
1 EL **rote Thai-Curry-Paste**
500 g **Moschus-Kürbis**, geschält, entkernt und gewürfelt
450 ml **Gemüsebrühe**
1 Dose **Kokosmilch** (400 g)
6 zerstampfte **Kaffir-Limettenblätter** plus weitere gehackte Blätter zum Garnieren
200 g **TK-Erbsen**
300 g **fester Tofu**, in Scheiben geschnitten
2 EL **helle Sojasauce**
Saft von 1 **Zitrone**
gehackter frischer **Koriander**
1 fein gehackte **rote Chili-Schote**

Öl in einem Wok oder einer tiefen Pfanne erhitzen, Curry-Paste darin bei schwacher Hitze 1 Minute braten. Kürbisstücke von allen Seiten kurz anbraten, Kokosmilch und zerstampfte Limettenblätter zugeben. Gemüse aufkochen, Topf zudecken und bei schwacher Hitze 15 Minuten köcheln, bis der Kürbis gar ist.

Erbsen, Tofu, Sojasauce und Zitronensaft einrühren und weitere 5 Minuten köcheln lassen, bis die Erbsen gar sind. Curry in Suppentassen füllen, mit gehackten Limettenblättern und Koriander garnieren.

Variante – Grünes Gemüse-Curry: Statt der roten Curry-Paste grüne verwenden und den Kürbis durch 1 Möhre, 1 Zucchini und 1 entkernte rote Chili-Schote ersetzen. Gemüse in Scheiben schneiden und Curry wie oben zubereiten.

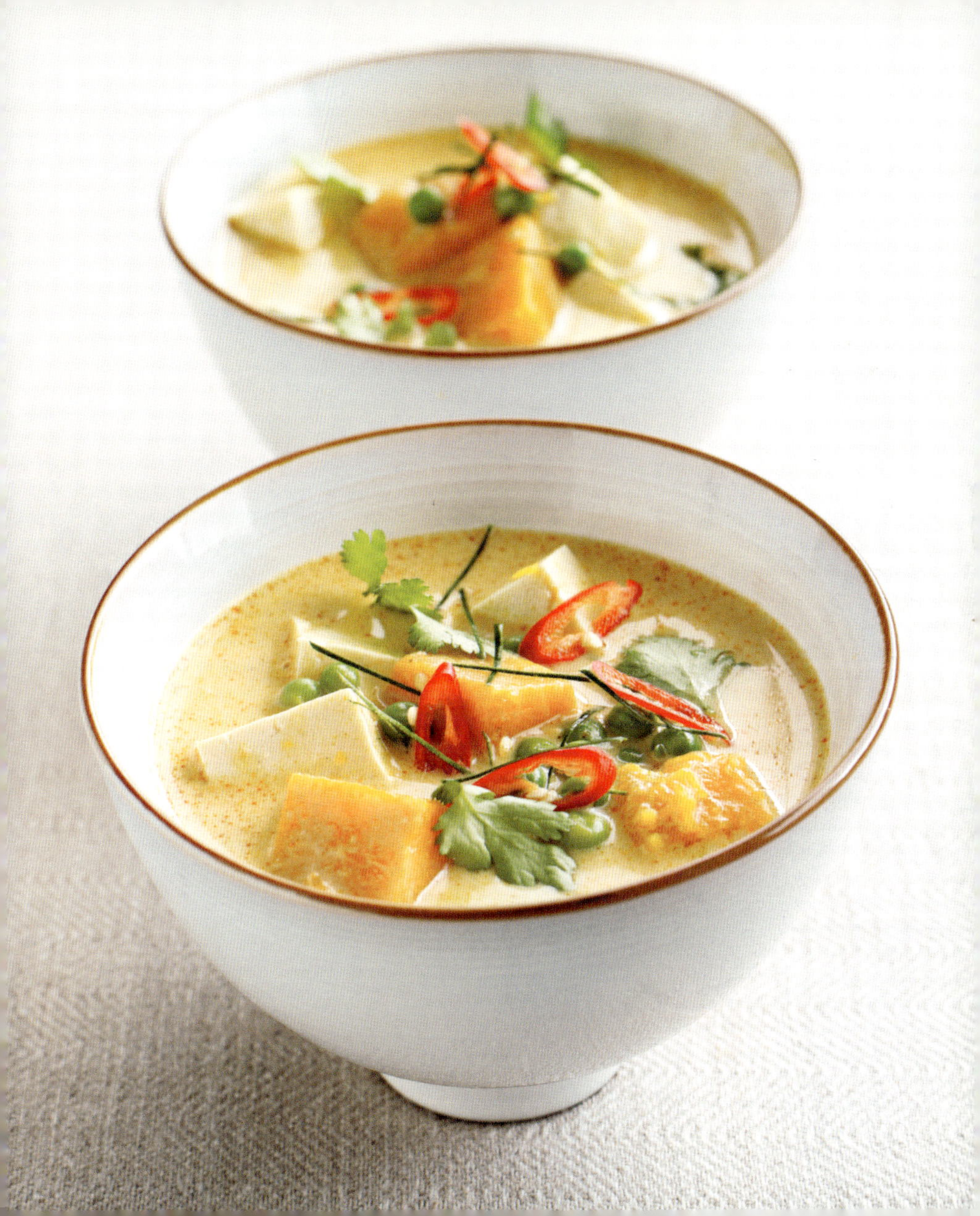

Gegrilltes Gemüse & Couscous

Für **4** Portionen
Vorbereitungszeit: **20 Minuten**
Zubereitungszeit: **16–20 Minuten**

1 große **Aubergine**
2 große **Zucchini**
2 **rote Chili-Schoten** (entkernt und geviertelt)
4 EL **Olivenöl**
200 g **Couscous**
450 ml heiße **Gemüsebrühe**
50 g **Butter**
2 EL gehackte **Kräuter** (z. B. Minze, Koriander, Petersilie)
Saft von 1 **Zitrone**
Salz und **Pfeffer**

Für die Tahin-Joghurt-Sauce
125 g griechischer **Joghurt**
1 EL **Tahin-Paste** (siehe Seite 13)
1 zerdrückte **Knoblauchzehe**
½ El **Zitronensaft**
1 EL kalt gepresstes **Olivenöl**

Aubergine und Zucchini in 5 cm dicke Scheiben schneiden, mit den Chili-Schoten in eine große Schüssel geben. Olivenöl, Salz und Pfeffer hinzugeben und alles gut vermischen.

Eine Grillpfanne erhitzen, Gemüse darin portionsweise 3–4 Minuten von jeder Seite rösten.

Couscous in eine hitzefeste Schüssel geben und mit kochend heißer Gemüsebrühe übergießen, Schüssel zudecken und 5 Minuten ziehen lassen. Couscous mit der Gabel etwas auflockern, Butter, Kräuter und Zitronensaft einrühren. Mit Salz und Pfeffer abschmecken.

Für die Tahin-Joghurt-Sauce alle Zutaten in einer Schüssel verrühren und mit Salz und Pfeffer abschmecken. Sauce zum Gemüse und Couscous servieren.

Variante – Knoblauch-Mayonnaise: Statt der Tahin-Joghurt-Sauce kann zu dem Gemüse und dem Couscous auch eine Knoblauch-Mayonnaise serviert werden. Dafür 2 zerdrückte Knoblauchzehen in 150 g Mayonnaise einrühren.

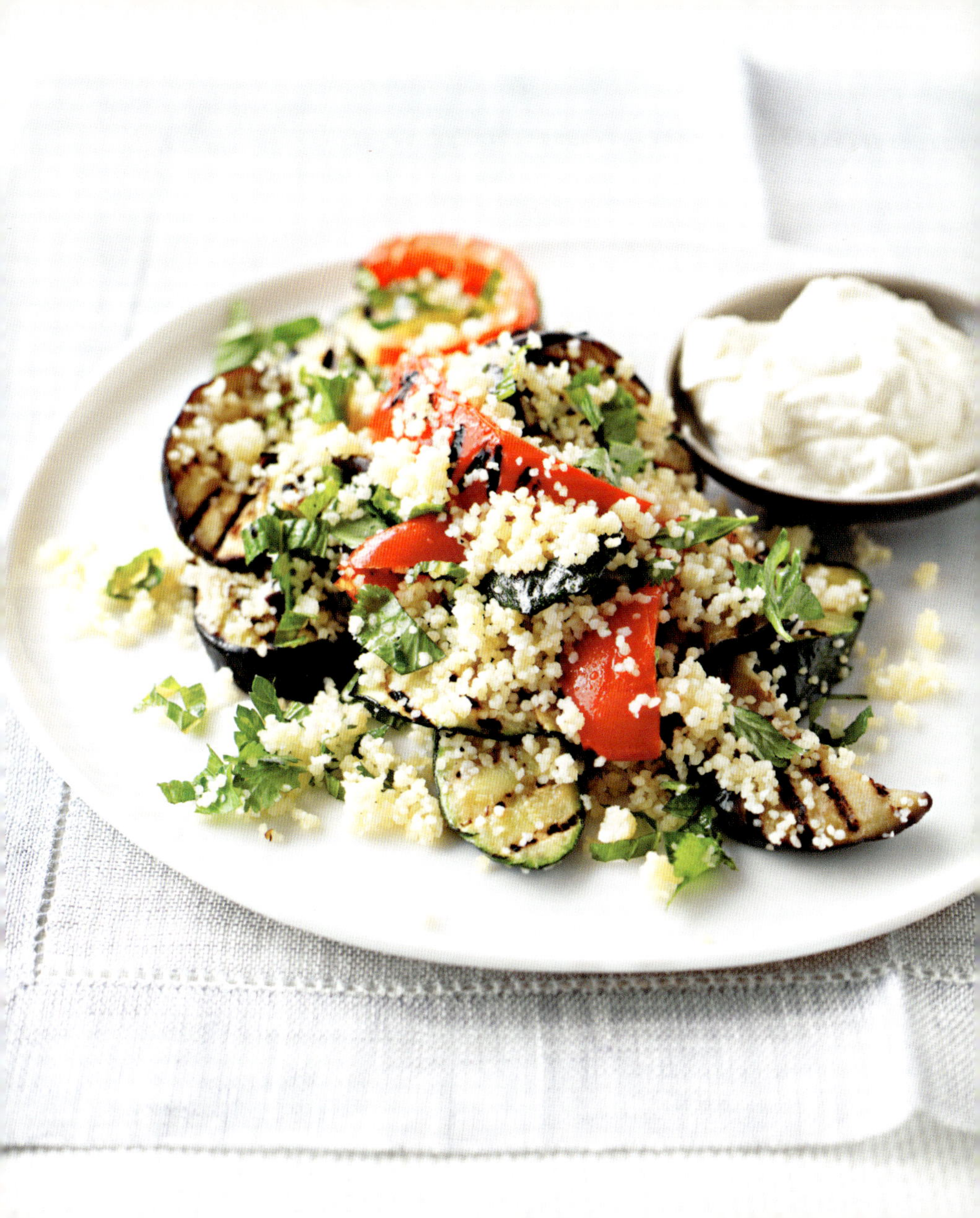

Gefüllte rote Paprika

Für **2** Portionen
Vorbereitungszeit: **10 Minuten**
Zubereitungszeit: **55–60 Minuten**

4 große **rote Paprika**
2 zerdrückte **Knoblauchzehen**
1 EL gehackter **Thymian**
4 halbierte **Pflaumentomaten**
4 EL kalt gepresstes **Olivenöl**
2 EL **Balsamico-Essig**
Salz und **Pfeffer**

Paprika der Länge nach halbieren und entkernen. Ausgehöhlte Schoten mit der Öffnung nach oben auf ein mit Alufolie belegtes Backblech oder in eine Keramikform legen. Knoblauch und Thymian auf die Schoten verteilen, mit Salz und Pfeffer würzen.

Je eine Tomatenhälfte in die Schoten füllen, mit Öl und Balsamico-Essig beträufeln. Paprika im vorgeheizten Ofen bei 220 °C (Gas Stufe 7) 55–60 Minuten garen.

Paprika mit knusprigem Brot und nach Belieben mit Blattsalat servieren.

Variante – Mit Käse überbackene bunte Paprika: Rote, grüne und gelbe Paprika verwenden. Gemüse wie oben vorbereiten. Nach 45 Minuten Backzeit auf jede Schote eine Scheibe Mozzarella legen und etwa 10–15 Minuten im Ofen garen. Paprika mit Vollkornbrot servieren.

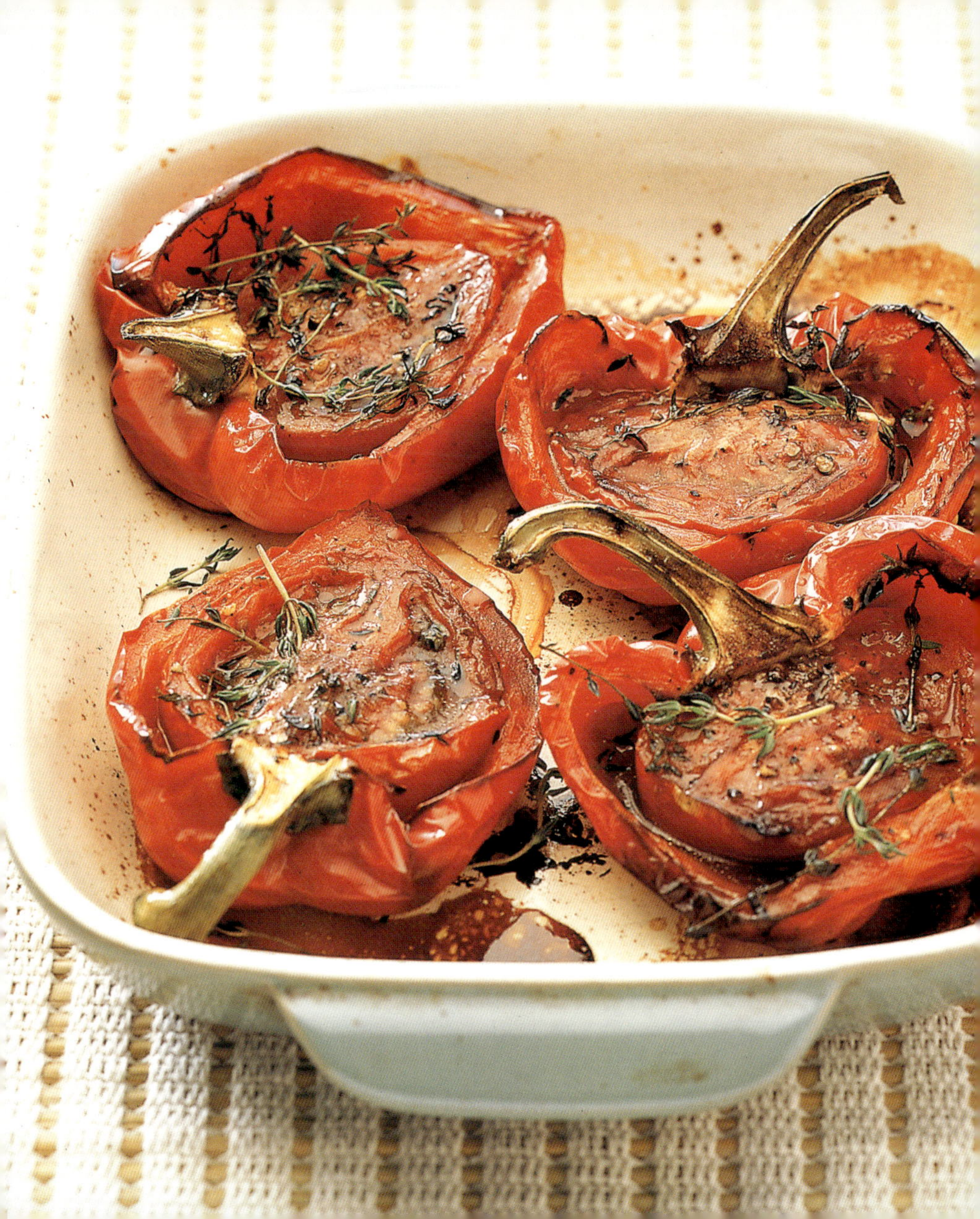

Erbsen-Minze-Risotto

Für **4** Portionen
Vorbereitungszeit: **15 Minuten**
Zubereitungszeit: **35 Minuten**

1,2 l heiße **Gemüsebrühe**
50 g **Butter**
1 große, fein gehackte **Zwiebel**
2 zerdrückte **Knoblauchzehen**
300 g **Arborio-Reis**
150 ml trockener **Weißwein**
350 g frische oder tiefgekühlte **Erbsen**
½ Bund zerkleinerte **Minze**
50 g klein geschnittener **Brie**
Salz und **Pfeffer**
frisch gehobelter **Parmesan**

Gemüsebrühe in einem großen Topf erhitzen.

Butter in einem separaten Topf zerlassen, Zwiebel, Knoblauch, Salz und Pfeffer darin bei schwacher Hitze unter ständigem Rühren 10 Minuten andünsten, jedoch nicht bräunen lassen. Reis hinzugeben und unter Rühren 1 Minute mitgaren, bis die Körner glasig werden und glänzen. Wein angießen und etwa 1–2 Minuten aufkochen. Erbsen zugeben.

Etwa 150 ml heiße Gemüsebrühe in den Reis einrühren. Reis bei mittlerer Hitze und unter ständigem Rühren köcheln lassen, bis die Körner die Brühe vollständig aufgenommen haben. Auf diese Weise nach und nach die restliche Brühe zugeben, bis der Reis nach etwa 20 Minuten gar, aber noch bissfest ist.

Topf vom Herd nehmen und Minze sowie Brie einrühren. Gericht zudecken und 5 Minuten stehen lassen, bis der Brie geschmolzen ist. Risotto mit frisch gehobeltem Parmesan servieren.

Variante – Reis-Röllchen: Risotto vollständig abkühlen lassen, 1 geschlagenes Ei einrühren. Röllchen aus der Reismasse formen und mit trockenen geriebenen Brotkrumen panieren. Pflanzenöl in einer Pfanne erhitzen, Röllchen darin 2–3 Minuten goldbraun braten. Gericht mit grünem Salat servieren.

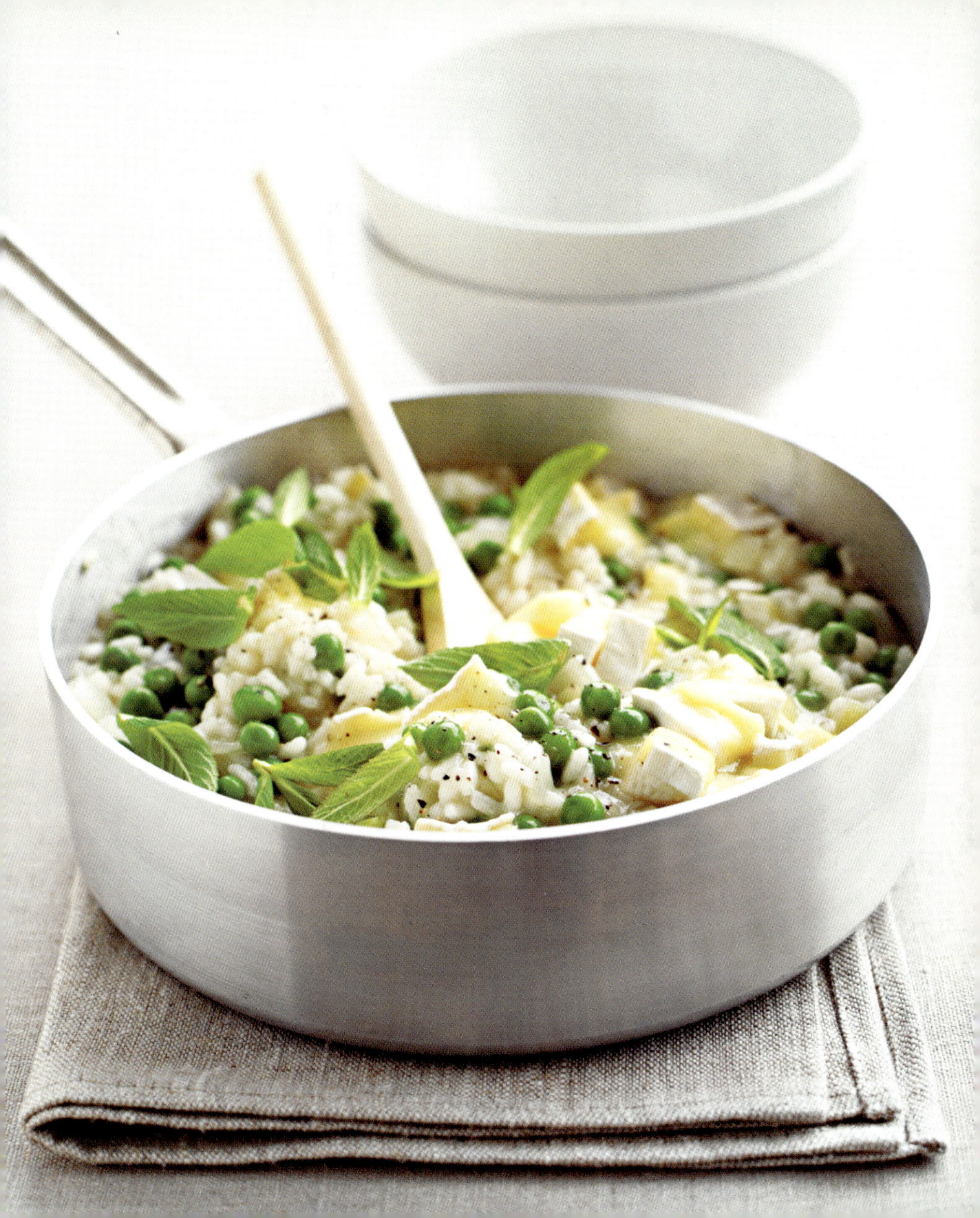

Spaghetti mit dicken Bohnen

Für **4** Portionen
Vorbereitungszeit: **10 Minuten**
Zubereitungszeit: **15–18 Minuten**

450 g **Spaghetti**
350 g frische oder tiefgekühlte **dicke Bohnen**
4 EL kalt gepresstes **Olivenöl**
3 zerdrückte **Knoblauchzehen**
1 Prise getrocknete **Chili-Flocken**
geriebene Schale und Saft von 1 **Zitrone**
2 EL **Basilikumblätter**
Salz und **Pfeffer**
frisch gehobelter **Parmesan** oder **Pecorino**

Wasser mit etwas Salz in einem großen Topf zum Kochen bringen, Spaghetti nach Verpackungshinweis bißfest kochen. 4 Esslöffel Kochwasser abschöpfen und beiseite stellen, Nudeln abgießen, abtropfen lassen und wieder in den Topf geben.

Dicke Bohnen in einem separaten Topf 3–4 Minuten in gesalzenem Wasser kochen. Gut abtropfen lassen.

Inzwischen Öl in einer Pfanne erhitzen. Knoblauch, Chili-Flocken, Zitronenschale, Salz und Pfeffer bei schwacher Hitze darin 3–4 Minuten unter Rühren anschwitzen, jedoch nicht bräunen.

Öl, Bohnen, zurückbehaltenes Nudelwasser, Zitronensaft und Basilikumblätter zu den Spaghetti geben. Gericht bei mittlerer Hitze unter Rühren kurz erhitzen. Mit gehobeltem Parmesan oder Pecorino servieren.

Variante – Spaghetti mit Erbsen & Minze: Dicke Bohnen durch frische oder tiefgekühlte Erbsen ersetzen und Gericht wie oben zubereiten. Kurz vor dem Servieren statt der Basilikumblätter 2 Esslöffel gehackte Minze hinzugeben.

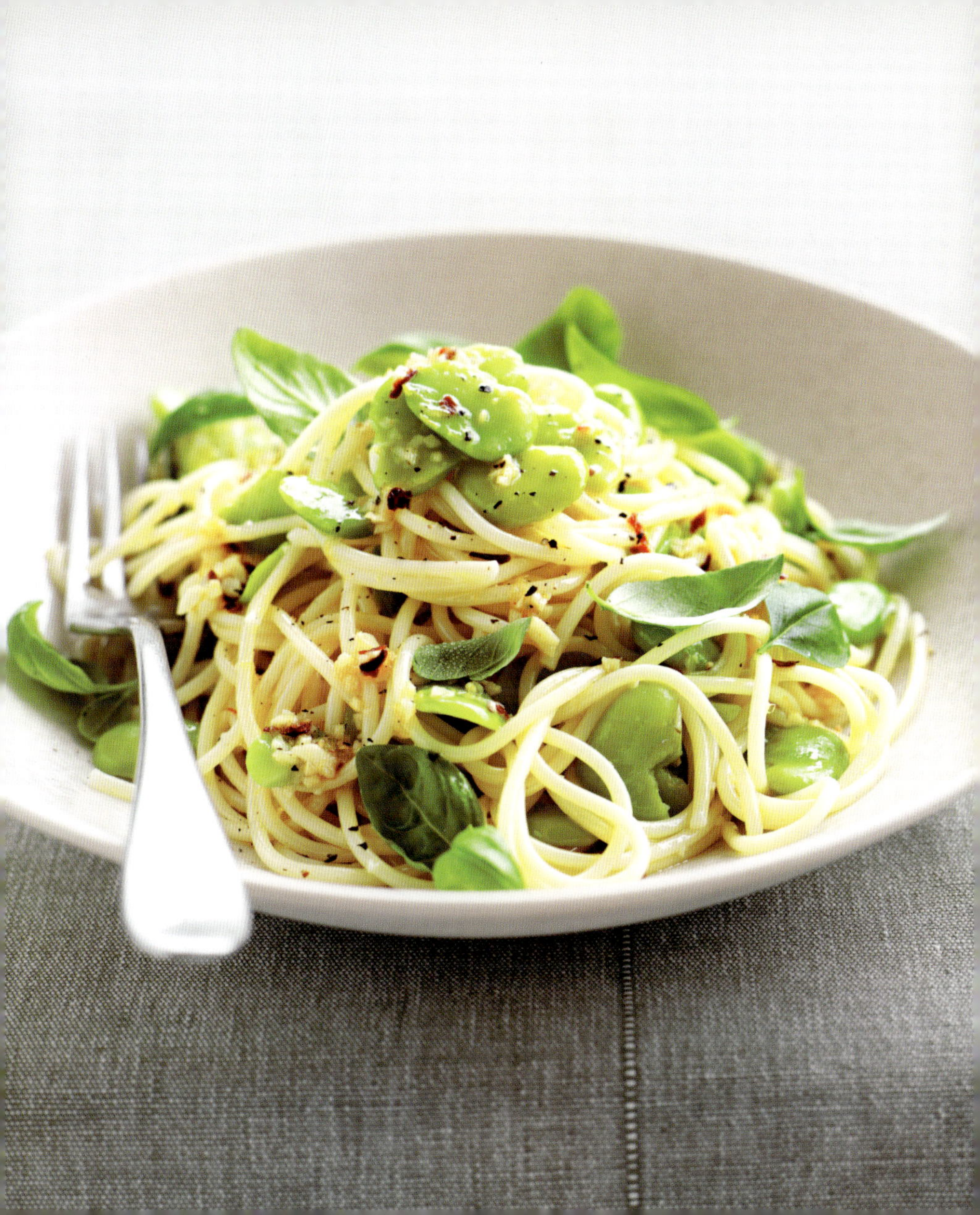

Lauch-Thymian-Würstchen

Für **4** Portionen
Vorbereitungszeit: **25 Minuten** plus Zeit zum Ziehen und Abkühlen
Zubereitungszeit: **45–50 Minuten**

1 EL **Olivenöl**
1 Stange klein geschnittener **Lauch**
2 TL gehackter **Thymian**
150 g geriebener **Cheddar**
150 g frische **Vollkorn-Brotkrumen**
100 g **Ricotta**
1 EL grobkörniger **Senf**
1 **Ei**
50 g **Paniermehl** aus **Weiß-** oder **Vollkornbrot**
Sonnenblumenöl zum Braten
Salz und **Pfeffer**

Für die Sauce
2 EL **Olivenöl**
2 fein gehackte **rote Zwiebeln**
50 g getrocknete **Cranberrys**
1 EL **Balsamico-Essig**
100 g **Cranberry-Sauce**

Für die Sauce Öl in einem Topf erhitzen, Zwiebeln darin bei mittlerer Hitze und unter gelegentlichem Rühren 20–25 Minuten goldbraun braten. Die Beeren mit Balsamico-Essig beträufeln, kurz ziehen lassen, mit Cranberry-Sauce und zwei Esslöffeln Wasser zu den Zwiebeln geben. Sauce 10 Minuten einkochen, bis sie eine marmeladenähnliche Konsistenz erreicht hat, mit Salz und Pfeffer abschmecken, abkühlen lassen.

Olivenöl in einer Pfanne erhitzen, Lauch und Thymian darin bei mittlerer Hitze und unter ständigem Rühren 5 Minuten anbraten. Abkühlen lassen.

Lauch, Cheddar, frische Brotkrumen, Ricotta, Senf, Salz und Pfeffer in einer Schüssel vermengen. 1 Ei unterrühren und alles zu einem geschmeidigen Teig verarbeiten. 12 Würstchen aus der Masse formen und in Paniermehl wälzen.

Sonnenblumenöl in einer Pfanne erhitzen, Würstchen darin bei mittlerer Hitze unter mehrmaligem Wenden 10 Minuten goldbraun braten, mit der Sauce servieren.

Variante – Lauch-Thymian-Burger mit Blauschimmelkäse: Cheddar durch dänischen Blauschimmelkäse ersetzen und Teig wie oben vorbereiten. Aus dem Teig 8 Scheiben formen, diese panieren und in Öl braten. Burger in Milchbrötchen mit Salat und Tomatenscheiben servieren.

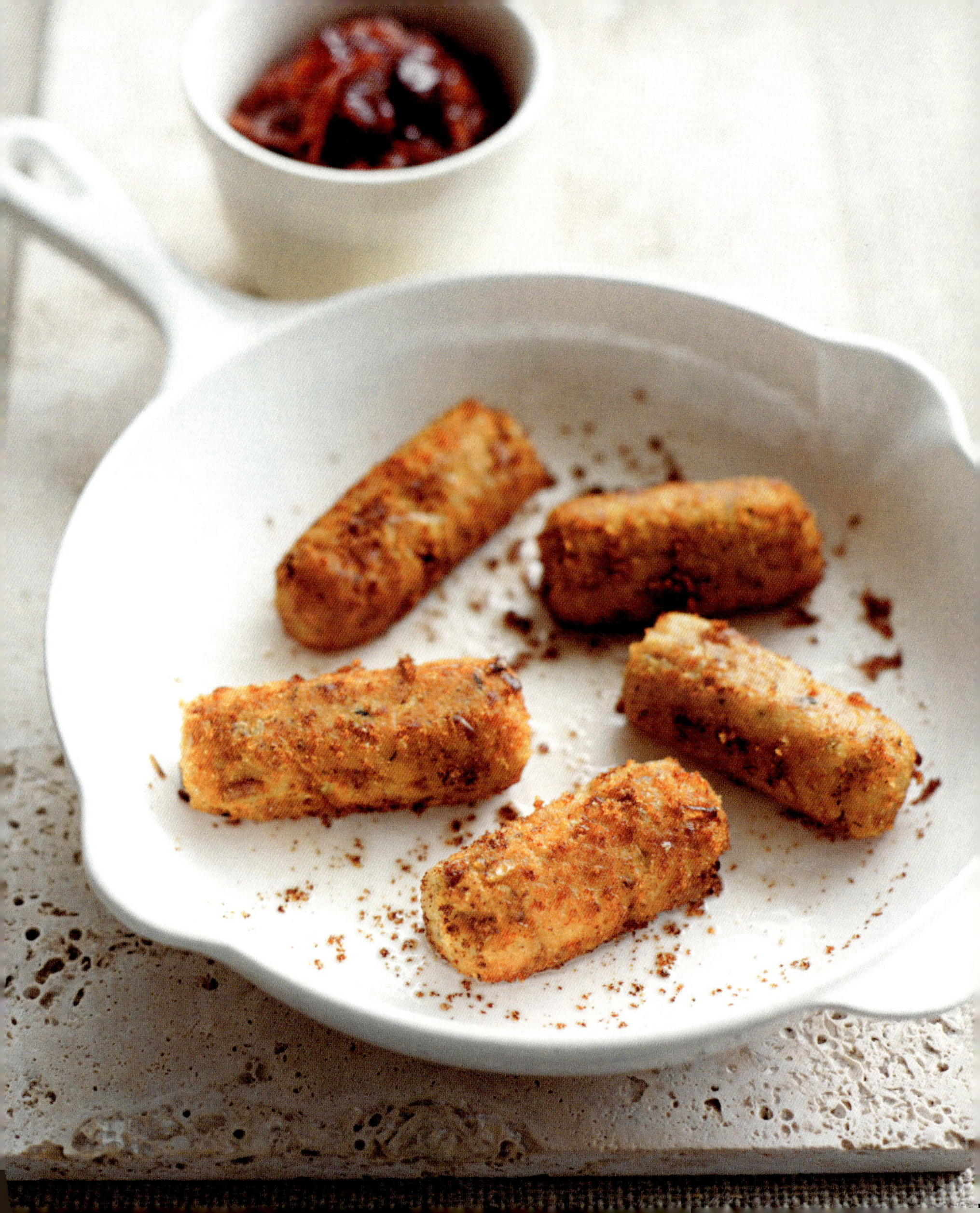

Auberginentoast mit Pesto

Für **4** Portionen
Vorbereitungszeit: **15 Minuten**
Zubereitungszeit: **8–20 Minuten**

1 große **Aubergine**
4 EL kalt gepresstes **Olivenöl**
4 Scheiben **Sauerteigbrot**
2 in dicke Scheiben geschnittene **Fleischtomaten**
200 g in Scheiben geschnittener **Mozzarella**
Salz und **Pfeffer**

Für das Pesto
50 g **Basilikumblätter**
1 zerdrückte **Knoblauchzehe**
4 EL **Pinienkerne**
100 ml kalt gepresstes **Olivenöl**
2 EL frisch gehobelter **Parmesan**

Für das Pesto Basilikumblätter, Knoblauch, Pinienkerne, Öl, Salz und Pfeffer im Mixer pürieren. Pesto in eine Schüssel füllen, Parmesan unterrühren, abschmecken und beiseite stellen.

Aubergine in 1 cm dicke Scheiben schneiden. Öl mit Salz und Pfeffer würzen, Scheiben damit bepinseln. Eine Grillpfanne erhitzen, Auberginenscheiben darin portionsweise jeweils 4–5 Minuten auf beiden Seiten goldbraun braten.

Brotscheiben toasten.

Je eine Auberginenscheibe auf die Brotscheiben legen, darüber Pesto verteilen. Tomaten- und Mozzarellascheiben darauf legen und erneut Pesto darauf geben. Brot im vorgeheizten Ofen bei Oberhitze 1–2 Minuten überbacken, bis sich Blasen bilden und der Käse bräunt.

Variante – Auberginenbrötchen mit pochiertem Ei: Auberginenscheiben mit Pesto, Käse und Tomaten auf getoastete große Milchbrötchenhälften schichten. Brötchen bei Oberhitze überbacken. Je 1 pochiertes Ei darauf geben und sofort servieren.

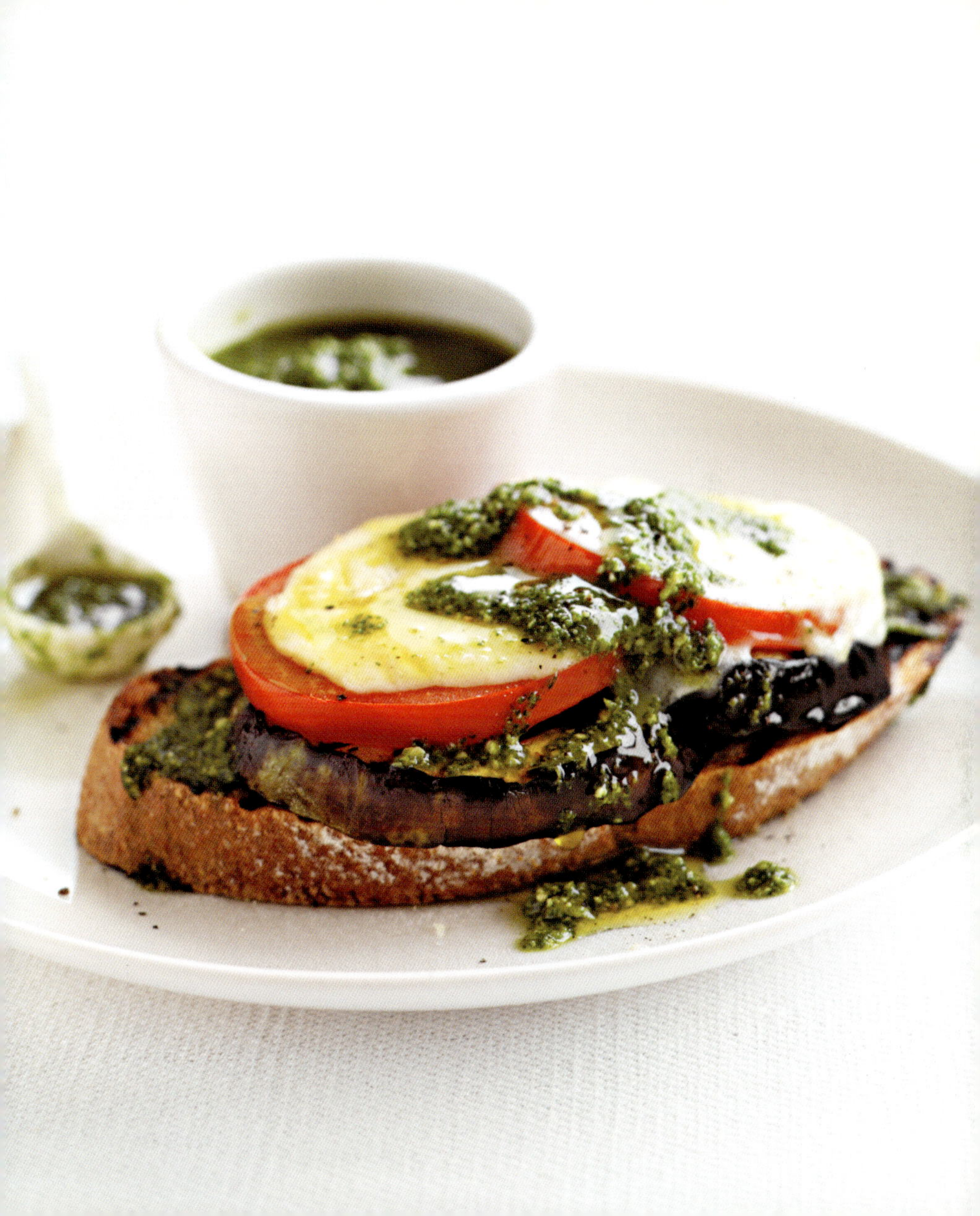

Rote-Bete-Risotto

Für **4–6 Portionen**
Vorbereitungszeit: **15 Minuten**
Zubereitungszeit: **35 Minuten**

1,2 l heiße **Gemüsebrühe**
350 g gekochte **Rote Bete**
4 EL kalt gepresstes **Olivenöl**
1 fein gehackte **rote Zwiebel**
2 zerdrückte **Knoblauchzehen**
2 TL gehackter **Thymian** sowie **-zweige** zum Garnieren
300 g **Arborio-Reis**
125 ml **Rotwein**
100 g klein geschnittener milder **Ziegenkäse**
100 g geröstete und klein gehackte **Pekan-Nüsse**
Salz und **Pfeffer**

Gemüsebrühe und Rote Bete in einem Topf zum Kochen bringen.

Öl in einem separaten Topf erhitzen, Zwiebeln, Knoblauch, Thymian, Salz und Pfeffer darin bei schwacher Hitze unter gelegentlichem Rühren 10 Minuten anschwitzen, jedoch nicht bräunen. Reis hinzufügen und unter ständigem Rühren 1 Minute mitgaren, bis die Körner glasig sind. Wein angießen und 1–2 Minuten aufkochen. Rote Bete dazugeben.

Etwa 150 ml heiße Gemüsebrühe in den Reis einrühren. Reis bei mittlerer Hitze und unter ständigem Rühren köcheln lassen, bis die Körner die Brühe vollständig aufgenommen haben. Auf diese Weise nach und nach die restliche Brühe zugeben, bis der Reis nach etwa 20 Minuten gar, aber noch bissfest ist.

Topf vom Herd nehmen und Ziegenkäse sowie Pekan-Nüsse zugeben. Gericht zudecken und 2–3 Minuten stehen lassen, bis der Käse geschmolzen ist. Risotto mit Rauke-Salat servieren.

Variante – Rote-Bete-Risotto mit Mascarpone und Pinienkernen: Statt Ziegenkäse 150 g Mascarpone und anstelle der Pekan-Nüsse Pinienkerne (einen Esslöffel pro Portion) in den Risotto geben. Rote Bete sind gedämpft und vakuumverpackt im Supermarkt erhältlich, dadurch spart man sich die lange Kochzeit.

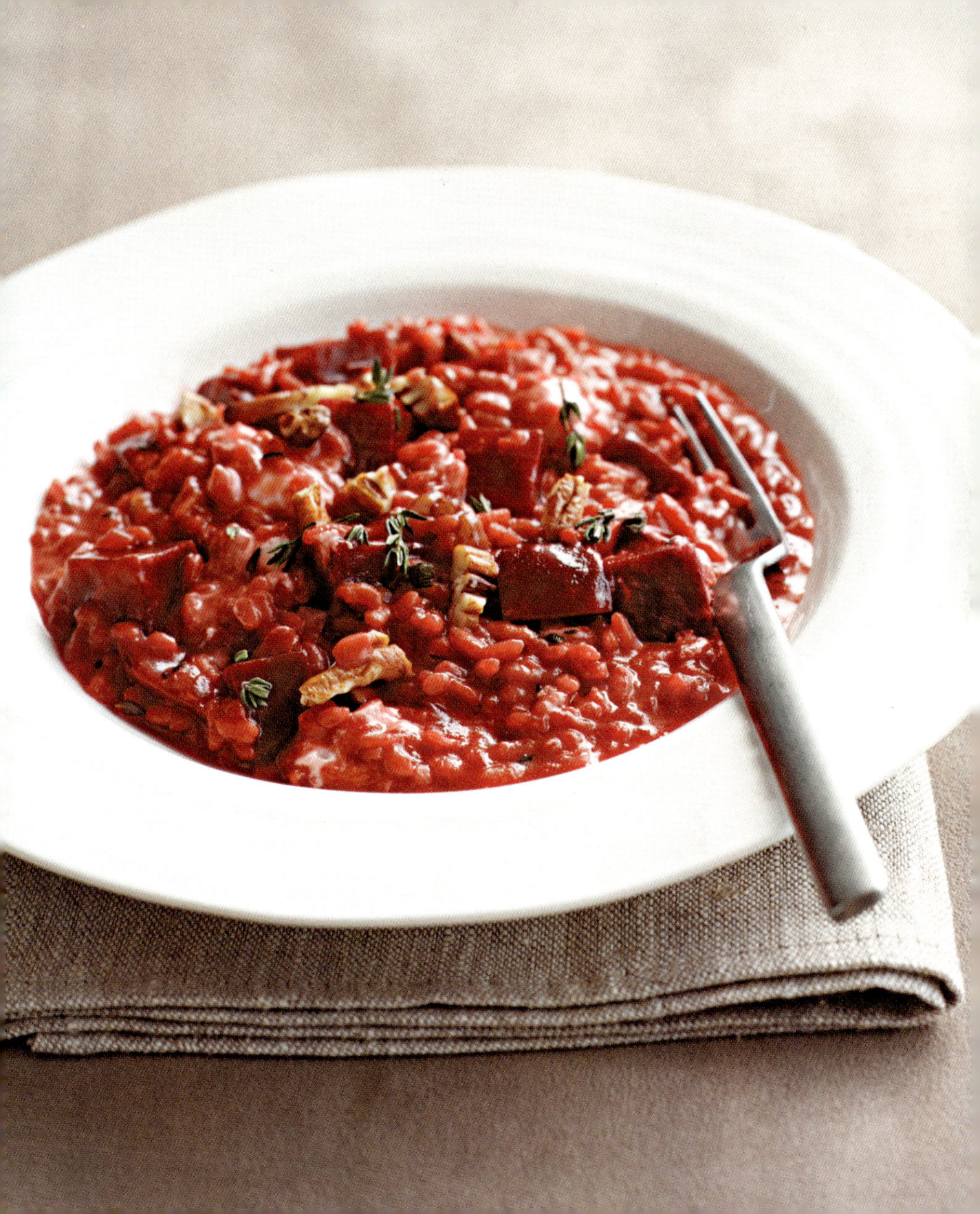

Lasagne mit Spinat & Pilzen

Für **6–8** Portionen
Vorbereitungszeit: **35 Minuten** plus Zeit zum Ziehen
Zubereitungszeit: **45–50 Minuten**

4 EL **Olivenöl**
2 zerdrückte **Knoblauchzehen**
2 TL gehackter **Thymian**
500 g geputzte und klein geschnittene **Champignons**
500 g **TK-Blattspinat** (aufgetaut)
Öl zum Einfetten der Form
200 g frische **Lasagne-Platten**
Salz und **Pfeffer**

Für die Käse-Sauce
1,2 l **Milch**
2 frische **Lorbeerblätter**
50 g **Butter**
50 g **Weizenmehl**
250 g gehobelter **Cheddar**

Für die Sauce Milch mit den Lorbeerblättern in einem Topf aufkochen, vom Herd nehmen und 20 Minuten ziehen lassen. Blätter entfernen.

Butter in einem separaten Topf zerlassen, Mehl darin 1 Minute bei mittlerer Hitze unter ständigem Rühren anschwitzen. Nach und nach Milch angießen und das Ganze unter ständigem Rühren zum Kochen bringen. Hitze reduzieren und noch 2 Minuten köcheln lassen. Topf vom Herd nehmen, etwa ¾ der Käsemenge dazugeben und so lange rühren, bis sie geschmolzen ist.

Öl in einer Pfanne erhitzen, Knoblauch, Thymian, Champignons, Salz und Pfeffer bei mittlerer Hitze unter Rühren 5 Minuten andünsten. Aufgetauten Spinat ausdrücken, damit die Flüssigkeit herausläuft, grob hacken und unter die Pilze rühren. Pfanne vom Herd nehmen.

Eine Lasagne-Form mit Öl einpinseln oder -sprühen. ¼ der Käse-Sauce in die Form füllen, ⅓ Pilz-Spinat-Mischung hineingeben und Lasagne-Platten darauf legen. Schichtung noch zweimal wiederholen. Mit einer Lage Sauce abschließen, darüber den restlichen gehobelten Käse verteilen. Lasagne im vorgeheizten Ofen bei 190 °C (Gas Stufe 5) 35–40 Minuten backen, bis der Käse gebräunt ist.

Variante – Lasagne mit Bohnen & Tomaten: Statt des Spinats Tomatensauce (siehe Seite 186, erster Schritt) verwenden. 425 g Bohnen aus der Dose abtropfen lassen und mit der Tomatensauce zu der Pilzmischung geben. Lasagne wie oben zubereiten.

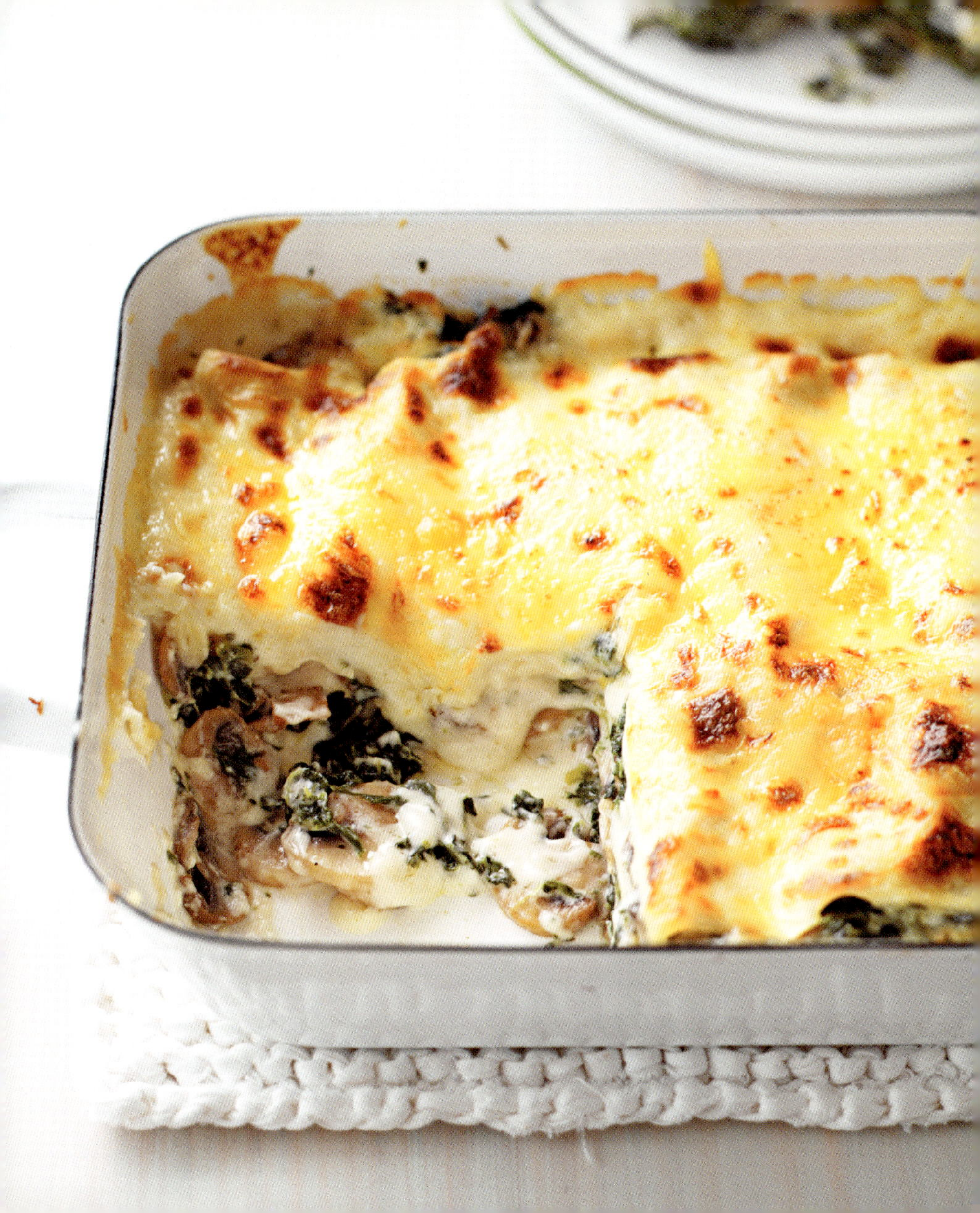

Omelett mit Basilikum-Tomaten

Für **4** Portionen
Vorbereitungszeit: **10 Minuten**
Zubereitungszeit: **16–20 Minuten**

4 EL kalt gepresstes **Olivenöl**
500 g halbierte **Cherry-Tomaten**
einige gehackte **Basilikumblätter**
12 **Eier**
2 EL grobkörniger **Senf**
50 g **Butter**
100 g klein geschnittener, milder **Ziegenkäse**
Salz und **Pfeffer**
Brunnenkresse zum Garnieren

Öl in einer großen Pfanne erhitzen, Tomaten darin portionsweise unter vorsichtigem Rühren 2–3 Minuten anbraten. Basilikumblätter hinzufügen und mit Salz und Pfeffer würzen. Tomaten in eine Schüssel geben und warm stellen.

Eier mit Senf, Salz und Pfeffer in einer separaten Schüssel verquirlen. 1/4 der Butter in einer Omelett-Pfanne zerlassen. 1/4 der Eiermasse hineingießen und unter vorsichtigem Rühren mit einer Gabel bei mittlerer Hitze gleichmäßig stocken lassen.

Sobald die Unterseite des Omeletts fest ist und die obere Mitte noch leicht flüssig, 1/4 des Ziegenkäses auf der einen Omeletthälfte verteilen und 30 Sekunden braten. Omelett vorsichtig auf einen vorgewärmten Teller gleiten lassen, dabei die freie Hälfte über die Füllung schlagen, im Ofen warm stellen. Die übrigen Omeletts genauso zubereiten.

Omeletts mit Brunnenkresse und Tomaten anrichten, mit grünem Salat servieren.

Variante – Mit Tomaten gefülltes Omelett: Den ersten Schritt des Rezepts überspringen. Omelett wie oben zubereiten und ¼ der halbierten Cherry-Tomaten sowie des Ziegenkäses auf einer Omeletthälfte verteilen. Omelett mit Rauke-Salat servieren.

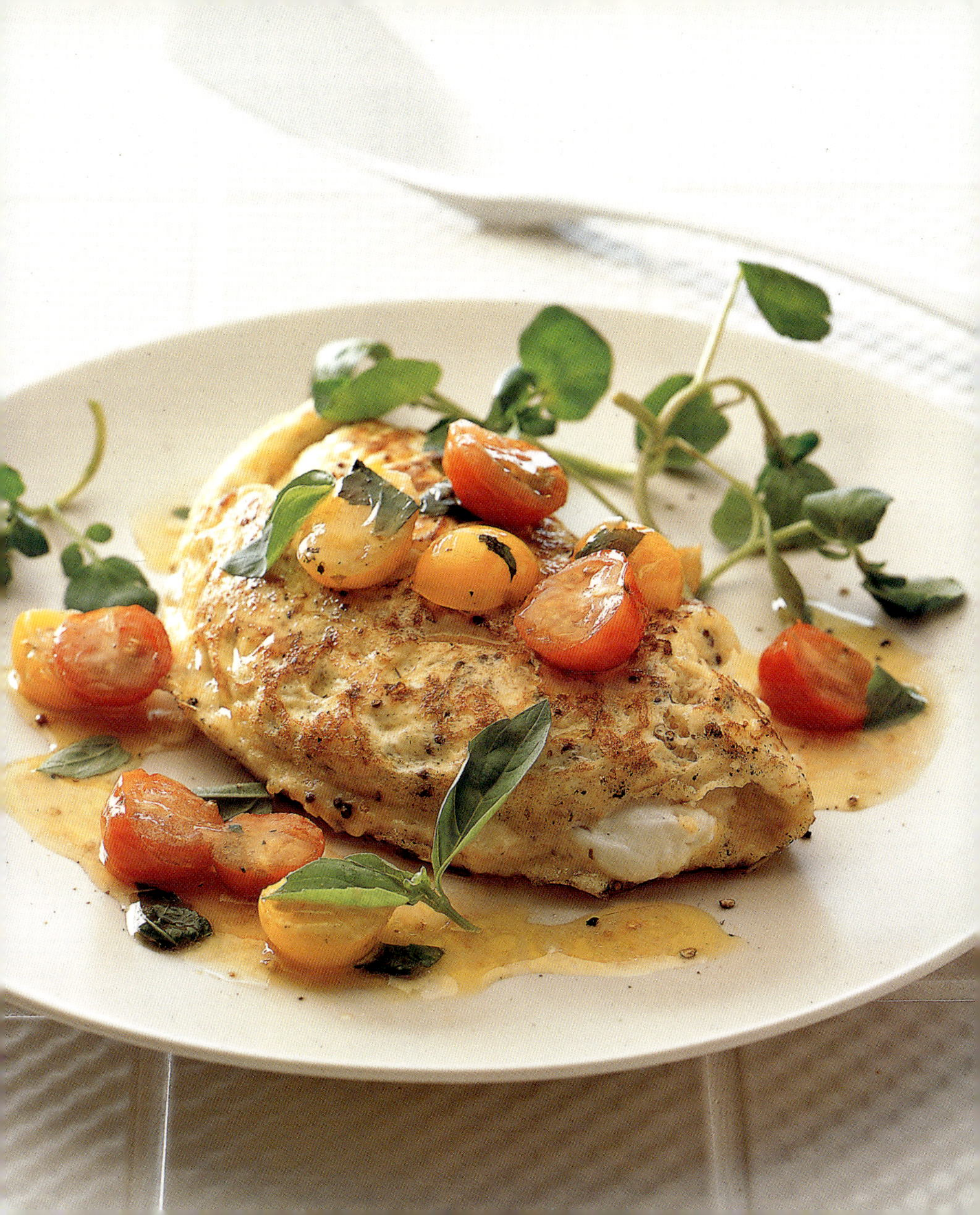

Gemüsekebabs auf Reispilaw

Für **4** Portionen
Vorbereitungszeit: **20 Minuten** plus Zeit zum Marinieren und Ziehen
Zubereitungszeit: **25 Minuten**

1 EL gehackter **Rosmarin**
5 EL kalt gepresstes **Olivenöl**
2 **Zucchini**
1 große **rote Paprika**, entkernt
16 geputzte **Champignons**
8 **Cherry-Tomaten**
griechischer Joghurt
Holzspieße

Für den Pilaw
250 g **Basmati-Reis**
1 fein gehackte **Zwiebel**
2 zerdrückte **Knoblauchzehen**
6 zerstoßene **Kardamomsamen**
100 g getrocknete **Cranberrys**
50 g geröstete und gehackte **Pistazien**
2 EL gehackter frischer **Koriander**
Salz und **Pfeffer**

Rosmarin mit zwei Esslöffeln Öl, Salz und Pfeffer in einer großen Schüssel verrühren. Zucchini und Paprika in große Stücke schneiden, mit den Champignons und Tomaten in die Marinade geben und gut vermengen. Gemüse zugedeckt 20 Minuten marinieren. Holzspieße in kaltes Wasser legen.

Reis unter kaltem Wasser waschen, abtropfen lassen und in einen Topf geben. So viel leicht gesalzenes Wasser hinzugeben, dass der Reis mindestens 5 cm hoch bedeckt ist. Reis 10 Minuten kochen und gut abtropfen lassen.

Übriges Öl in einem separaten Topf erhitzen, Zwiebel Knoblauch und Kardamomsamen darin bei mittlerer Hitze unter ständigem Rühren 5 Minuten leicht anrösten. Reis, Cranberrys, Pistazien, Koriander, Salz und Pfeffer hinzufügen. Zutaten gut verrühren, Pilaw vom Herd nehmen, zudecken und 10 Minuten ruhen lassen.

Marinierte Gemüsestücke abwechselnd auf 8 Holzspieße stecken. Eine Grillpfanne erhitzen, Gemüsespieße darin unter häufigem Wenden 10 Minuten braten. Mit Reis und griechischem Joghurt servieren.

Variante – Pilaw mit verschiedenen Gewürzen: Reis wie oben zubereiten, jedoch ¼ Teelöffel Safran ins Kochwasser geben. 50 g Butter, 1 gehackte Zwiebel, 2 zerdrückte Knoblauchzehen, 1 Zimtstange sowie 6 Gewürznelken in einen Topf geben, 5 Minuten andünsten. Reis zufügen und gut umrühren, vom Herd nehmen, zudecken und 10 Minuten ruhen lassen.

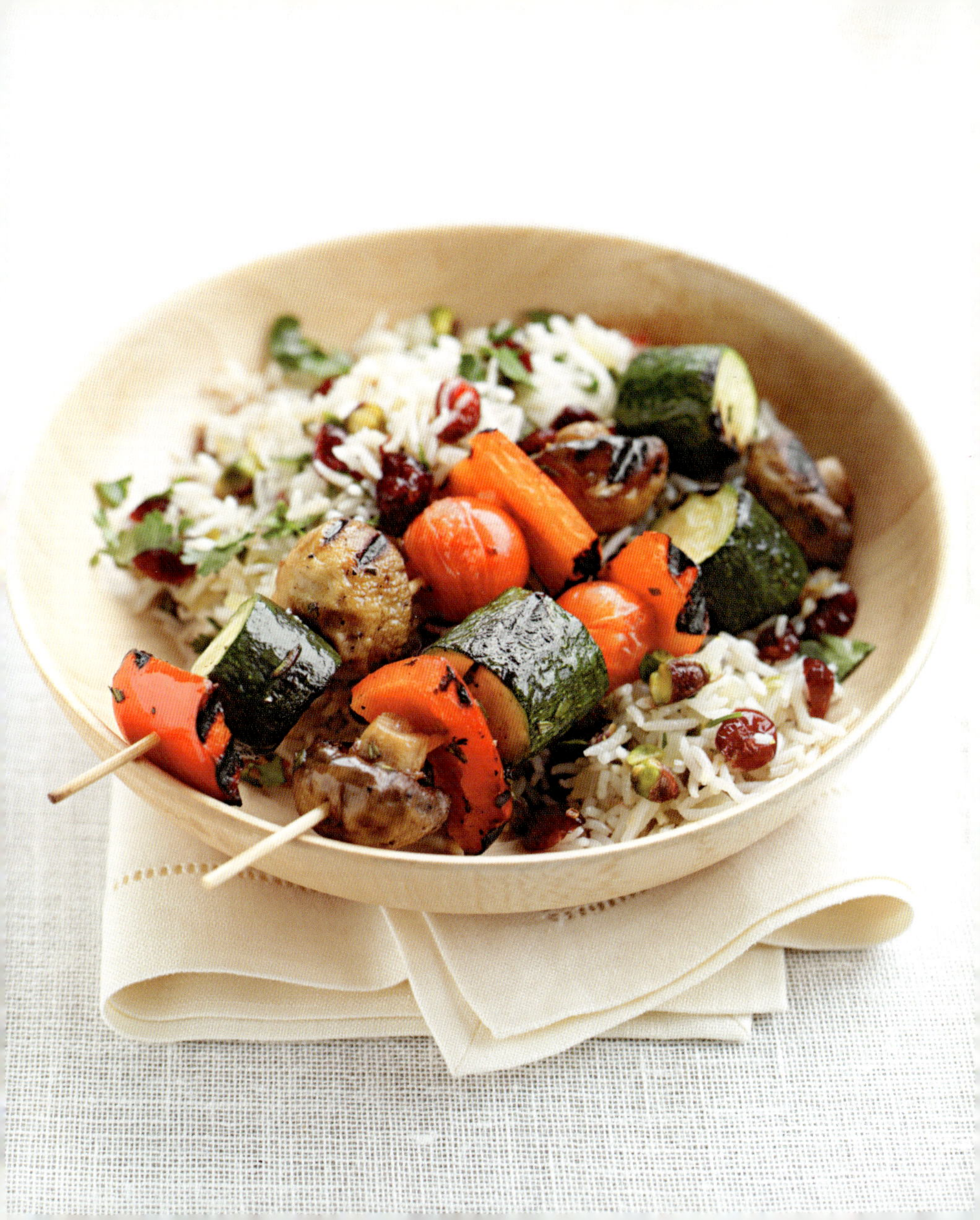

Asiatischer Risotto

Für **4** Portionen
Vorbereitungszeit: **15 Minuten**
Zubereitungszeit: **25 Minuten**

1,2 l **Gemüsebrühe**
1 EL **dunkle Sojasauce**
2 EL **Mirin** (Reiswein)
3 EL **Sonnenblumenöl**
1 EL **Sesamöl**
1 Bund grob geschnittene **Frühlingszwiebeln**
2 zerdrückte **Knoblauchzehen**
1 Stück frische **Ingwerwurzel** (2,5 cm), geschält und gerieben
375 g **Arborio-Reis**
6 **Kaffir-Limettenblätter**
250 g **Shiitake-Pilze**
15 g gehackter frischer **Koriander** plus **-zweige** zum Garnieren

Gemüsebrühe, dunkle Sojasauce und Mirin zum Kochen bringen.

Sesamöl und 2 Esslöffel Sonnenblumenöl in einem separaten Topf erhitzen. Frühlingszwiebeln, Knoblauch und Ingwer darin 1 Minute bei starker Hitze und unter ständigem Rühren anschwitzen. Reis und Limettenblätter hinzufügen, Hitze reduzieren und 1 Minute unter Rühren garen, bis die Körner glasig sind.

Etwa 150 ml Gemüsebrühe in den Reis einrühren. Bei mittlerer Hitze und unter ständigem Rühren köcheln lassen, bis die Körner die Brühe vollständig aufgenommen haben. Nach und nach die restliche Gemüsebrühe bis auf eine Schöpfkelle unterrühren.

Während der Risotto köchelt, die Pilze bis auf wenige in dünne Scheiben schneiden, einige ganze zum Garnieren beiseite legen. Restliches Öl in einer Pfanne erhitzen und die Pilze darin bei mittlerer Hitze unter ständigem Rühren 5 Minuten anbraten.

Koriander, Pilze und restliche Gemüsebrühe zum Risotto geben. Aufkochen und verrühren, bis der Reis die Brühe aufgenommen hat und noch bissfest ist. Risotto mit den ganzen Pilzen und Korianderzweigen garnieren.

Variante – Italienischer Risotto: Sojasauce, Mirin, Sesamöl und Ingwer weglassen, Shiitake-Pilze durch große, flache Champignons ersetzen. In den fertigen Risotto 100 g Mascarpone und 4 Esslöffel gehobelten Parmesan einrühren, Topf vom Herd nehmen und Gericht etwa 5 Minuten ziehen lassen.

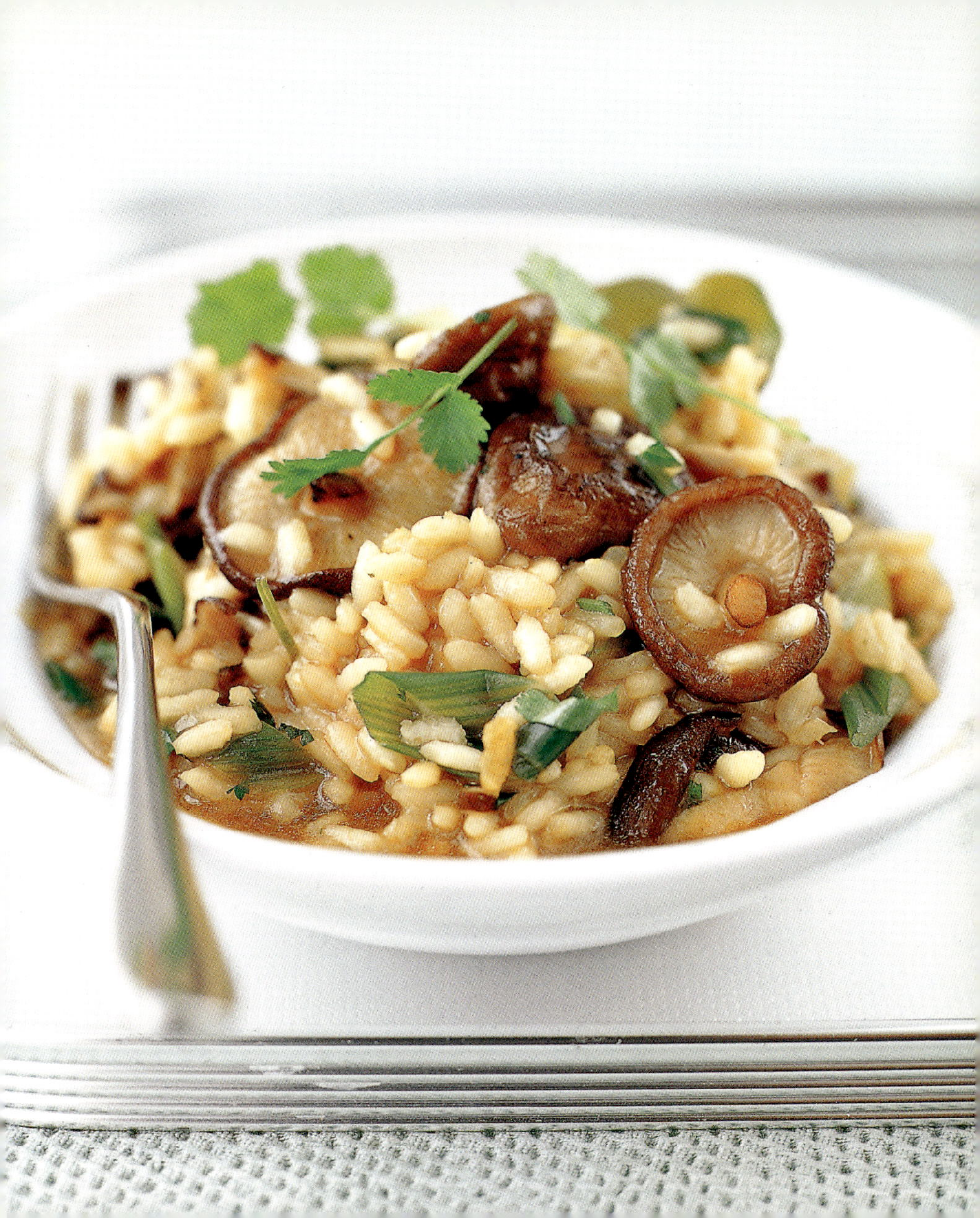

Frittierter Tofu mit Basilikum

Für **4** Portionen
Vorbereitungszeit: **20 Minuten**
Zubereitungszeit: **6 Minuten**

2 EL **Sonnenblumenöl**
350 g gewürfelter **fester Tofu**
1 Stück frische **Ingwerwurzel** (5 cm), gerieben
2 zerdrückte **Knoblauchzehen**
250 g in Röschen zerteilter **Brokkoli**
250 g **Zuckererbsen**
150 ml **Gemüsebrühe**
2 EL **süße Chilisauce**
1 EL **helle Sojasauce**
1 EL **dunkle Sojasauce**
1 EL **Zitronensaft**
2 TL **brauner Zucker**
einige **Thai-Basilikumblätter**

Einen Esslöffel Öl in einem Wok oder einer tiefen Pfanne stark erhitzen. Tofu 2–3 Minuten unter ständigem Rühren goldbraun braten, mit einer Schöpfkelle herausheben.

Restliches Öl zugeben, Ingwer und Knoblauch etwa 10 Sekunden braten, Brokkoli und Zuckererbsen hinzugeben und unter ständigem Rühren 1 Minute rösten.

Tofu wieder in den Wok geben und Gemüsebrühe, Chilisauce, die Sojasaucen, Zitronensaft und Zucker hinzufügen. Etwa 1 Minute kochen, bis das Gemüse gar, aber noch bissfest ist. Basilikumblätter unterrühren und Reis oder Nudeln dazu servieren.

Variante – Tofu & Gemüse in Austernsauce: Tofu und Gemüse wie oben zubereiten. Tofu wieder in den Wok geben, 50 ml Wasser zufügen und 1 Minute kochen, 75 ml Austernsauce hinzufügen und 1 weitere Minute köcheln lassen. Statt Thai-Basilikumblättern gehackten frischen Koriander verwenden.

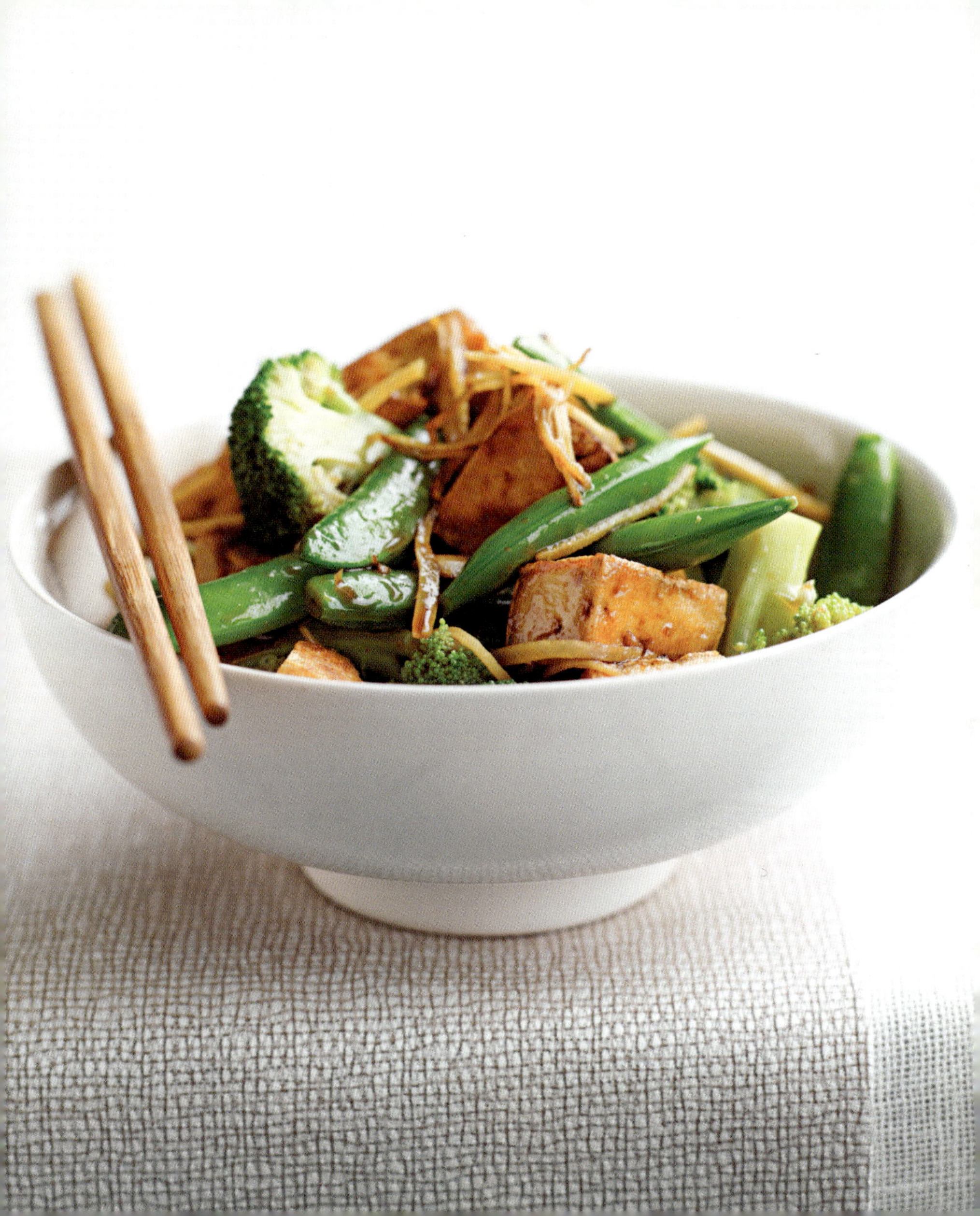

Cannelloni mit Spinat & Ricotta

Für **4** Portionen
Vorbereitungszeit: **25 Minuten**
Zubereitungszeit: **35 Minuten**

500 g **TK-Blattspinat**, aufgetaut
300 g **Ricotta**
1 zerdrückte **Knoblauchzehe**
2 EL **Milch**
1 Prise frisch gemahlene **Muskatnuss**
16 **Cannelloni**
Öl zum Einfetten der Form
25 g frisch gehobelter **Parmesan**
Salz und **Pfeffer**

Für die Tomaten-Salsa
500 g klein geschnittene reife **Tomaten**
1 zerdrückte **Knoblauchzehe**
75 g entsteinte und klein gehackte **schwarze Oliven**
2 EL eingelegte **Kapern**, abgetropft
1 EL gehackte **Petersilie**
2 EL kalt gepresstes **Olivenöl**

Aufgetauten Spinat ausdrücken und in eine Schüssel geben. Ricotta, Knoblauch, Milch, Muskatnuss, Salz und Pfeffer hinzufügen und alles gut vermengen.

Cannelloni in einem großen Topf etwa 5 Minuten bissfest kochen. Abgießen, mit kaltem Wasser abschrecken, dann auf Küchenpapier trocknen.

Vier kleine Auflaufformen mit Öl auspinseln oder einsprühen. Cannelloni an einer Seite längs aufschneiden, flach aufklappen und je zwei Esslöffel Spinat-Ricotta-Mischung einfüllen, dann wieder zu Röhren schließen. Cannelloni auf die Formen verteilen.

Alle Zutaten für die Salsa in einer Schüssel vermengen und über die Cannelloni verteilen. Parmesan darüber streuen. Auflaufformen mit Folie bedecken und im vorgeheizten Ofen bei 200 °C (Gas Stufe 6) 20 Minuten backen. Folien entfernen und die Cannelloni 10 Minuten überbacken, bis der Käse braun wird. Gericht sofort servieren.

Variante – Cannelloni mit Kürbis & Ricotta:
500 g Kürbis schälen, entkernen und klein schneiden, 10–12 Minuten gar dämpfen. Kürbis vollständig abkühlen lassen, mit Ricotta und der restlichen Füllung vermengen. Cannelloni sonst wie oben zubereiten.

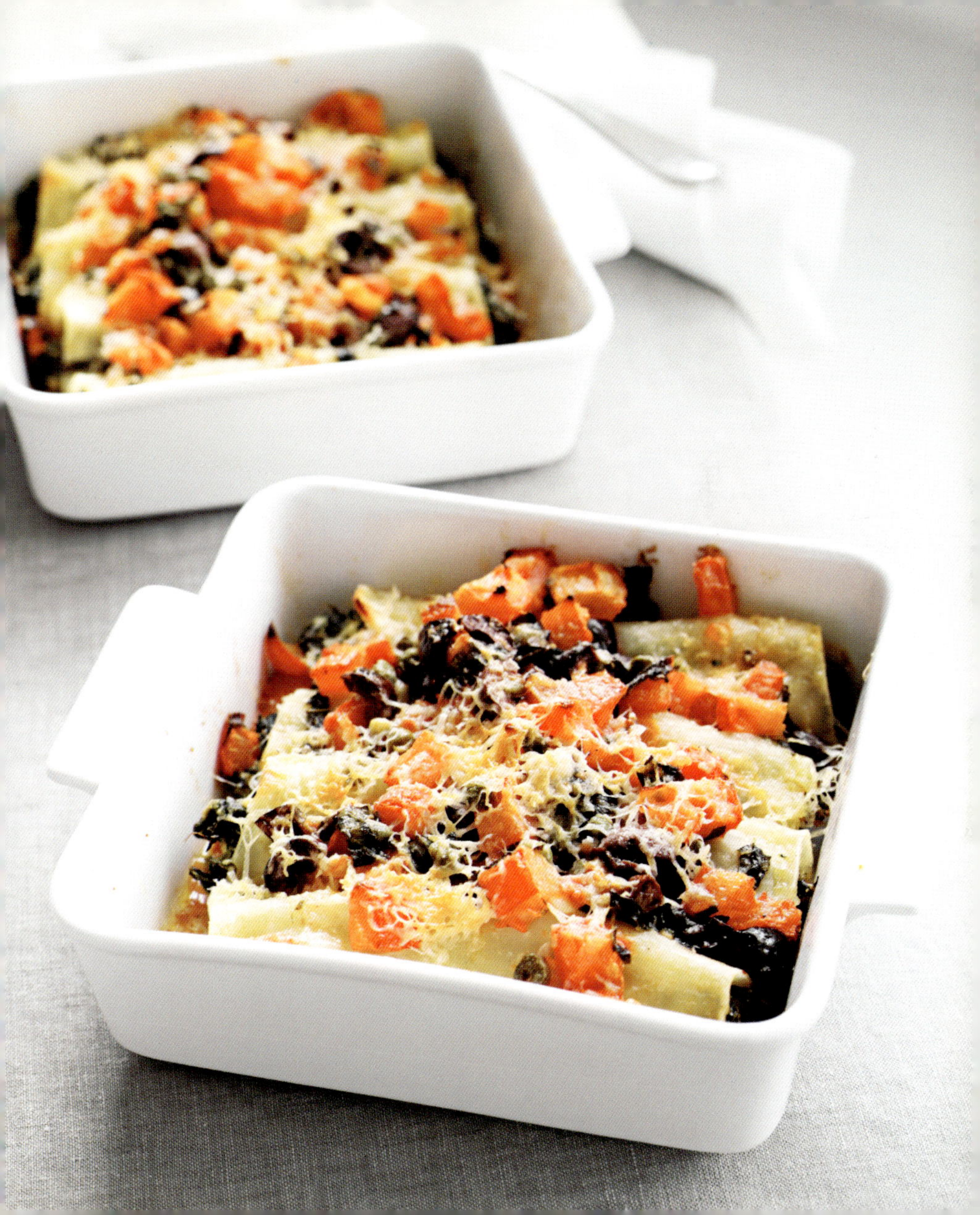

Frittata mit Spargel & Tomate

Für **4** Portionen
Vorbereitungszeit: **10 Minuten** plus Zeit zum Abkühlen
Zubereitungszeit: **etwa 40 Minuten**

3 EL **Olivenöl** plus Öl zum Einfetten der Form
2 in dünne Scheiben geschnittene Stangen **Lauch**
1 zerdrückte **Knoblauchzehe**
250 g geschälter **Spargel**
6 **Eier**
100 g zerkleinerter **Feta-Käse**
4 EL frisch gehobelter **Parmesan**
175 g **Cherry-Tomaten**
Salz und **Pfeffer**

Öl in einer Pfanne erhitzen, Lauch und Knoblauch darin bei mittlerer Hitze unter ständigem Rühren 10 Minuten schmoren.

Spargel in kochendem Salzwasser 2 Minuten garen, abtropfen lassen, kalt abschrecken und trocken tupfen. Spargel in 5 cm lange Stücke schneiden.

Eine etwa 20x20 cm große Auflaufform mit Olivenöl einfetten und den Boden mit Backpapier auslegen. Eier in einer Schüssel verquirlen, Lauch-Mischung, Spargel, Feta, die Hälfte des Parmesans, Salz und Pfeffer unterrühren. Masse in die Form füllen, Tomaten darauf legen. Restlichen Parmesan darüber streuen und im vorgeheizten Ofen bei 190 °C (Gas Stufe 5) 25–30 Minuten backen, bis die Frittata in der Mitte fest geworden ist.

Frittata in der Form 10 Minuten abkühlen lassen, noch warm auf einer Platte servieren, dazu frischen grünen Salat reichen.

Variante – Frittata mit gemischten Pilzen: Lauch und Knoblauch wie oben mit zwei Teelöffeln gehacktem Thymian schmoren. Den Spargel weglassen, dafür 350 g klein geschnittene Champignons zur Lauchmischung geben und weitere 5 Minuten braten. 50 g geriebenen Parmesan, 2 Esslöffel gehackte Petersilie, Salz und Pfeffer zu den 6 geschlagenen Eier geben. Frittata wie oben backen.

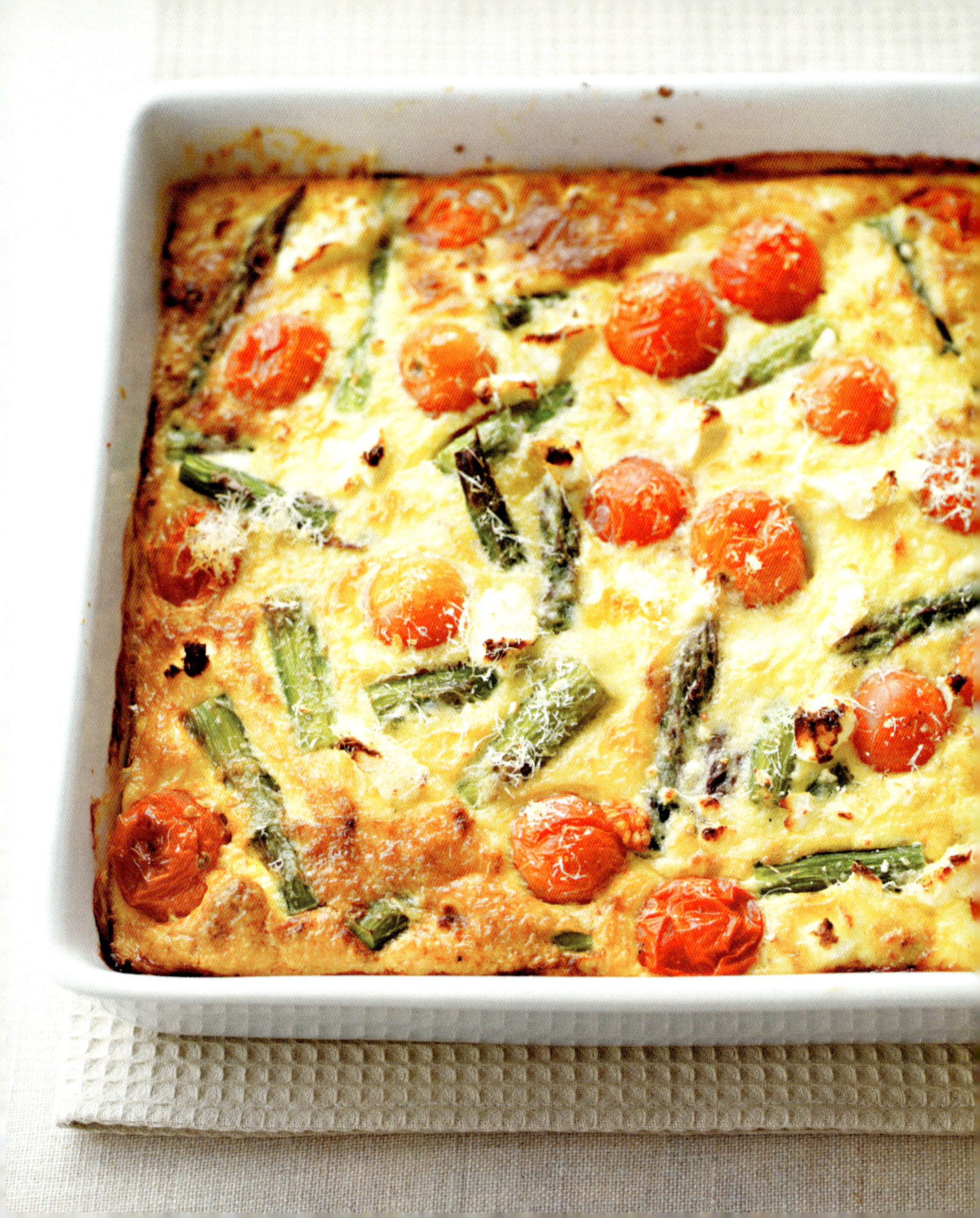

Kartoffel-Curry mit Kichererbsen

Für **4** Portionen
Vorbereitungszeit: **20 Minuten**
Zubereitungszeit: **1 Stunde**

4 EL **Pflanzenöl**
1 klein geschnittene **Zwiebel**
2 zerdrückte **Knoblauchzehen**
2 TL geriebene frische **Ingwerwurzel**
2 TL gemahlener **Koriander**
1 TL gemahlener **Kreuzkümmel**
½ TL gemahlener **Kurkuma**
½ TL gemahlener **Zimt**
¼–½ TL **Chilipulver**
4 klein geschnittene reife **Tomaten**
300 ml **Wasser**
500 g in Würfel geschnittene **Kartoffeln**
1 Dose **Kichererbsen** (400 g)
250 g große flache **Champignons**, geputzt
75 g ungesalzene **Cashew-Nüsse**
2 EL gehackter frischer **Koriander**
150 ml **Joghurt**
Salz und **Pfeffer**

Die Hälfte des Öls in einem großen Topf erhitzen, Zwiebel, Knoblauch, Ingwer, Gewürze, Salz und Pfeffer bei schwacher Hitze unter ständigem Rühren 10 Minuten schmoren, bis die Zwiebeln weich sind.

Tomaten und Wasser zugeben und aufkochen. Hitze reduzieren, Topf zudecken und 15 Minuten köcheln lassen. Kartoffeln und Kichererbsen zufügen, im geschlossenen Topf weitere 20 Minuten kochen.

Restliches Öl in einer Pfanne erhitzen und darin die Pilze bei mittlerer Hitze unter ständigem Rühren etwa 3–4 Minuten braten.

Pilze, Cashew-Nüsse und frischen Koriander in das Curry rühren und weitere 10 Minuten kochen. Topf vom Herd nehmen und Joghurt unterrühren. Curry mit Reis servieren.

Variante – Curry mit Aubergine und Tomate:
Zwiebel, Knoblauch, Ingwer und Gewürze wie oben anbraten, 400 g zerkleinerte Tomaten aus der Dose unterrühren, Gemüse weiter garen. 3 Esslöffel Pflanzenöl in einer großen Pfanne erhitzen und darin eine klein geschnittene Aubergine bei mittlerer Hitze unter ständigem Rühren 5–6 Minuten goldbraun braten. Aubergine in das Curry rühren, Kichererbsen weglassen und sonst wie oben zubereiten.

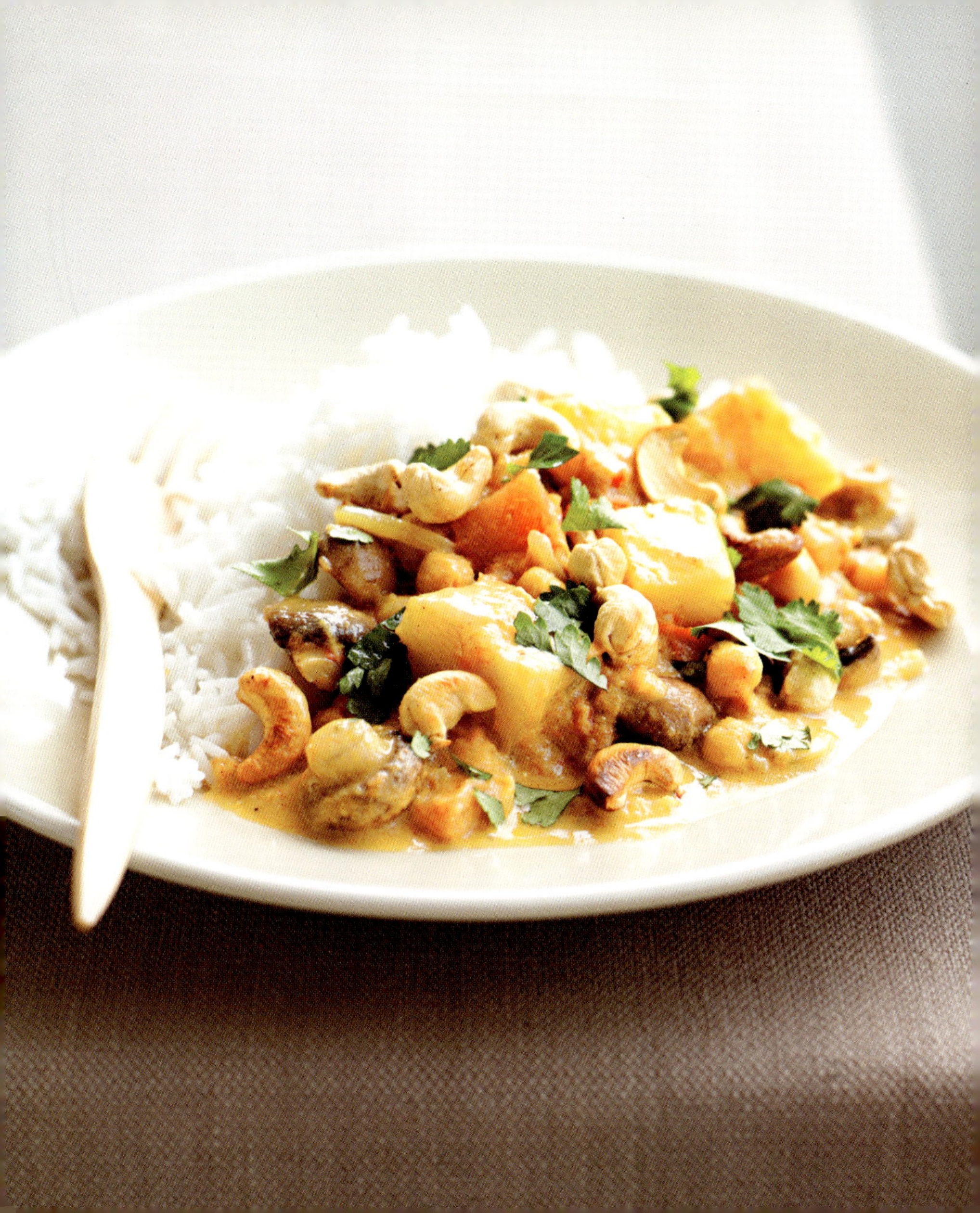

Zwiebel-Kürbis-Pie mit Salbei

Für **8** Portionen
Vorbereitungszeit: **25 Minuten** plus Abkühlzeit
Zubereitungszeit: **45–55 Minuten**

50 g **Butter**
750 g in dünne Ringe geschnittene **Zwiebeln**
2 zerdrückte **Knoblauchzehen**
1 EL gehackter **Salbei**
1 kg geschälter und entkernter **Kürbis**
1 EL **Olivenöl**
2 x 350 g **TK-Blätterteig** (aufgetaut)
Weizenmehl für das Ausrollen des Blätterteigs
250 g zerkleinerter **Fontina-Käse**
1 verquirltes **Ei**
Salz und **Pfeffer**

Butter in einer Pfanne zerlassen. Zwiebeln, Knoblauch, Salbei, Salz und Pfeffer bei mittlerer Hitze unter ständigem Rühren 20–25 Minuten goldbraun braten.

Kürbis in 5 mm dicke Stücke schneiden und mit Öl bepinseln. Kürbisscheiben in einer Grillpfanne portionsweise 2–3 Minuten von beiden Seiten rösten.

Eine Portion Blätterteig auf einer bemehltem Fläche zu einem Rechteck ausrollen, das etwas kleiner als ein Bogen Backpapier ist. Teig darauf legen, die Hälfte der Zwiebel-Mischung darauf verteilen und ringsum einen 2,5 cm breiten Rand frei lassen. Die Hälfte der Kürbisstücke darauf verteilen, Käse darüber geben. Schichtung wiederholen, mit Salz und Pfeffer würzen.

Die zweite Portion Blätterteig etwas größer ausrollen als die erste. Teigplatte an den Rändern mit verquirltem Ei bepinseln, dann die Platte auf die erste Teigplatte mit dem Gemüse legen, ringsum andrücken und mit einer Gabel ein Muster einprägen. Die Oberseite mit verquirltem Ei bepinseln.

Pie im vorgeheizten Ofen bei 220 °C (Gas Stufe 7) 25–30 Minuten goldbraun backen. Kurz abkühlen lassen, in Stücke schneiden und warm servieren.

Variante – Kürbis-Pie aus Filo-Teig: 4 Lagen Filo-Teig in einer Größe von 20x30 cm auf ein Backblech schichten, dabei jede Lage mit flüssiger Butter einstreichen. Füllung wie oben zubereiten, mit vier (mit Butter eingestrichenen) Lagen Teig abschließen. Pie 30 Minuten goldbraun backen.

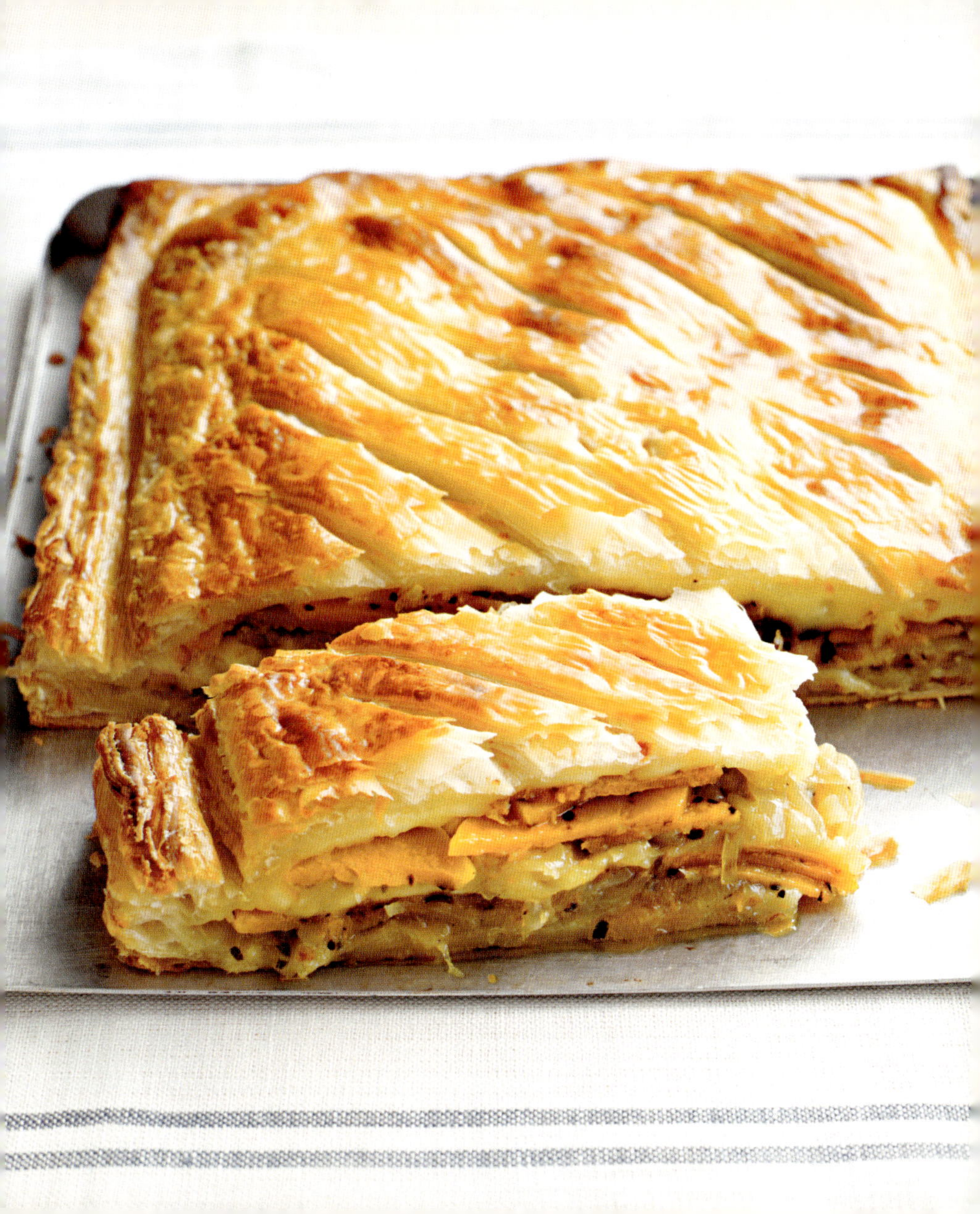

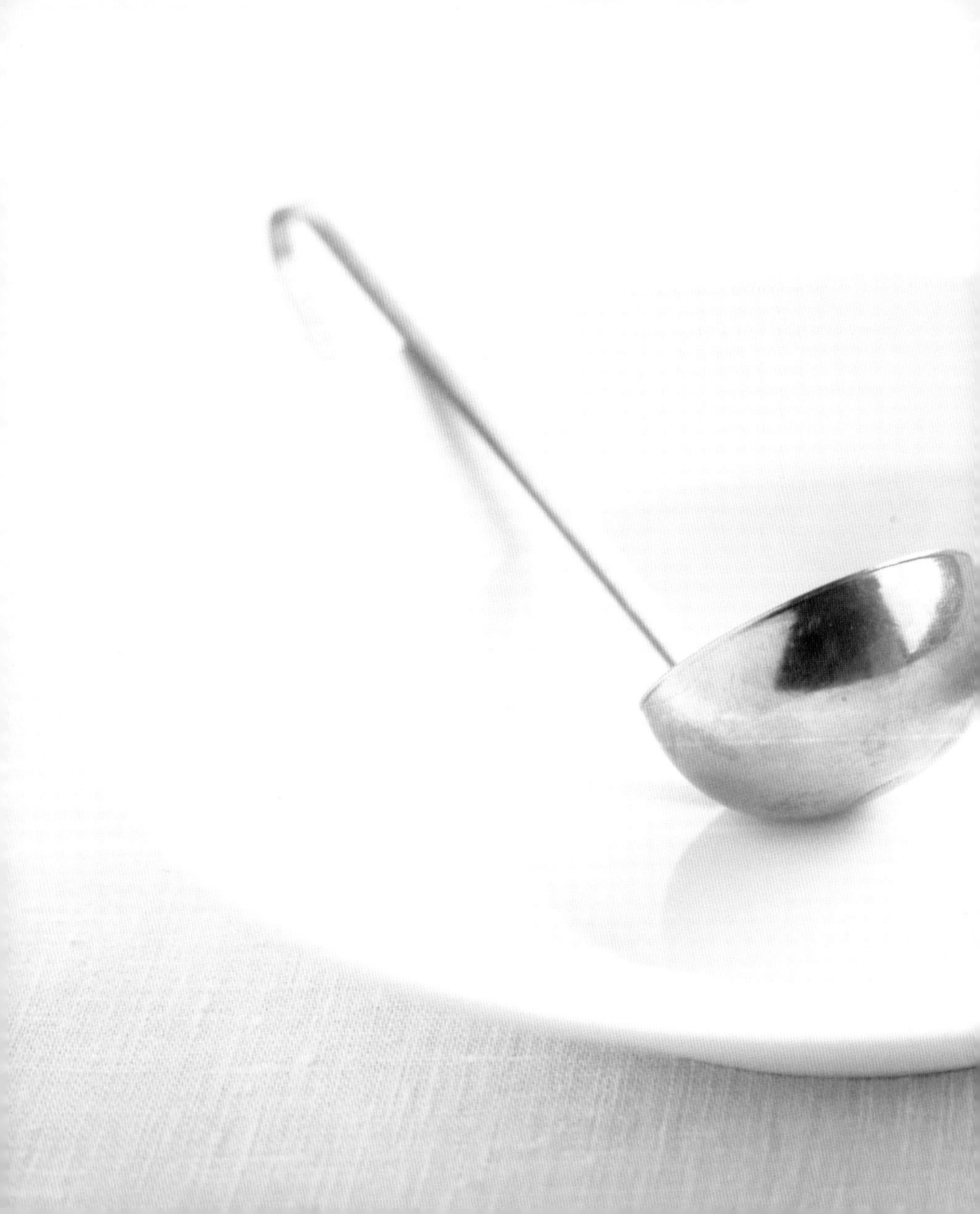

Suppen & Eintöpfe

Currysuppe mit Möhren & Linsen

Für **4** Portionen
Vorbereitungszeit: **15 Minuten**
Zubereitungszeit: **35 Minuten**

2 EL **Olivenöl**
1 klein gehackte **Zwiebel**
1 zerdrückte **Knoblauchzehe**
500 g klein geschnittene **Möhren**
1 klein geschnittene **Kartoffel**
1 EL mittelscharfe **Curry-Paste**
150 g gewaschene **rote Linsen**
1 l **Gemüsebrühe**
1 EL gehackter frischer **Koriander**
Salz und **Pfeffer**

Für das Zitronenöl
4 EL kalt gepresstes **Olivenöl**
geriebene Schale und Saft von 1 **Zitrone**

Öl in einem Topf erhitzen, Zwiebel und Knoblauch bei mittlerer Hitze unter ständigem Rühren 5 Minuten anschwitzen. Möhren, Kartoffel und Curry-Paste dazugeben und gut verrühren. Linsen und Gemüsebrühe zufügen, aufkochen, Hitze reduzieren, Topf schließen und Suppe 25 Minuten köcheln lassen.

Suppe mit dem Mixstab pürieren, noch einmal leicht erhitzen, mit Salz, Pfeffer und Koriander würzen.

Zitrone und Öl gut verrühren.

Suppe auf Tassen verteilen und Zitronenöl darauf träufeln. Mit knusprigem Brot servieren.

Variante – Curry-Suppe mit Möhren & Tomate:
Statt der Kartoffel 400 g zerkleinerte Tomaten aus der Dose verwenden und ½ Teelöffel Zucker zugeben, ansonsten Suppe zubereiten wie oben.

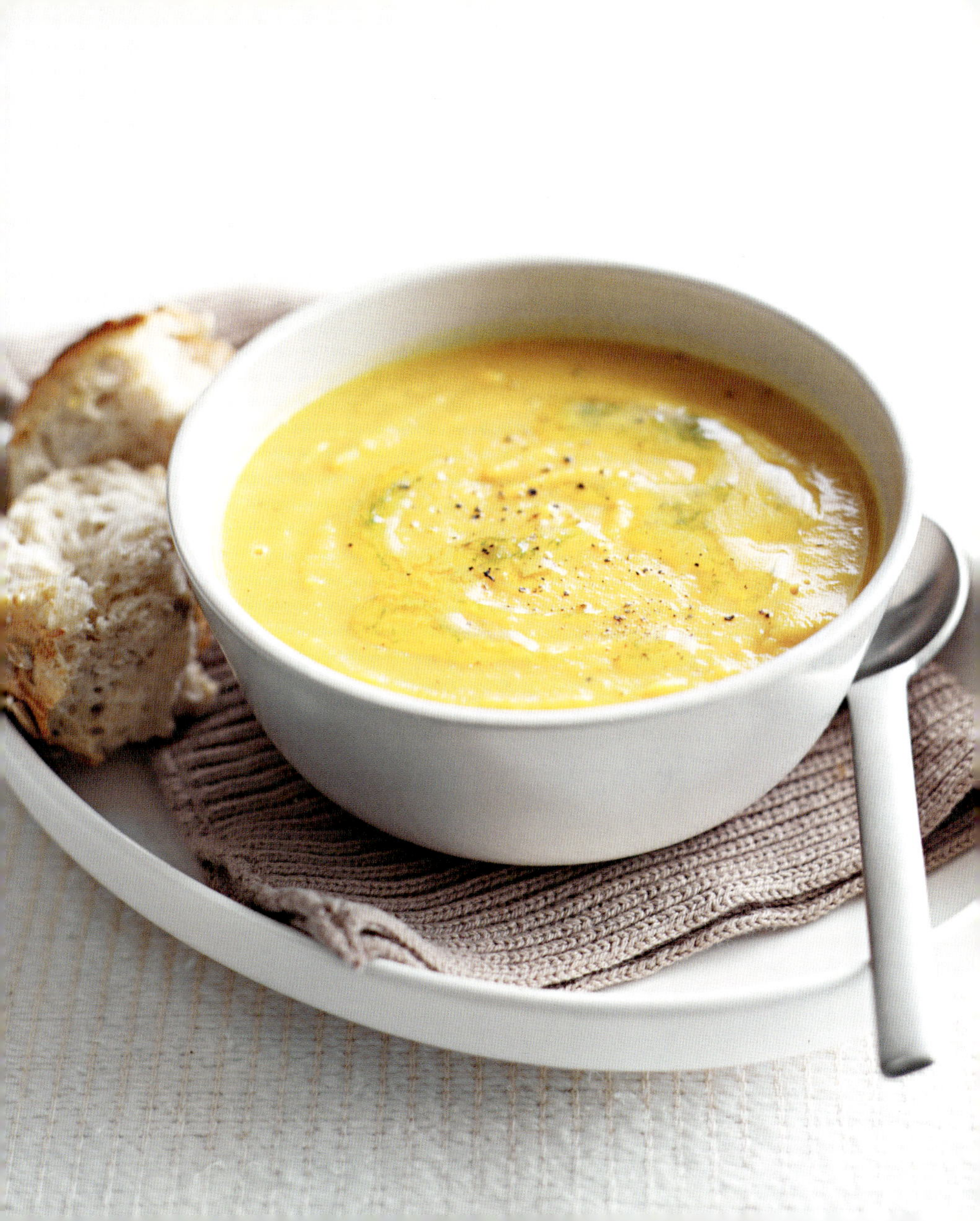

Pilzsuppe mit Trüffelbutter

Für **6** Portionen
Vorbereitungszeit: **15 Minuten** plus Zeit zum Kühlen und Einweichen
Zubereitungszeit: **40 Minuten**

1 EL getrocknete **Steinpilze**
4 EL heißes **Wasser**
75 g **Butter**
2 gehackte **Zwiebeln**
2 zerdrückte **Knoblauchzehen**
2 EL gehackter **Thymian**
1 kg geputzte und klein geschnittene **Champignons**
1 l **Gemüsebrühe**
250 ml **Milch**
Salz und **Pfeffer**
gehackter **Schnittlauch** zum Garnieren

Für die Trüffelbutter
150 g weiche **Butter**
2 TL **Trüffelpaste**

Butter und Trüffelpaste gut verrühren. Butter zu einer Rolle formen, in Küchenfolie einschlagen und 30 Minuten im Gefrierfach kühlen. Trüffelbutter in Scheiben schneiden.

Getrocknete Steinpilze mit heißem Wasser übergießen, 15 Minuten einweichen. Pilze gut abtropfen lassen, Wasser aufbewahren, Pilze klein schneiden.

Die halbe Buttermenge in einem Topf zerlassen. Zwiebeln, Knoblauch und Thymian zugeben, bei schwacher Hitze etwa 10 Minuten dünsten, gelegentlich umrühren. Die restliche Butter, Steinpilze und Champignons zugeben und bei mittlerer Hitze unter Rühren 5 Minuten schmoren. Gemüsebrühe und Pilzwasser zugießen und aufkochen, Hitze reduzieren und 20 Minuten köcheln lassen.

Pilzmischung mit dem Mixstab pürieren, Milch zufügen und noch einmal erhitzen, jedoch nicht kochen. Suppe mit Salz und Pfeffer würzen, in Tassen füllen, mit Trüffelbutterscheiben und Schnittlauch garnieren.

Variante – Pilzsuppe mit Walnüssen und Thymian: Statt Trüffelbutter Walnussöl über die Suppe träufeln und diese mit Thymian-Zweigen und fein gehackten Walnüssen garnieren.

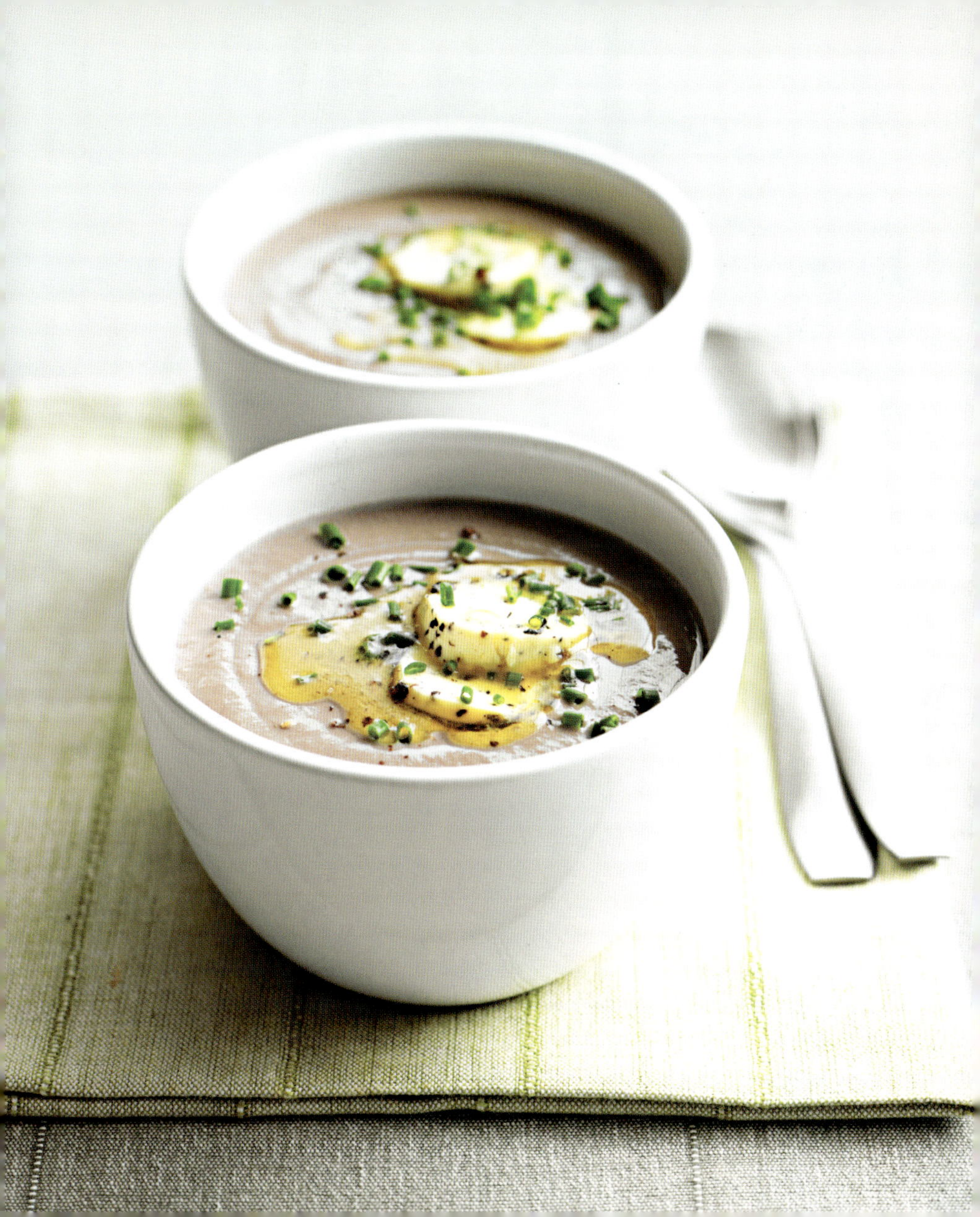

Chili-Bohnen-Suppe

Für **3–4** Portionen
Vorbereitungszeit: **10 Minuten**
Zubereitungszeit: **25 Minuten**

1 EL **Olivenöl**
1 gehackte **Zwiebel**
1 zerdrückte **Knoblauchzehe**
1 TL scharfes **Chili-Pulver**
1 TL gemahlener **Koriander**
½ TL gemahlener **Kreuzkümmel**
1 Dose **rote Kidney-Bohnen** (400 g), abgetropft
1 Dose zerkleinerte **Tomaten** (400 g)
600 ml **Gemüsebrühe**
12 **Tortilla-Chips**
50 g geriebener **Cheddar**
Salz und **Pfeffer**
etwas **Schmand** zum Garnieren

Öl in einem Topf erhitzen, Zwiebel, Knoblauch, Koriander und Kreuzkümmel darin bei mittlerer Hitze unter ständigem Rühren 5 Minuten dünsten, bis die Zwiebel glasig ist. Bohnen, Tomaten und Gemüsebrühe hinzufügen, mit Salz und Pfeffer würzen. Gemüse aufkochen, Hitze reduzieren, Topf zudecken und etwa 15 Minuten köcheln lassen.

Gemüse im Mixer pürieren und Suppe in hitzebeständige Schalen füllen.

Tortilla-Chips auf die Suppe legen und Cheddar darüber streuen. Suppe im vorgeheizten Ofen bei Oberhitze 1–2 Minuten überbacken, bis der Käse geschmolzen ist. Suppe mit Schmand garnieren und heiß servieren.

Variante – Chili-Bohnen-Suppe kalorienarm: Tortilla-Chips und Käse weglassen. Stattdessen 3 Pita-Brote im vorgeheizten Ofen bei Oberhitze von beiden Seiten rösten. Kurz abkühlen lassen, mit der Küchenschere in Dreiecke schneiden. Pita-Brote zur Suppe servieren und statt des Schmands fettarmen Joghurt verwenden.

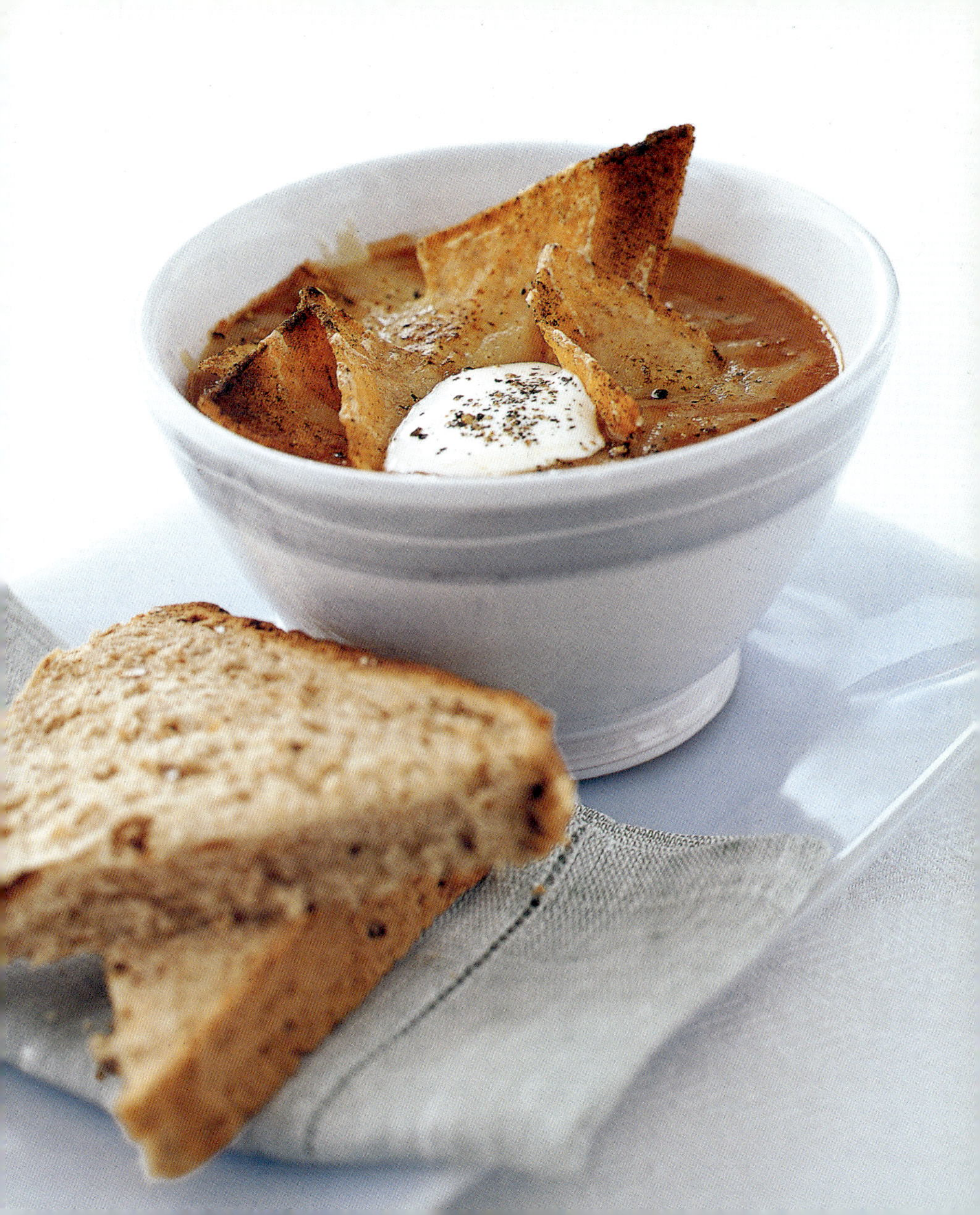

Kürbissuppe mit Oliven-Salsa

Für **6** Portionen
Vorbereitungszeit: **20 Minuten**
Zubereitungszeit: **40 Minuten**

4 EL **Olivenöl**
1 große gehackte **Zwiebel**
2 zerdrückte **Knoblauchzehen**
1 EL gehackter **Salbei**
1 kg **Kürbis,** geschält, entkernt und gewürfelt
1 Dose **Cannellinibohnen** (400 g), abgetropft
1 l **Gemüsebrühe**
Salz und **Pfeffer**

Für die Oliven-Salsa
100 g entsteinte **schwarze Oliven**
3 EL kalt gepresstes **Olivenöl**
geriebene Schale von 1 **Zitrone**
2 EL gehackte **Petersilie**

Öl in einem Topf erhitzen, Zwiebel, Knoblauch und Salbei darin bei schwacher Hitze unter ständigem Rühren 5 Minuten dünsten. Kürbis und Bohnen zugeben, die Gemüsebrühe angießen und mit einer Prise Salz und Pfeffer würzen.

Gemüse aufkochen, Hitze reduzieren, Topf zudecken und 30 Minuten köcheln lassen, bis der Kürbis weich ist. Suppe im Mixer pürieren, nochmals leicht erhitzen.

Für die Salsa Oliven klein hacken, mit Öl, Petersilie, Zitronenschale, Salz und Pfeffer vermengen.

Suppe in vorgewärmte Teller geben und mit Salsa servieren.

Variante – Moschus-Kürbis-Suppe: Statt Gartenkürbis dieselbe Menge Moschus-Kürbis verwenden. Kürbis schälen, würfeln, in 1 Esslöffel Olivenöl schwenken und im vorgeheizten Ofen bei 200 °C (Gas Stufe 6) 30 Minuten goldbraun garen. Suppe nur 15 Minuten kochen, ansonsten wie im Rezept oben verfahren.

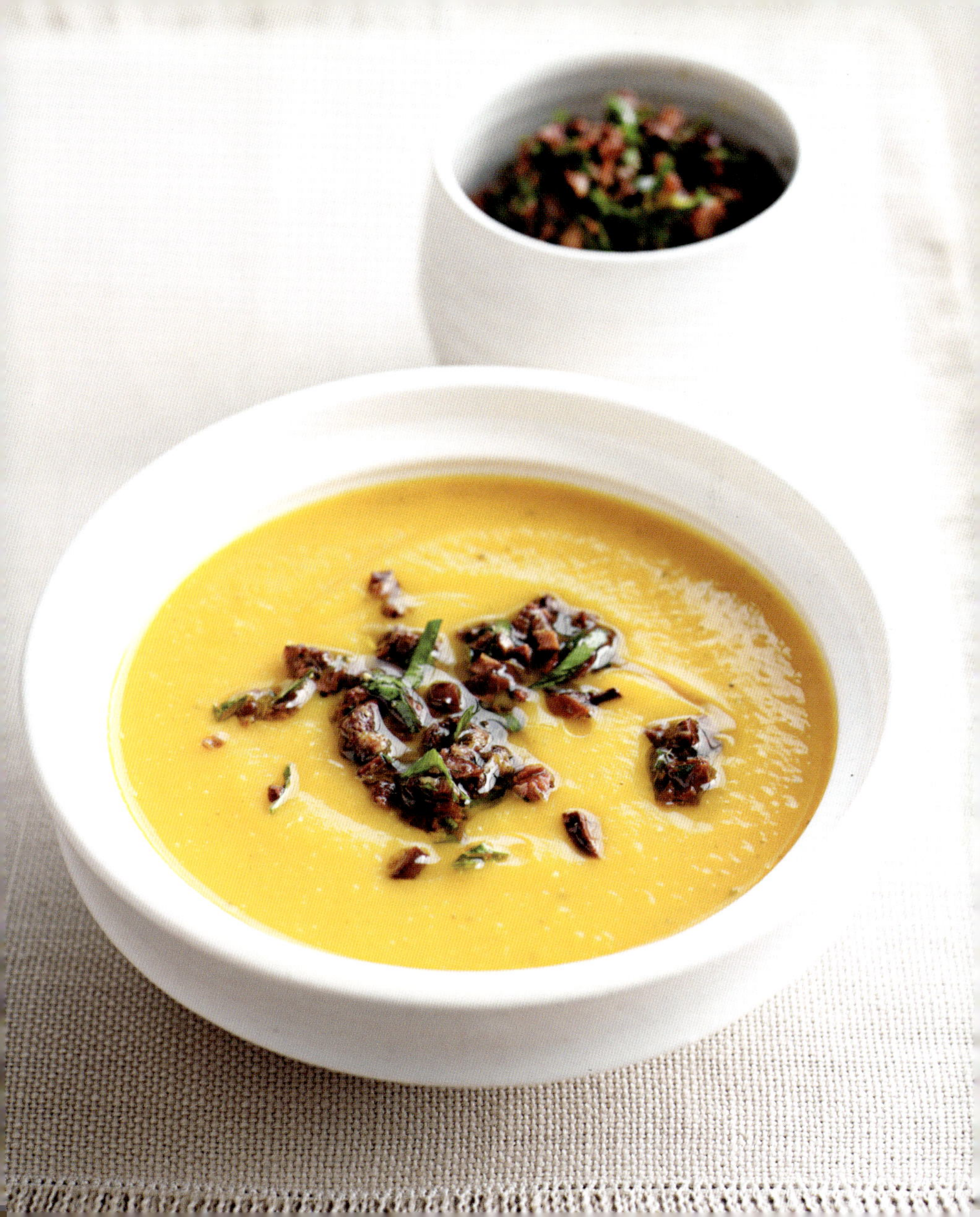

Gemüsesuppe mit Erbsen

Für **4–6** Portionen
Vorbereitungszeit: **15 Minuten**
Zubereitungszeit: **35 Minuten**

3 EL kalt gepresstes **Olivenöl**
1 fein gehackte **Zwiebel**
2 zerdrückte **Knoblauchzehen**
2 TL gehackter **Thymian**
250 g klein geschnittene **Kartoffeln**
500 g frische geschälte oder tiefgekühlte **Erbsen**
1 l **Gemüsebrühe**
100 g grob zerkleinerte **Raukeblätter**
Saft von 1 **Zitrone**
Salz und **Pfeffer**

Öl in einem Topf erhitzen, Zwiebel, Knoblauch und Thymian darin bei schwacher Hitze unter ständigem Rühren 5 Minuten dünsten. Kartoffeln zugeben und weitere 5 Minuten schmoren.

Erbsen, Gemüsebrühe, Salz und Pfeffer einrühren. Suppe kurz aufkochen, Hitze reduzieren, Topf zudecken und 20 Minuten köcheln lassen.

Raukeblätter und Zitronensaft zugeben, Suppe im Mixer pürieren, mit Salz und Pfeffer würzen und noch einmal leicht erhitzen. Suppe mit einigen Tropfen Öl beträufeln und sofort servieren.

Variante – Sommerliche Gemüsesuppe mit Erbsen und Spargel: Statt Kartoffeln 250 g Spargel verwenden. Spitzen abschneiden und diese 3–5 Minuten in etwas Gemüsebrühe weich kochen. Spargelspitzen abtropfen lassen, beiseite stellen, Brühe aufbewahren. Restlichen Spargel klein schneiden, mit Erbsen und Brühe zur Zwiebel-Knoblauch-Mischung geben. Suppe mit Spargelspitzen garnieren.

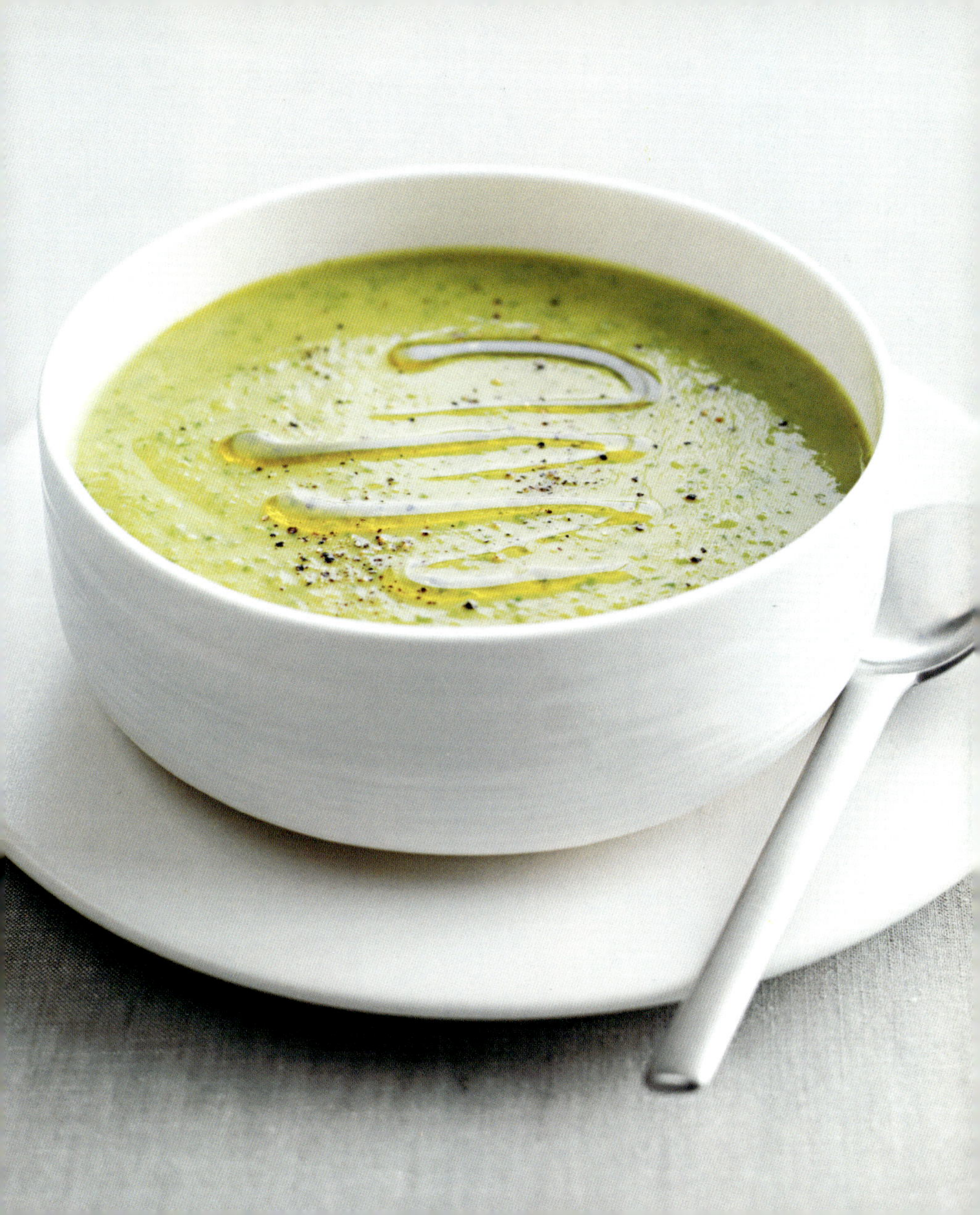

Winterliche Bier-Gemüse-Suppe

Für **6** Portionen
Vorbereitungszeit: **20 Minuten**
Zubereitungszeit: **50–55 Minuten**

4 EL **Olivenöl**
1 gehackte **Zwiebel**
2 zerdrückte **Knoblauchzehen**
1 EL gehackter **Rosmarin**
2 klein geschnittene **Möhren**
250 g klein geschnittene **Pastinake**
250 g klein geschnittene **Steckrübe**
100 g **Perlgraupen**
600 ml **Bier**
1 l **Gemüsebrühe**
2 EL gehackte **Petersilie**
Salz und **Pfeffer**

Öl in einem großen Topf erhitzen. Zwiebel, Knoblauch, Rosmarin, Möhren, Pastinake und Steckrübe zugeben und bei schwacher Hitze unter ständigem Rühren etwa 10 Minuten dünsten.

Perlgraupen unterrühren, mit Bier und Gemüsebrühe aufgießen, mit Salz und Pfeffer würzen. Suppe kurz aufkochen, Hitze reduzieren, Topf zudecken und etwa 40–45 Minuten köcheln lassen, bis die Graupen und das Gemüse weich sind. Suppe mit Salz, Pfeffer und Petersilie würzen und mit knusprigem Brot servieren.

Variante – Reis-Gemüse-Suppe: Das Bier weglassen und stattdessen 1,5 l Gemüsebrühe verwenden. Die Graupen durch dieselbe Menge Risotto-Reis, sowie die Pastinaken durch 250 g Knollensellerie ersetzen. Ansonsten Suppe zubereiten wie oben.

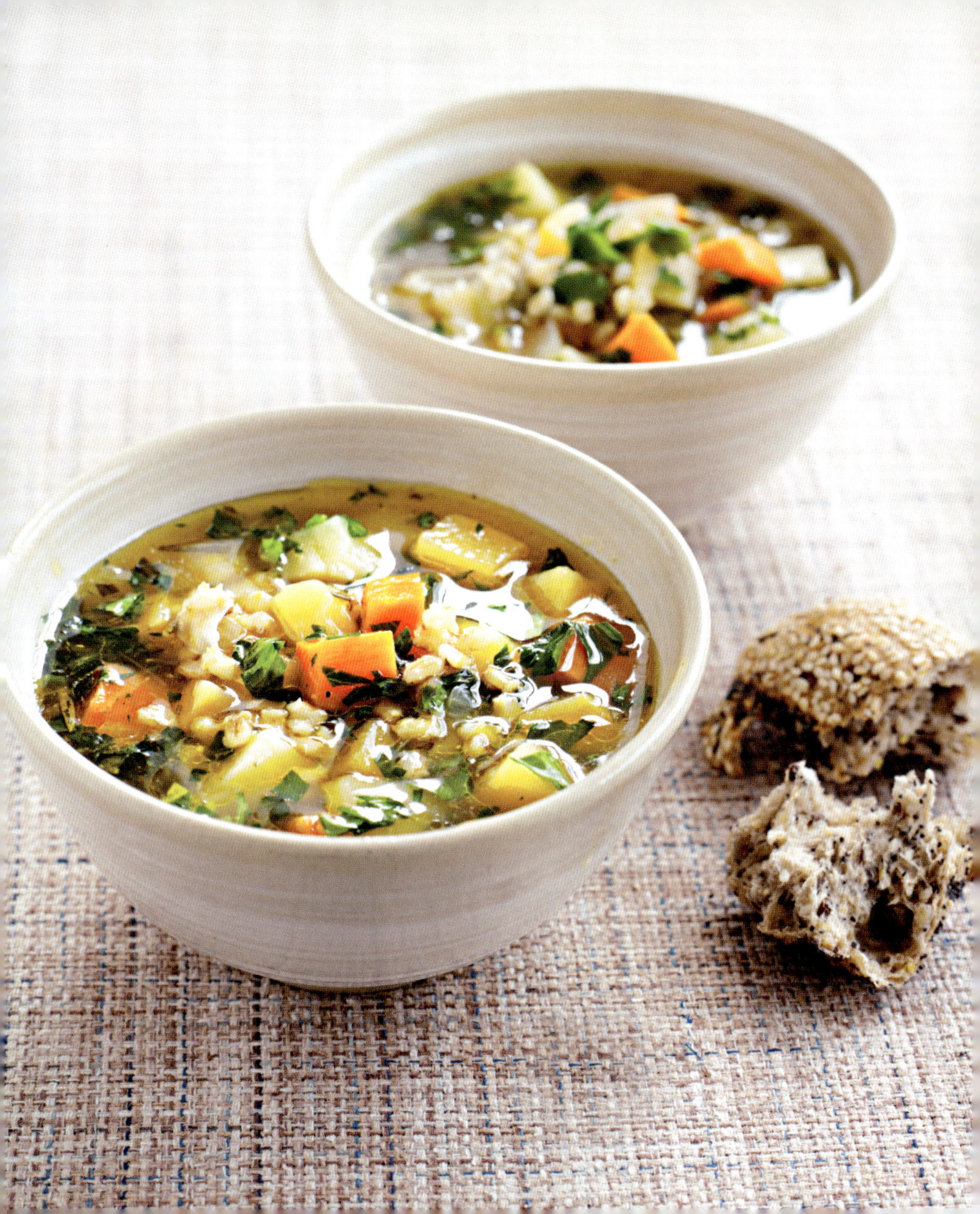

Kokos-Süßkartoffel-Suppe

Für **4** Portionen
Vorbereitungszeit: **15 Minuten**
Zubereitungszeit: **30 Minuten**

2 EL **Olivenöl**
1 fein gehackte **Zwiebel**
2 zerdrückte **Knoblauchzehen**
1 TL frisch geriebener **Ingwer**
abgeriebene Schale und Saft von 1 **Zitrone**
1 **rote Chili-Schote**, entkernt und grob gehackt
750 g **Süßkartoffeln**, geschält und klein geschnitten
600 ml **Gemüsebrühe**
400 g **Kokosmilch**
150 g **Babyspinat**
Salz und **Pfeffer**

Öl in einem Topf erhitzen, Zwiebel, Knoblauch, Ingwer, Zitronenschale und Chili-Schote darin bei schwacher Hitze unter ständigem Rühren 5 Minuten anschwitzen. Süßkartoffeln zufügen und unter ständigem Rühren weitere 5 Minuten garen.

Gemüsebrühe, Kokosmilch und Zitronensaft zugeben, mit Salz und Pfeffer würzen. Kurz aufkochen, Hitze reduzieren, Topf zudecken und etwa 15 Minuten köcheln lassen, bis die Süßkartoffeln weich sind.

Die Hälfte der Suppe im Mixer pürieren, dann in den Topf zurückgeben, Spinatblätter unterrühren und kurz kochen, bis sie zusammenfallen. Suppe abschmecken und sofort servieren.

Variante – Cremige Kürbissuppe mit Koriander und Kokosmilch: Süßkartoffeln durch dieselbe Menge geschälten, entkernten und klein geschnittenen Kürbis ersetzen. Suppe 20 Minuten kochen, im Mixer pürieren. Statt des Spinats 2 Esslöffel gehackten frischen Koriander verwenden. Ansonsten Suppe wie oben zubereiten.

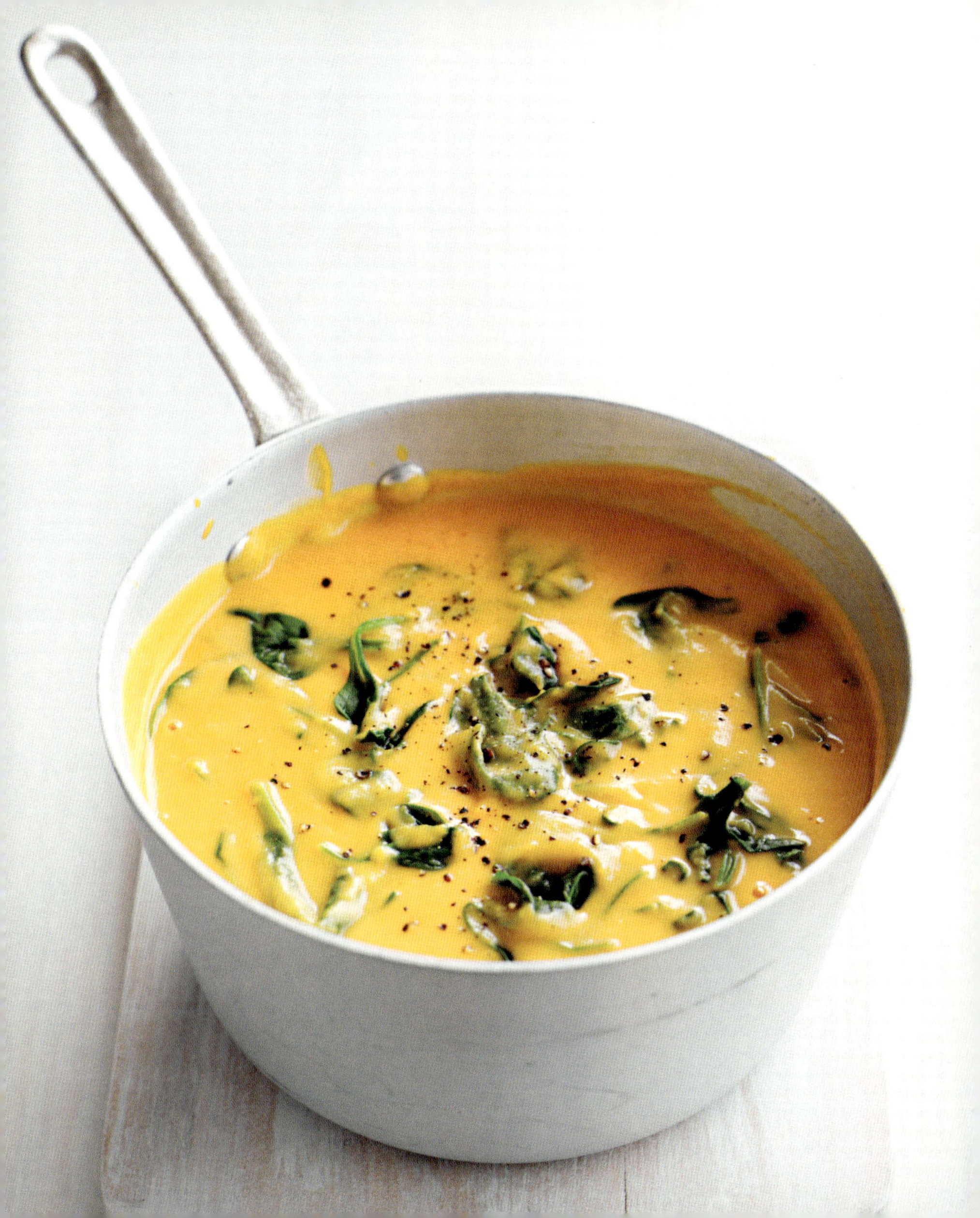

Bohnen-Nudel-Suppe

Für **6** Portionen
Vorbereitungszeit: **15 Minuten**
Zubereitungszeit: **35 Minuten**

2 EL kalt gepresstes **Olivenöl**
1 gehackte **Zwiebel**
3 zerdrückte **Knoblauchzehen**
1 EL gehackter **Rosmarin**
2 Dosen **zerkleinerte Tomaten** (à 400 g)
600 ml **Gemüsebrühe**
1 Dose **Borlotti-Bohnen** (400 g), abgetropft
125 g kleine **Suppennudeln**
Salz und **Pfeffer**
frisch gehobelter **Parmesan** zum Garnieren

Für das Basilikumöl
25 g **Basilikumblätter**
150 ml kalt gepresstes **Olivenöl**

Öl in einem Topf erhitzen, Zwiebel, Knoblauch und Rosmarin bei schwacher Hitze darin unter ständigem Rühren 5 Minuten dünsten.

Tomaten, Gemüsebrühe, Bohnen, Salz und Pfeffer unterrühren. Gemüse kurz aufkochen, Hitze reduzieren, Topf zudecken und 20 Minuten köcheln. Nudeln zugeben und zugedeckt etwa 10 Minuten bissfest kochen.

Für das Basilikumöl Basilikumblätter in kochendem Wasser 30 Sekunden garen. Blätter abtropfen lassen, abschrecken, mit Küchenpapier trocken tupfen. Öl und Basilikum im Mixer verrühren.

Suppe auf Tassen verteilen und mit etwas Basilikumöl beträufeln. Mit frisch gehobeltem Parmesan garnieren und sofort servieren.

Variante – Mexikanische Bohnensuppe: Rosmarin durch Thymian sowie Borlotti-Bohnen durch 400 g Kidney-Bohnen aus der Dose ersetzen. Suppe wie oben zubereiten, jedoch ohne Nudeln. 2 Esslöffel Chilisauce zur Suppe geben, mit Schmand servieren.

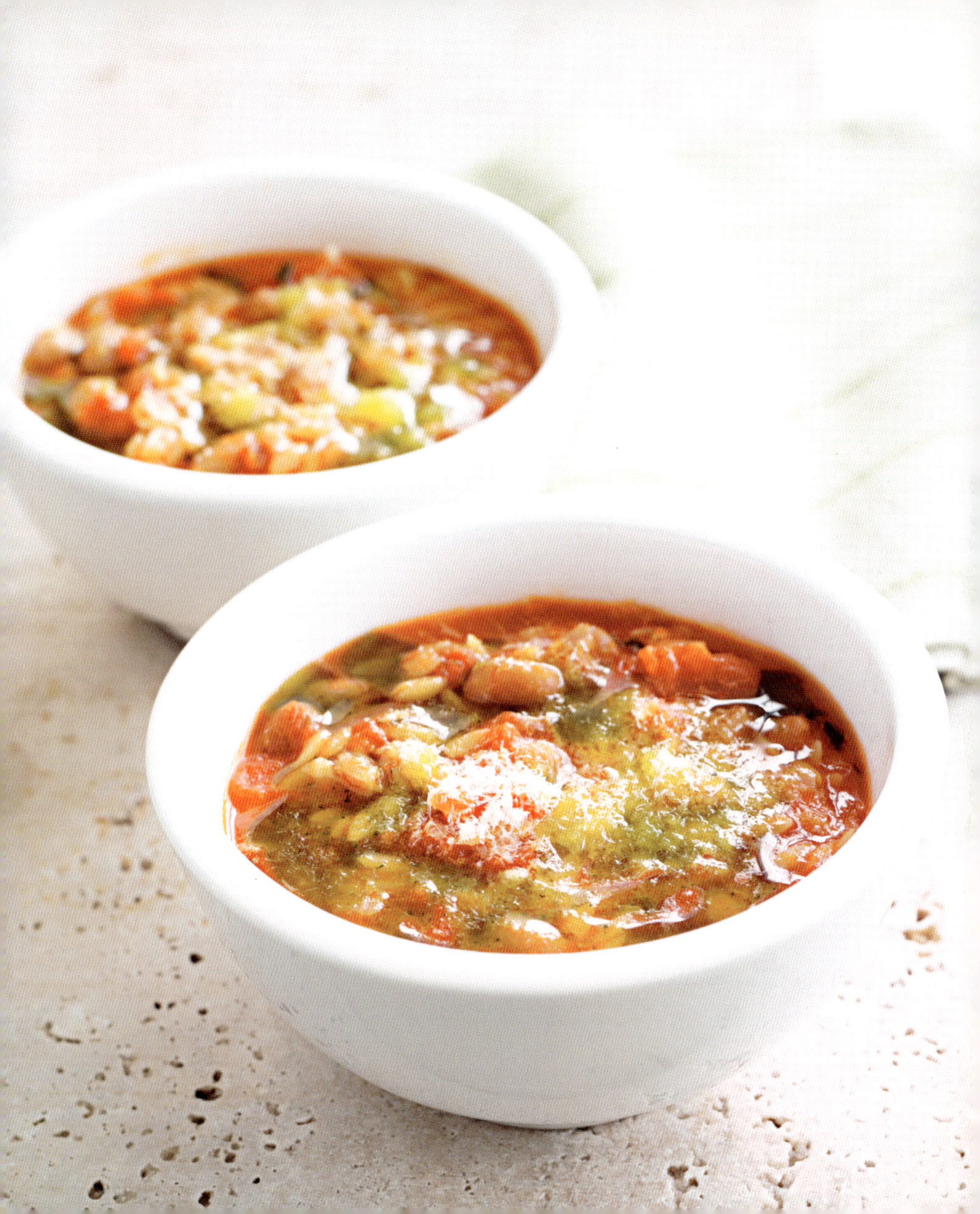

Asiatische Pilz-Nudel-Suppe

Für **4** Portionen
Vorbereitungszeit: **10 Minuten**
Zubereitungszeit: **15 Minuten**

300 g **Ramen-Nudeln**
1,5 l **Gemüsebrühe**
75 ml **dunkle Sojasauce**
3 EL **Mirin** (Reiswein)
350 g **gemischte Pilze**, geputzt
4 **Frühlingszwiebeln**, gewaschen und klein geschnitten
300 g **Seidentofu**, abgetropft und klein geschnitten

Nudeln gemäß Packungsanweisung kochen, gut abtropfen lassen, abschrecken und beiseite stellen.

Gemüsebrühe, Sojasauce und Reiswein verrühren, kurz aufkochen, Hitze reduzieren und 5 Minuten garen. Pilze zugeben und weitere 5 Minuten köcheln lassen. Frühlingszwiebeln und Tofu zufügen.

Um die Nudeln noch einmal kurz zu erhitzen, heißes Wasser darüber gießen und abtropfen lassen. Nudeln auf Tassen verteilen, Suppe einfüllen, sofort servieren.

Variante – Gemüsesuppe mit Ramen-Nudeln: Pilze ersetzen durch 125 g Brokkoli, 125 g Zuckererbsen und 125 g geschälten und in Stücke geschnittenen Spargel. Gemüse 3 Minuten in der Brühe garen, dann fortfahren wie im Rezept oben. Ramen-Nudeln erhält man im Asia-Laden und in Reformhäusern.

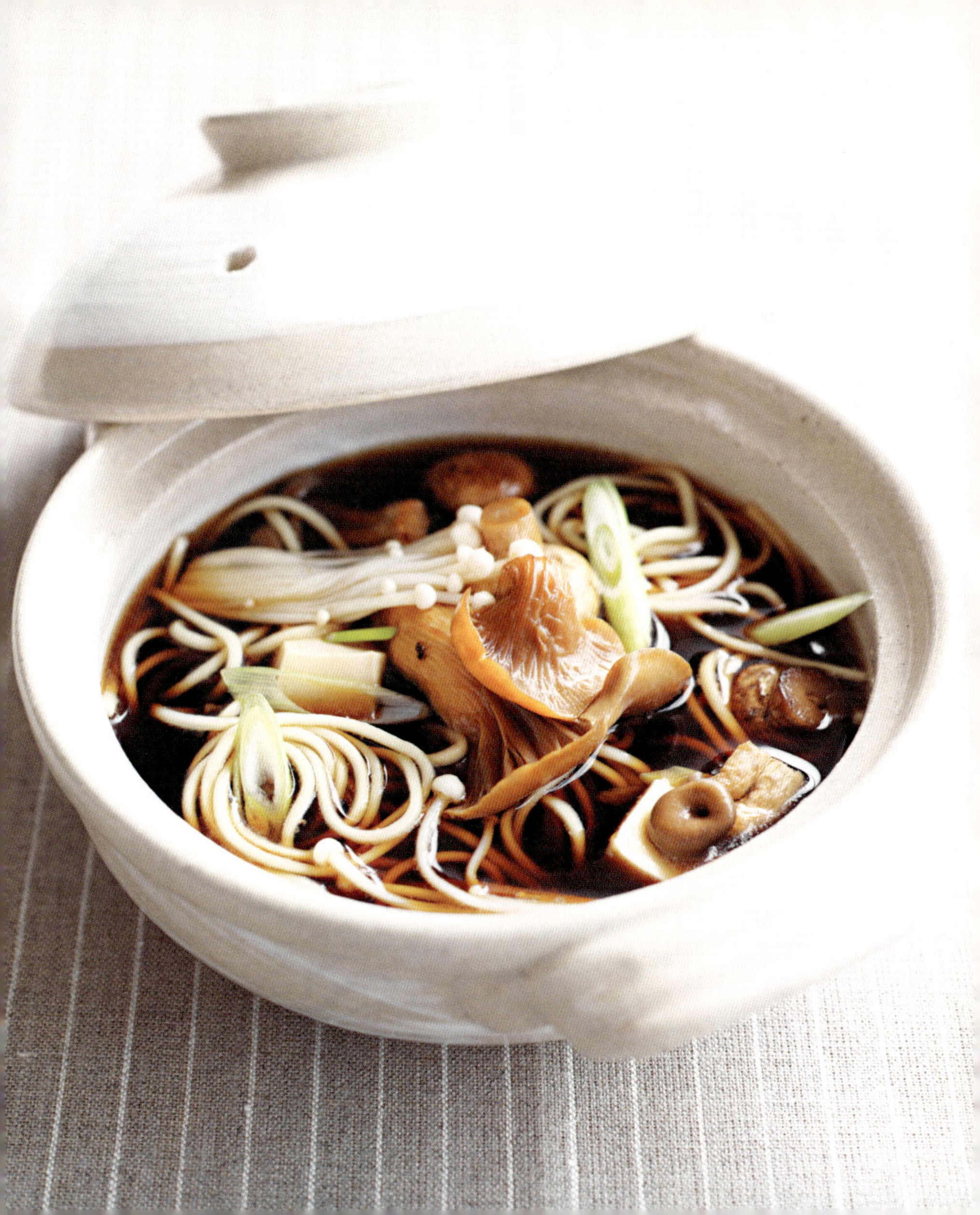

Safran-Gemüse-Schmortopf

Für **4** Portionen
Vorbereitungszeit: **15 Minuten**
Zubereitungszeit: **50 Minuten**

100 ml **Sonnenblumenöl**
1 große, fein gehackte **Zwiebel**
2 zerdrückte **Knoblauchzehen**
2 TL gemahlener **Koriander**
2 TL gemahlener **Kreuzkümmel**
2 TL gemahlener **Zimt**
1 Dose **Kichererbsen** (400 g), abgetropft
1 Dose zerkleinerte **Tomaten** (400 g)
600 ml **Gemüsebrühe**
¼ TL **Safranfäden**
1 große **Aubergine**, klein geschnitten
250 g **Champignons**, geputzt und halbiert (falls sehr groß)
100 g klein geschnittene **getrocknete Feigen**
2 EL gehackter frischer **Koriander**
Salz und **Pfeffer**

Die Hälfte des Öls in einer Pfanne erhitzen, Zwiebel, Knoblauch und Gewürze bei mittlerer Hitze unter ständigem Rühren 5 Minuten bräunen, dann in einen großen Topf geben. Kichererbsen, Tomaten, Gemüsebrühe und Safran hinzugeben, mit Salz und Pfeffer würzen.

Restliches Öl in der Pfanne erhitzen, Aubergine bei starker Hitze unter ständigem Rühren 5 Minuten goldbraun braten, unter den Eintopf rühren. Kurz aufkochen, Hitze reduzieren, Topf zudecken und 20 Minuten garen.

Pilze und Feigen unterrühren, ohne Deckel 20 Minuten köcheln lassen. Frischen Koriander hineingeben und Gericht abschmecken. Mit heißem Couscous servieren.

Variante – Linsenschmortopf mit Wintergemüse:
Statt der Aubergine 2 klein geschnittene Möhren und 2 gewürfelte Kartoffeln verwenden. Kichererbsen durch 400 g grüne Linsen aus der Dose (abgetropft) ersetzen. Ansonsten Schmortopf wie oben zubereiten, Feigen durch 100 g getrocknete Aprikosen ersetzen.

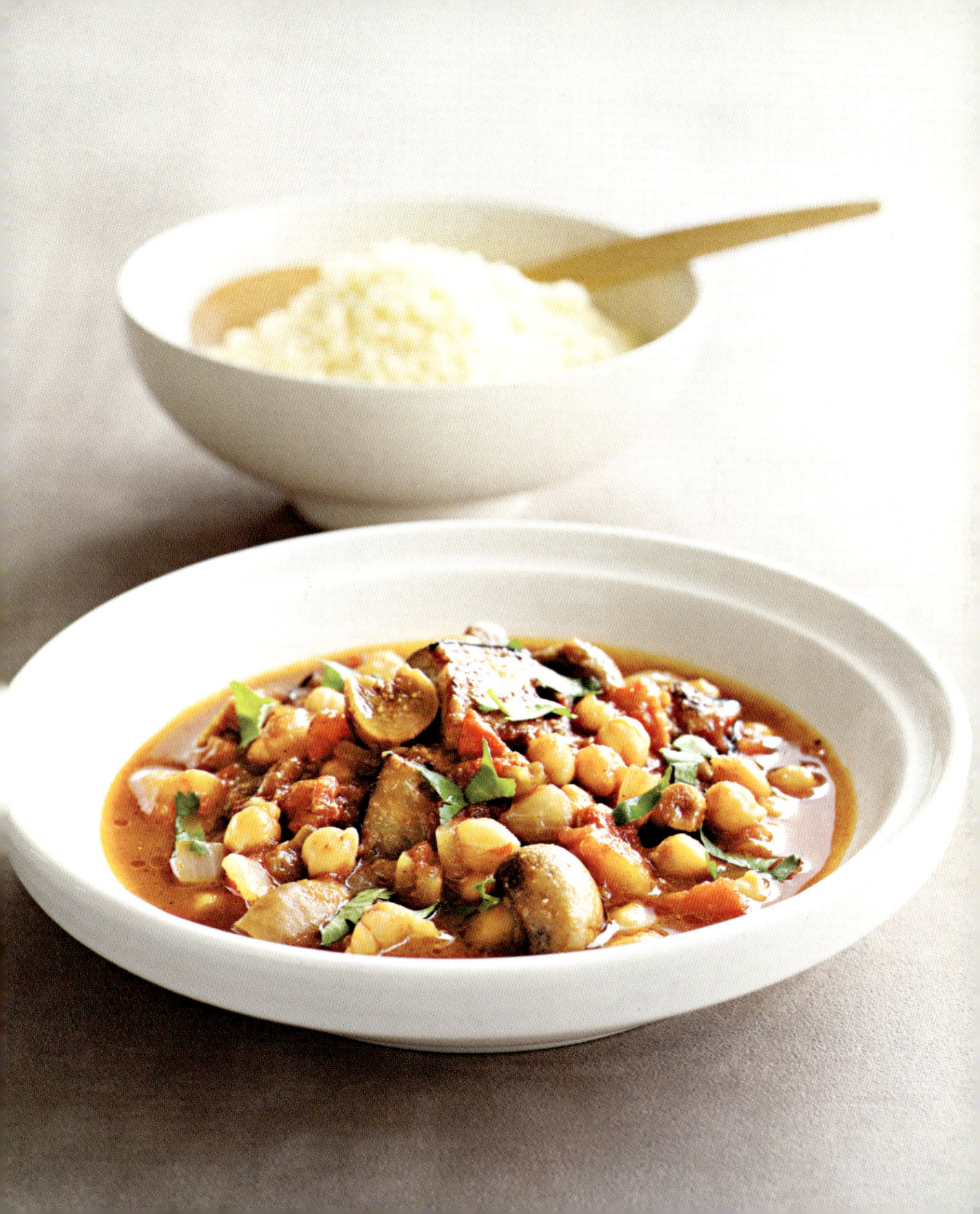

Gemüse mit Schnittlauchknödeln

Für **4** Portionen
Vorbereitungszeit: **30 Minuten**
Zubereitungszeit: **45 Minuten**

4 EL **Olivenöl**
8 geschälte **Perlzwiebeln**
2 zerdrückte **Knoblauchzehen**
1 in Scheiben geschnittene **Möhre**
1 großes Stück **Knollensellerie**, klein geschnitten
500 g gewürfelte **Kartoffeln**
1 TL **Kümmelkörner**
1 TL **süßer Paprika**
1 Dose zerkleinerte **Tomaten** (400 g)
450 ml **Gemüsebrühe**
Salz und **Pfeffer**

Für die Knödel
75 g **Weizenmehl**
1 TL **Backpulver**
½ TL **Salz**
50 g **Pflanzenfett**
1 EL gehackter **Schnittlauch**
4–5 EL **Wasser**

Öl in einem großen Topf erhitzen, Zwiebeln, Knoblauch, Möhren, Sellerie, Kartoffeln und Kümmelkörner darin bei mittlerer Hitze unter ständigem Rühren 10 Minuten schmoren. Paprika zugeben und 1 weitere Minute unter Rühren garen.

Tomaten, Gemüsebrühe, Salz und Pfeffer unterrühren. Kurz aufkochen, Hitze reduzieren, zudecken und etwa 20 Minuten köcheln lassen.

Für die Knödel Mehl in eine Schüssel sieben, Salz und Backpulver untermengen. Mit Fett und ausreichend Wasser zügig zu einem geschmeidigen Teig verkneten, nach Belieben mit Schnittlauch und Pfeffer würzen. Teig in 8 gleiche Stücke teilen und zu Bällchen formen.

Knödel vorsichtig in den Eintopf geben. Topf schließen und 15 Minuten garen, bis die Knödel ihre Größe verdoppelt haben und locker sind.

Variante – Meerrettichknödel: Knödel wie oben herstellen, anstelle des Schnittlauchs 2 Teelöffel frisch geriebenen Meerrettich verwenden. Dazu Rote Bete servieren: Tomaten weglassen, 600 ml Gemüsebrühe verwenden und 275 g gekochte Rote Bete zugeben.

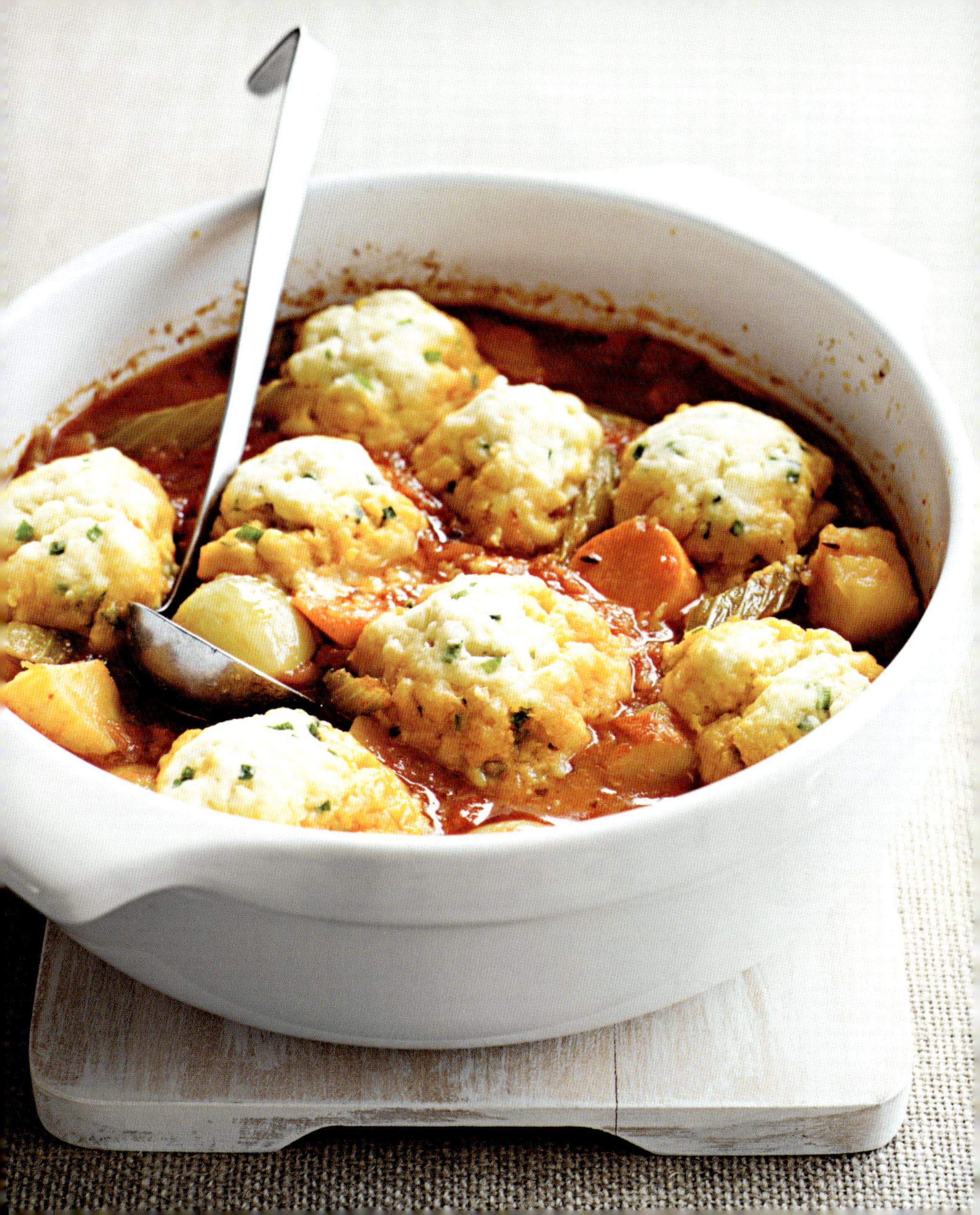

Provenzalischer Gemüseeintopf

Für **4** Portionen
Vorbereitungszeit: **15 Minuten**
Zubereitungszeit: **55 Minuten**

4 EL kalt gepresstes **Olivenöl** sowie etwas Öl zum Beträufeln
1 große **rote Zwiebel**, klein geschnitten
4 zerdrückte **Knoblauchzehen**
2 TL gemahlener **Koriander**
1 EL gehackter **Thymian**
1 klein geschnittene **Fenchelknolle** (Außenblätter entfernt)
1 **rote Paprika**, entkernt und in Streifen geschnitten
500 g klein geschnittene **Strauchtomaten**
300 ml **Gemüsebrühe**
125 g **violette Oliven**
2 EL gehackte **Petersilie**
geröstetes **Brot**
Salz und **Pfeffer**

Öl in einem großen Topf erhitzen, Zwiebel, Knoblauch, Koriander und Thymian darin bei mittlerer Hitze unter ständigem Rühren 5 Minuten dünsten. Fenchel und rote Paprika hinzugeben und weitere 10 Minuten unter Rühren weich garen.

Tomaten, Gemüsebrühe, Salz und Pfeffer unterrühren. Kurz aufkochen, Hitze reduzieren, Topf zudecken und 30 Minuten köcheln lassen. Oliven und Petersilie hinzufügen, bei offenem Topf 10 Minuten köcheln lassen.

Eine Grillpfanne erhitzen, Brotscheiben darin von beiden Seiten goldbraun rösten, mit etwas Öl beträufeln.

Heißen Eintopf mit geröstetem Brot servieren.

Variante – Pasta mit provenzalischer Sauce: 450 g Penne in leicht gesalzenem Wasser nach Packungsanweisung bissfest kochen. Nudeln gut abtropfen lassen und Eintopf als Sauce dazu servieren.

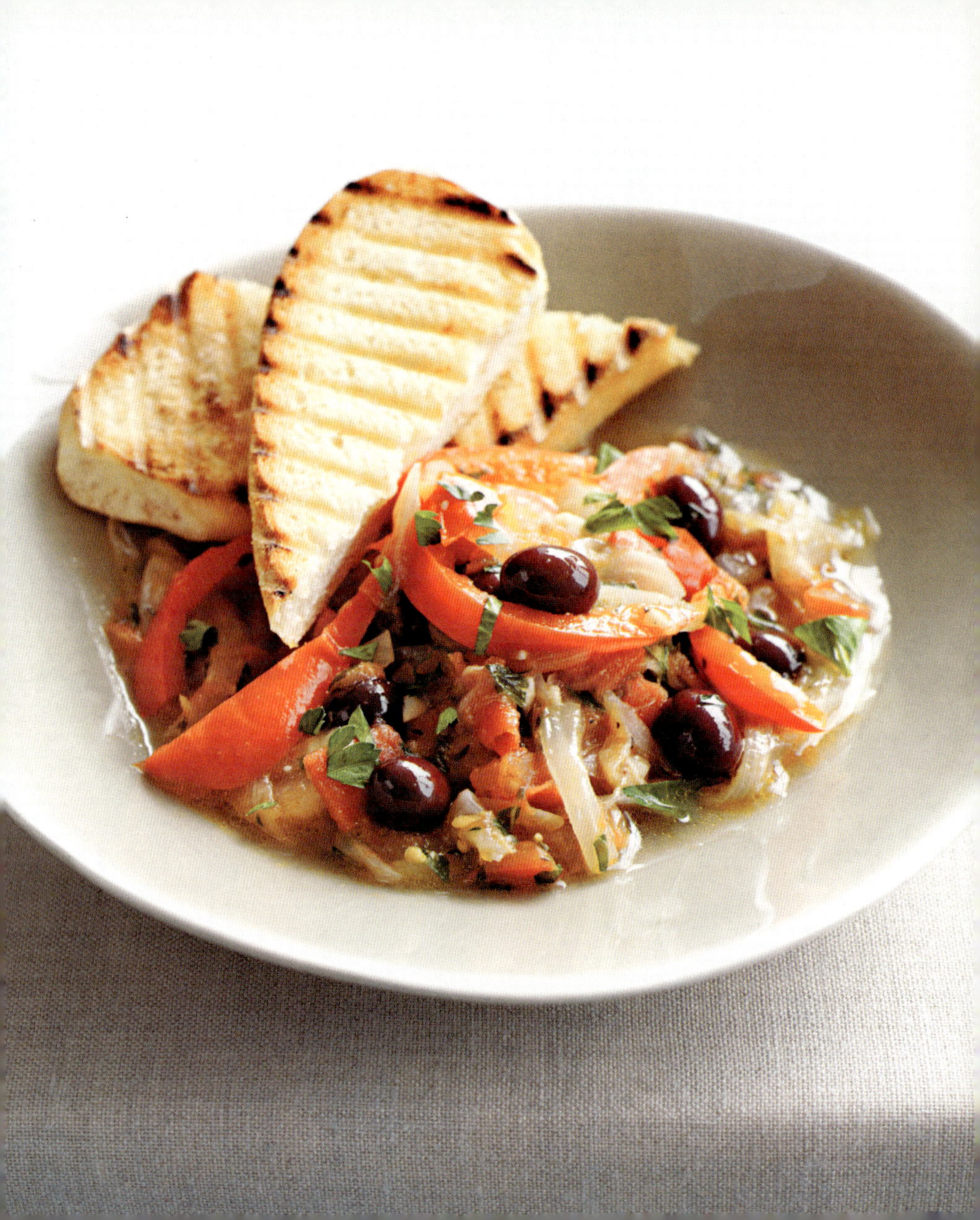

In Pernod geschmorter Fenchel

Für **4** Portionen
Vorbereitungszeit: **15 Minuten**
Zubereitungszeit: **etwa 50 Minuten**

2 **Fenchelknollen**
4 EL kalt gepresstes **Olivenöl**
1 klein gehackte **Zwiebel**
2 zerdrückte **Knoblauchzehen**
2 TL gehackter **Rosmarin**
Salz und **Pfeffer**
100 ml **Pernod**
1 Dose zerkleinerte **Tomaten** (400 g)
¼ TL **Safranfäden**
2 Streifen **Orangenschale**
2 EL gehacktes **Fenchelkraut**
Gegrillte **Polenta-Stücke** als Beilage (siehe Seite 170)

Die äußeren Blätter des Fenchels entfernen. Fenchel der Länge nach in 5 mm dicke Scheiben schneiden. 2 Esslöffel Öl in einer großen ofenfesten Pfanne erhitzen, Fenchel darin portionsweise 3–4 Minuten von jeder Seite braten.

Restliches Öl in der Pfanne erhitzen, Zwiebel, Knoblauch, Rosmarin, Salz und Pfeffer bei schwacher Hitze unter ständigem Rühren 5 Minuten dünsten. Pernod hinzufügen, aufkochen und auf die Hälfte einkochen. Tomaten, Safran und Orangenschale hineingeben und gut verrühren. Fenchelscheiben darauf legen.

Pfanne mit einem passenden Deckel schließen, zum Kochen bringen, bei 180 °C (Gas Stufe 4) 35 Minuten im vorgeheizten Ofen garen, bis der Fenchel weich ist. Fenchelkraut darüber verteilen und in der Pfanne servieren. Gegrillte Polenta-Stücke dazu reichen.

Variante – Fenchel-Gratin: Fenchel wie oben in der Pfanne zubereiten, mit 125 g frischen Weißbrotkrumen, 4 Esslöffeln geriebenem Parmesan und 2 Esslöffeln gehackter Petersilie bestreuen. Gratin ohne Deckel 35 Minuten im vorgeheizten Ofen garen.

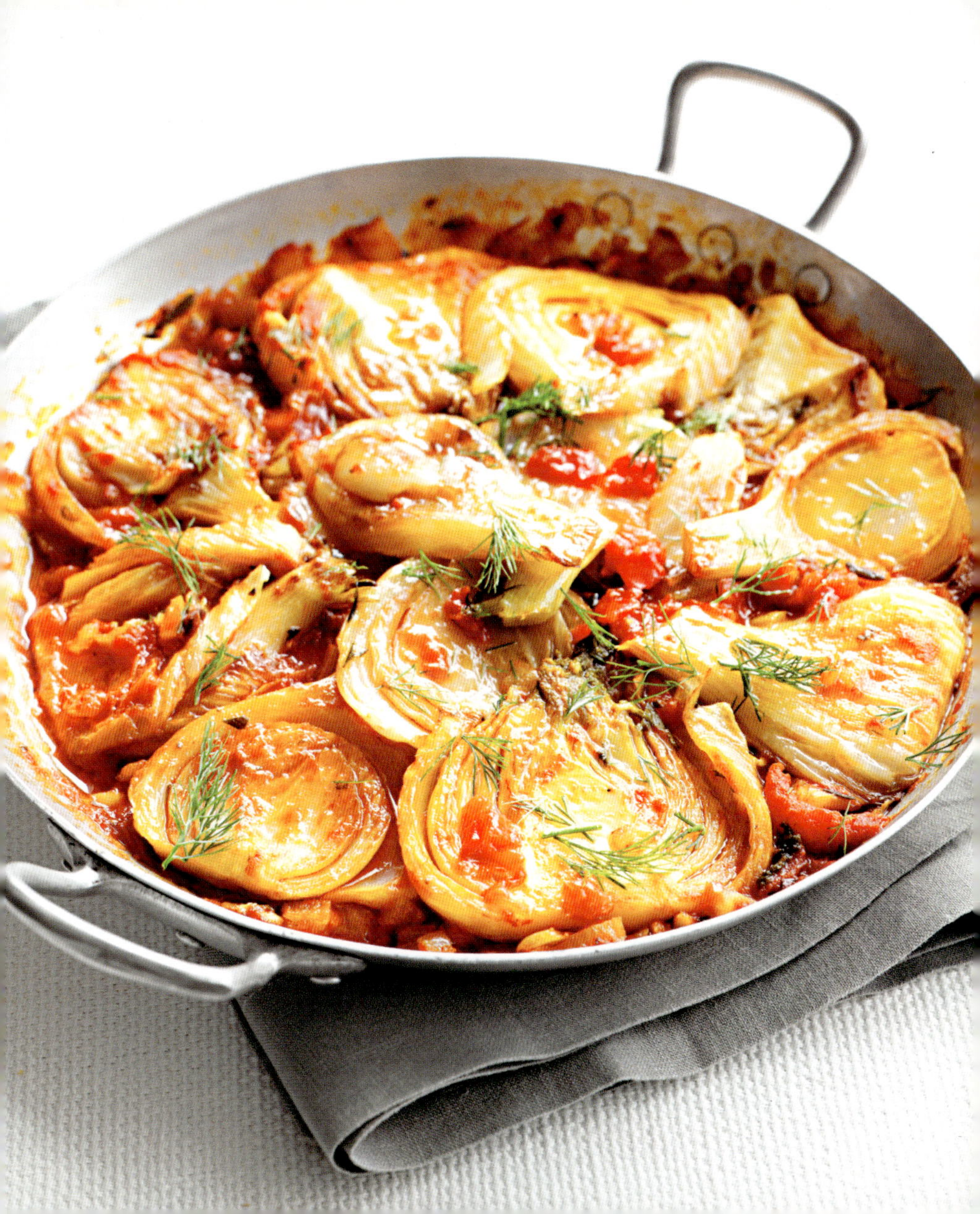

Gebackene Bohnen

Für **4–6** Portionen
Vorbereitungszeit: **10 Minuten**
Zubereitungszeit: **etwa 2 Stunden**

2 Dosen **Borlotti-Bohnen** (à 400 g), abgetropft
1 zerdrückte **Knoblauchzehe**
1 fein gehackte **Zwiebel**
450 ml **Gemüsebrühe**
300 ml passierte **Tomaten**
2 EL **Melasse** (schwarzer Rübensirup)
2 EL **Tomatenmark**
2 EL **brauner Zucker**
1 EL **scharfer Senf**
1 EL **Rotweinessig**
Salz und **Pfeffer**

Alle Zutaten miteinander vermengen, in eine ofenfeste Kasserolle geben, mit einem Deckel schließen und langsam zum Kochen bringen.

Eintopf im vorgeheizten Backofen bei 160 °C (Gas Stufe 3) 1½ Stunden garen. Deckel abnehmen und weitere 30 Minuten garen, bis das Gemüse eingedickt ist. Bohnen mit warmem gebuttertem Toast servieren.

Variante – Gebackene Bohnen mit Folienkartoffeln: 4 große mehlige Kartoffeln abbürsten und im vorgeheizten Ofen bei 200 °C (Gas Stufe 6) etwa 1 Stunde backen, bis sie gar sind. Der Länge nach halbieren, mit Salz und Pfeffer würzen. Bohnen auf den Kartoffelhälften verteilen. Vor dem Servieren mit frisch gehobeltem Cheddar bestreuen. Das Gericht schmeckt am besten, wenn es am Vortag zubereitet wird. Bohnen vor dem Servieren kurz aufwärmen.

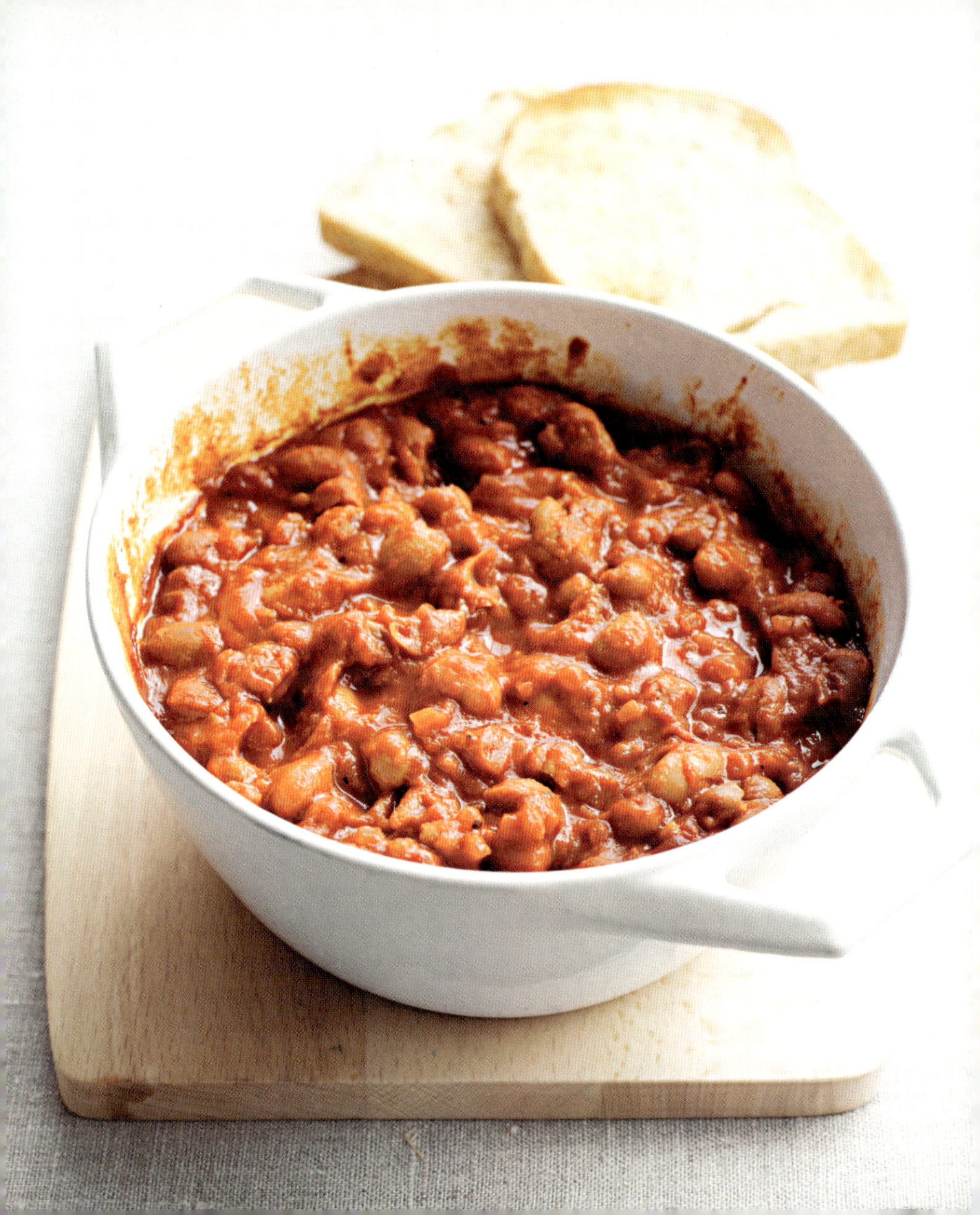

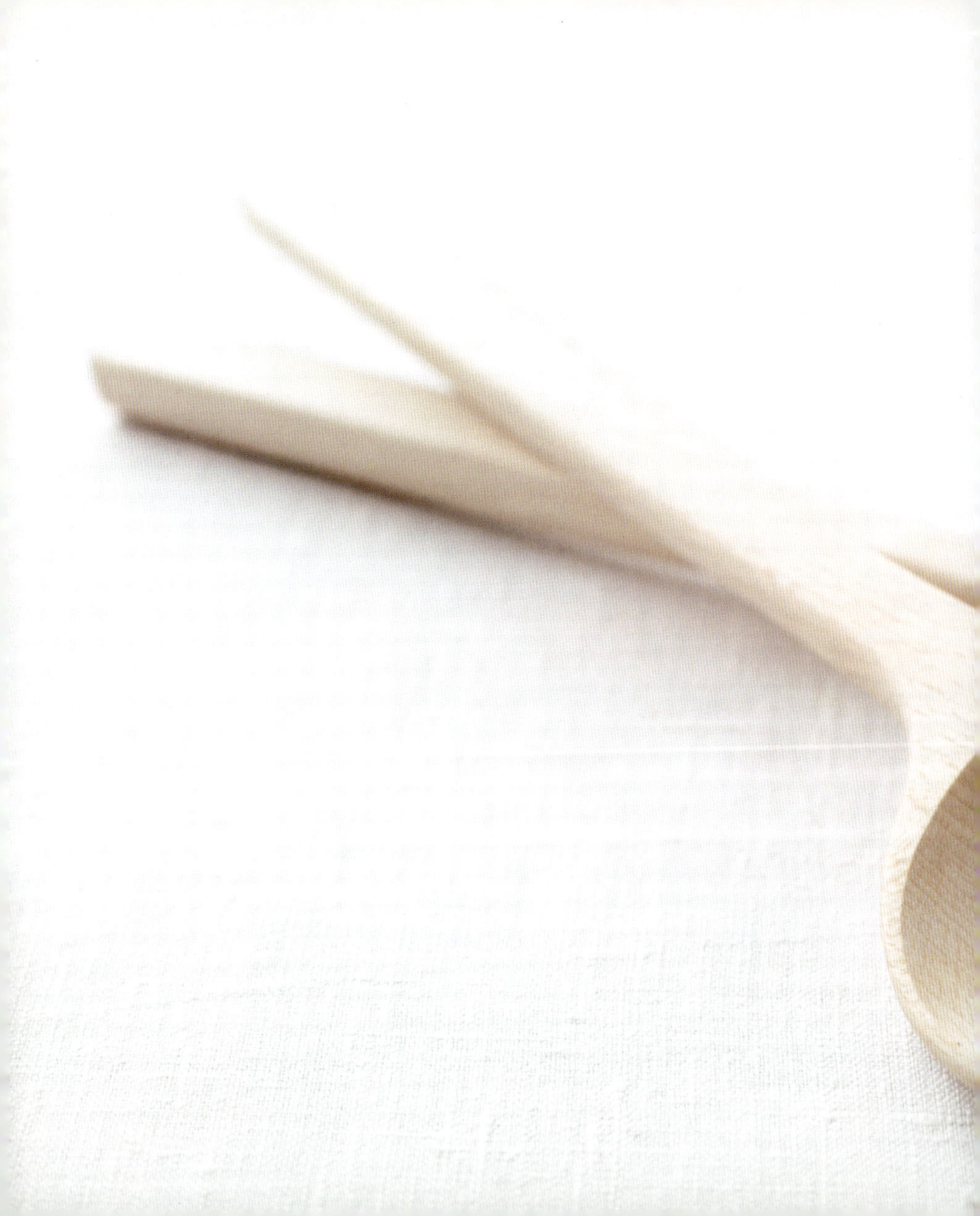

Salate & Beilagen

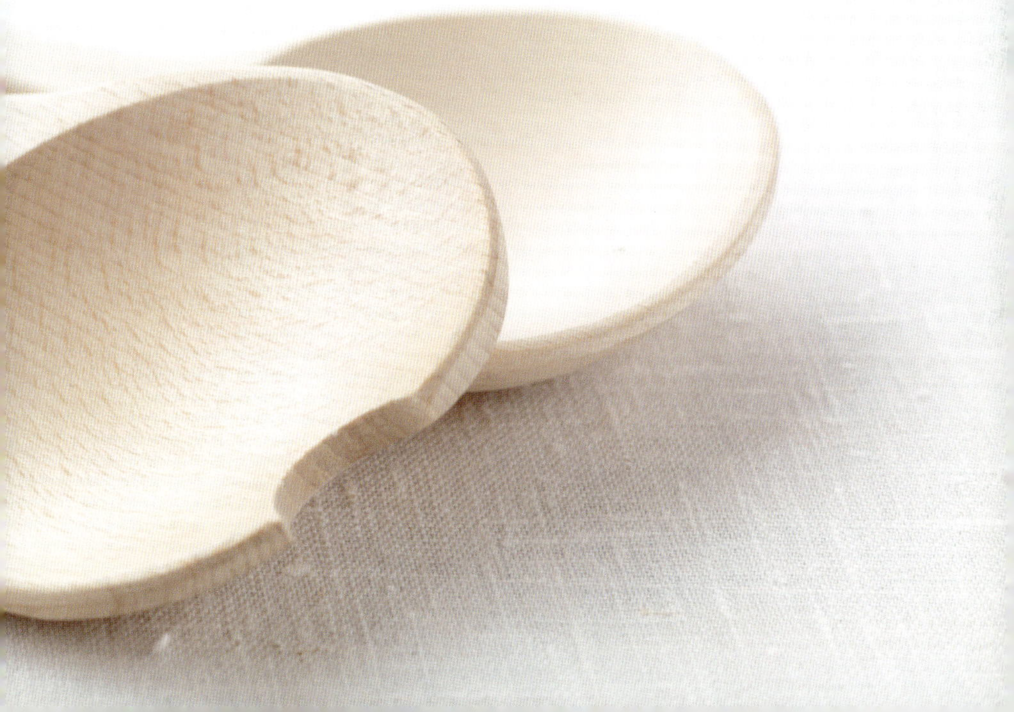

Tomatensalat mit Avocado

Für **4** Portionen
Vorbereitungszeit: **15 Minuten** plus Abkühlzeit
Zubereitungszeit: **20 Minuten**

4 in Scheiben geschnittene **Pflaumentomaten**
1 **Avocado**, geschält, entsteint und in Stücke geschnitten
250 g klein geschnittener **Büffelmozzarella**
1 reifer **Pfirsich**, entsteint und in Stücke geschnitten
50 g entsteinte **schwarze Oliven**
1 **rote Chili-Schote**, entkernt und fein gehackt
3 EL kalt gepresstes **Olivenöl**
Saft von 1 **Zitrone**
1 EL gehackter frischer **Koriander**
Salz und **Pfeffer**

Für die Glasur
600 ml **Balsamico-Essig**

Für die Glasur Essig zum Kochen bringen, Hitze reduzieren und 20 Minuten köcheln lassen, bis er auf etwa 150 ml reduziert ist. Essig vollständig abkühlen lassen.

Tomaten, Avocado und Mozzarella auf einer großen Platte anrichten. Pfirsichschnitze, Oliven, Chili, Öl, Zitronensaft, Koriander, Salz und Pfeffer in einer Schüssel gut vermengen und über den Salat geben.

Salat mit etwas Öl und Glasur beträufeln.

Variante – Italienischer Trikolore-Salat: 4 Tomaten in Scheiben schneiden, 1 Avocado in Stücke teilen und 250 g Büffelmozzarella klein schneiden, Gemüse und Käse sowie einige Basilikumblätter auf einer Platte anrichten. Kalt gepresstes Olivenöl und Weißweinessig darüber träufeln, den Salat mit Salz und frisch gemahlenem schwarzem Pfeffer würzen.

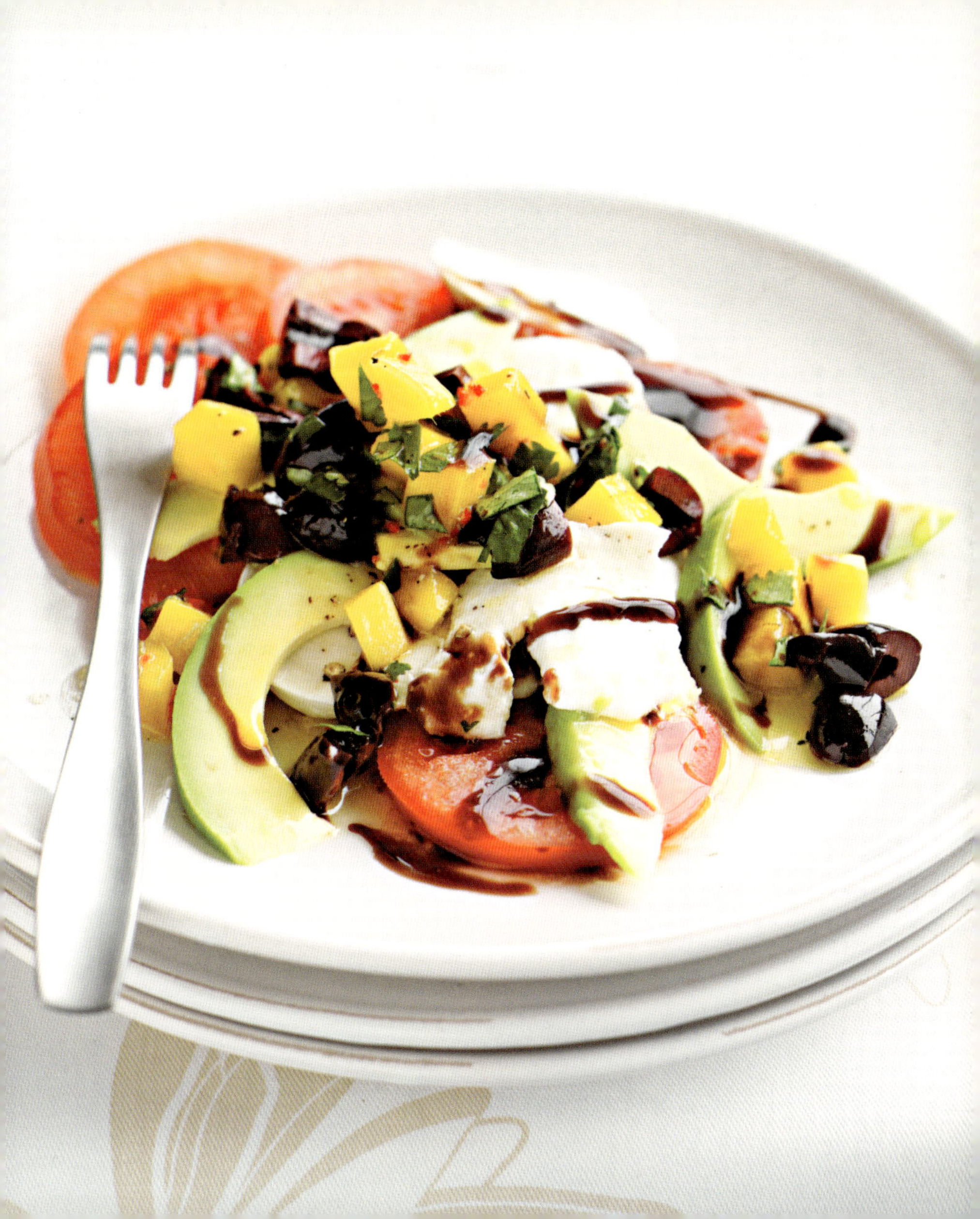

Lauchsalat mit Haselnüssen

Für **4** Portionen
Vorbereitungszeit: **10 Minuten**
Zubereitungszeit: **12–16 Minuten**

500 g **Babylauch**
1–2 EL **Haselnussöl**
1 Spritzer **Zitronensaft**
40 g enthäutete **Haselnüsse**
2 **Romana-Salatherzen**
einige **Minzezweige**
15 g **Pecorino-Käse**
20 **schwarze Oliven** zum Garnieren

Für das Dressing
4 EL **Haselnussöl**
2 EL kalt gepresstes **Olivenöl**
2 TL **Sherry-Essig**
Salz und **Pfeffer**

Lauch mit Haselnussöl bestreichen und portionsweise 6–8 Minuten in einer heißen Grillpfanne garen. Einen Spritzer Zitronensaft hinzugeben, mit Salz und Pfeffer würzen und abkühlen lassen.

Eine dickwandige Pfanne erhitzen und die Haselnüsse bei mittlerer Hitze unter Rühren 3–4 Minuten braun rösten. Nüsse leicht abkühlen lassen und grob hacken. Salatblätter zupfen und Minzblätter von den Stängeln abzupfen.

Lauch, Salatblätter, Minze und Haselnüsse auf Schalen oder Tellern anrichten. Für das Dressing alle Zutaten verrühren, mit Salz und Pfeffer würzen und Sauce über den Salat geben. Pecorino darüber hobeln, Salat mit Oliven garnieren und servieren.

Variante – Gegrillter Spargelsalat mit Pinienkernen: Lauch durch dieselbe Menge geschälten Spargel ersetzen. Diesen mit kalt gepresstem Olivenöl einstreichen, ansonsten zubereiten wie oben. Statt der Haselnüsse können Pinienkerne und statt der Minze frische Estragonblätter verwendet werden. Für das Dressing 4 Esslöffel kalt gepresstes Olivenöl, 2 Esslöffel Traubenkernöl, 2 Teelöffel Estragonessig sowie die abgeriebene Schale von 1 Zitrone vermengen (einige Schalenstreifen zurückbehalten). Parmesan über den Salat hobeln und mit den Streifen garnieren.

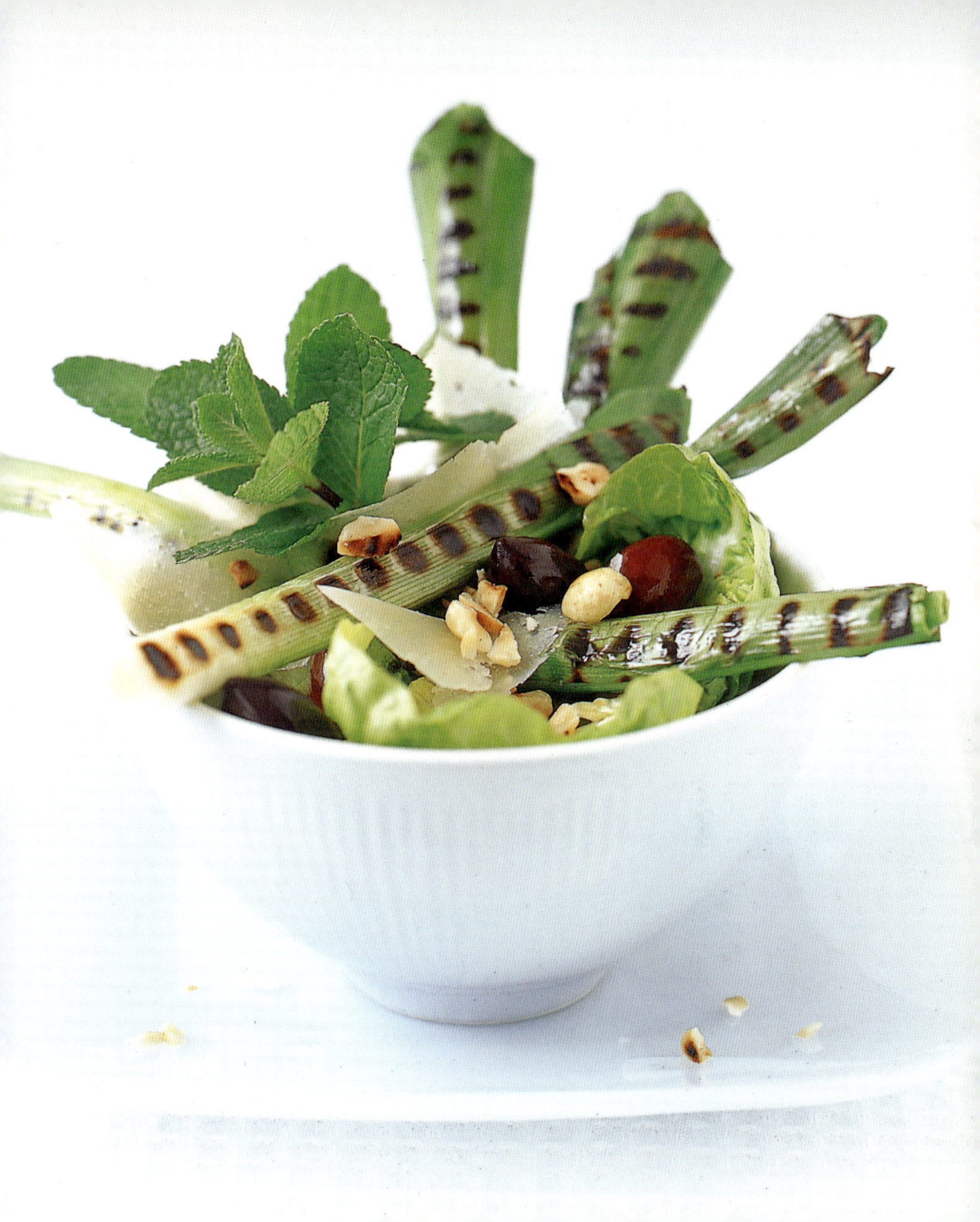

Fenchelsalat mit Melone & Feta

Für **4** Portionen
Vorbereitungszeit: **10 Minuten**
Zubereitungszeit: **2 Minuten**

350 g frische oder tiefgekühlte **dicke Bohnen**
1 große **Fenchelknolle**
250 g in Stücke geschnittene **Wassermelone**
125 g klein geschnittener **Feta-Käse**
Salz und **Pfeffer**

Für das Dressing
3 EL kalt gepresstes **Olivenöl**
1 EL **Zitronensaft**
1 TL flüssiger **Honig**
1 TL **Granatapfelsirup**

Bohnen in einem großen Topf 2 Minuten in Salzwasser kochen, abtropfen lassen und sofort abschrecken. Mit Küchenpapier trocken tupfen, schälen und die Außenhaut entfernen. Bohnen in eine Schüssel geben.

Die äußeren Blätter der Fenchelknolle entfernen, Knolle halbieren, quer in feine Scheiben schneiden und mit Wassermelone und Feta-Käse zu den Bohnen geben.

Für das Dressing alle Zutaten miteinander vermengen und mit Salz und Pfeffer abschmecken. Dressing unter den Salat mischen und servieren.

Variante – Fenchelsalat mit Orange & Petersilie: Eine große Fenchelknolle in feine Scheiben schneiden und in eine Schüssel geben. ½ Bund Petersilie, 2 Esslöffel getrocknete Babykapern sowie 1 geschälte und in Stücke geteilte Orange hinzufügen. Saft von ½ Zitrone, 1 Esslöffel Orangensaft und 1 Esslöffel kalt gepresstes Olivenöl untermengen. Salat mit Salz und Pfeffer würzen.

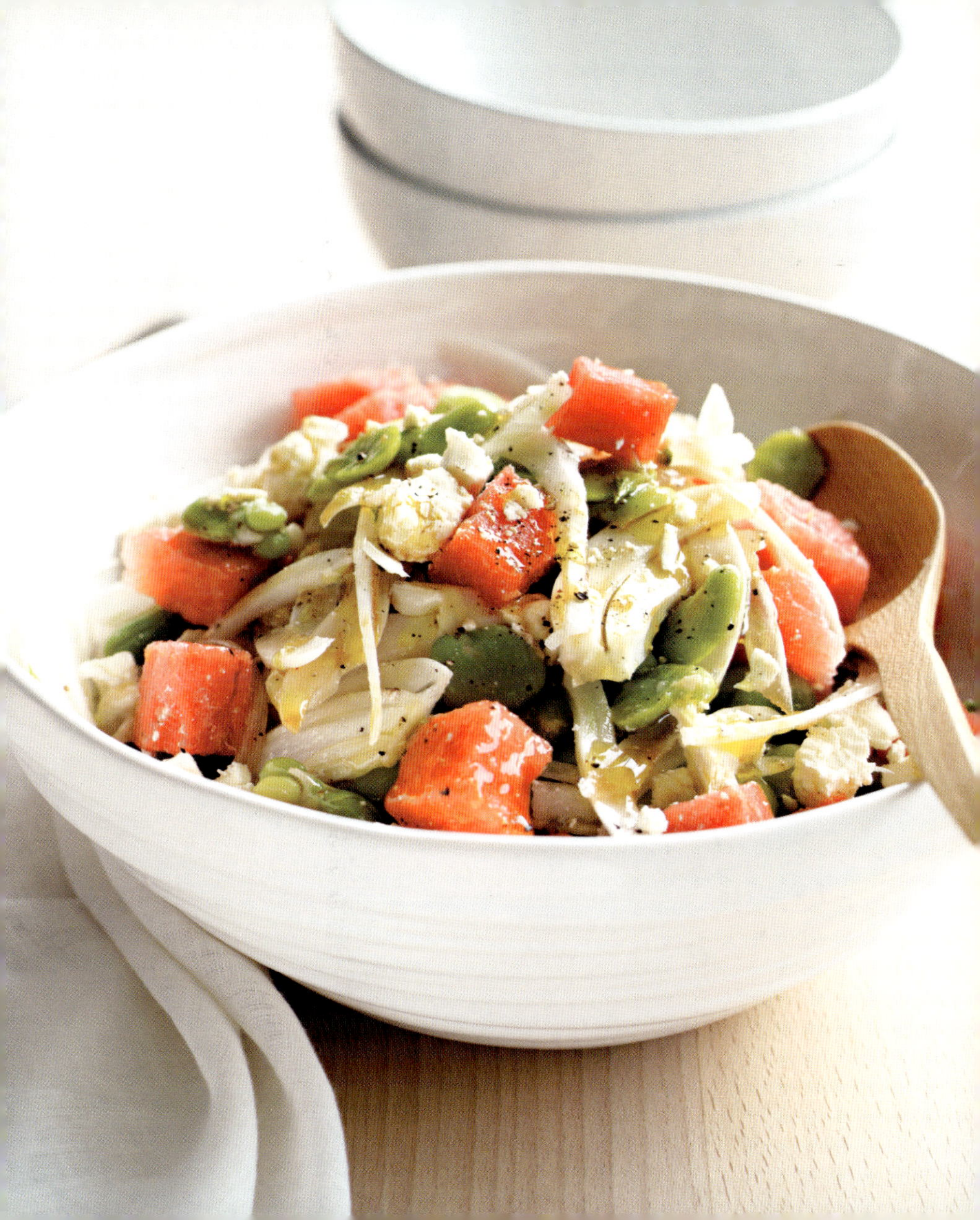

Würziger Couscous-Salat

Für **4** Portionen
Vorbereitungszeit: **15 Minuten**
Zubereitungszeit: **3 Minuten** plus Zeit zum Ziehen

200 ml **Gemüsebrühe**
200 ml **Orangensaft**
1 TL gemahlener **Zimt**
½ TL gemahlener **Koriander**
250 g **Couscous**
75 g **Rosinen**
2 reife klein geschnittene **Tomaten**
½ klein geschnittene **Zitrone**
½ Bund grob gehackte **Petersilie**
½ Bund grob gehackte **Minze**
1 zerdrückte **Knoblauchzehe**
4 EL kalt gepresstes **Olivenöl**
Salz und **Pfeffer**

Gemüsebrühe, Orangensaft, Gewürze und ½ Teelöffel Salz in einer Kasserolle verrühren. Mischung aufkochen und den Couscous einrühren. Kasserolle vom Herd nehmen, zudecken und 20 Minuten ziehen lassen.

Rosinen, Tomaten, Zitrone, frische Kräuter, Knoblauch und Öl in einer großen Schüssel gut miteinander vermengen. Couscous unterheben, mit Salz und Pfeffer abschmecken. Salat warm servieren, kann aber auch gekühlt verzehrt werden.

Variante – Couscous-Tabbouleh: Brühe aufkochen wie im ersten Schritt. 4 reife Tomaten klein schneiden, ½ Salatgurke in Scheiben schneiden, 1 kleine rote Zwiebel fein schneiden und jeweils ½ Bund Petersilie und Minze hacken. 4 Esslöffel kalt gepresstes Olivenöl und den Saft von einer Zitrone dazugeben, mit Salz und Pfeffer abschmecken. Alles gut vermengen, nach Belieben mit Zitronensaft würzen.

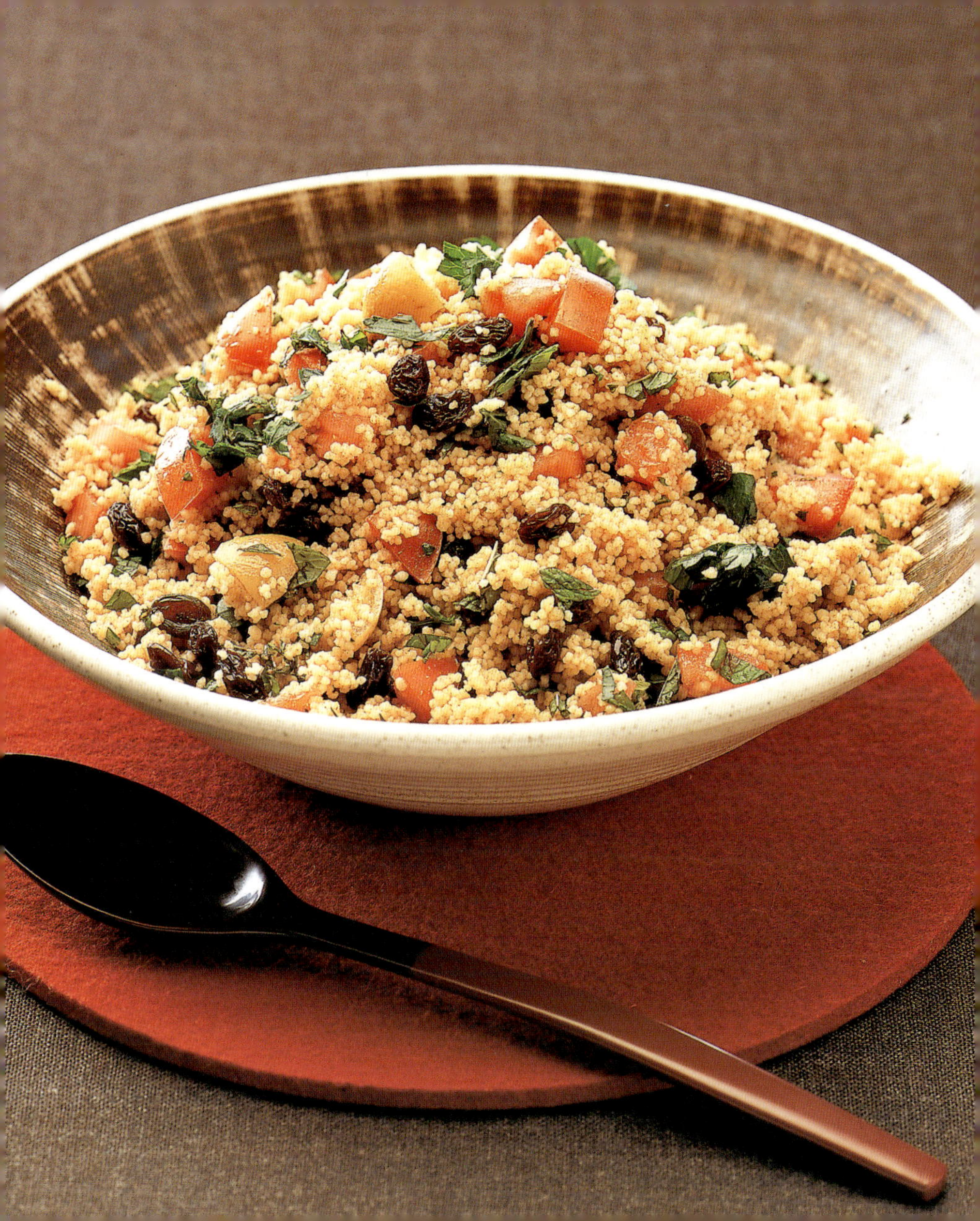

Orientalischer Brotsalat

Für **4–6** Portionen
Vorbereitungszeit: **10 Minuten** plus Abkühlzeit

2 **Pizza-Fladenbrote** oder **Weizentortillas**
1 große **grüne Paprika,** entkernt und klein geschnitten
1 klein geschnittene **Gurke**
250 g halbierte **Cherry-Tomaten**
½ fein gehackte **rote Zwiebel**
2 EL gehackte **Minze**
2 EL gehackte **Petersilie**
2 EL gehackter frischer **Koriander**
3 EL kalt gepresstes **Olivenöl**
Saft von 1 **Zitrone**
Salz und **Pfeffer**

Fladenbrot in einer heißen Grillpfanne oder im vorgeheizten Ofen bei Oberhitze 2–3 Minuten rösten. Brot abkühlen lassen, später in mundgerechte Stücke teilen.

Grüne Paprika, Gurke, Tomaten, Zwiebel und Kräuter in einer Schüssel vermengen. Öl, Zitronensaft, Salz und Pfeffer vermischen, Dressing über den Salat geben. Brotstücke unterheben und sofort servieren.

Variante – Tomaten-Brot-Salat: 750 g reife Tomaten klein schneiden und in eine Schüssel geben. 4 Scheiben nicht zu frisches Brot klein schneiden, 1 Bund Basilikumblätter, 125 g entsteinte schwarze Oliven, 75 ml kalt gepresstes Olivenöl, 1 Esslöffel Balsamico-Essig sowie Salz und Pfeffer dazugeben. Zutaten gut vermengen und auf großen Tellern anrichten.

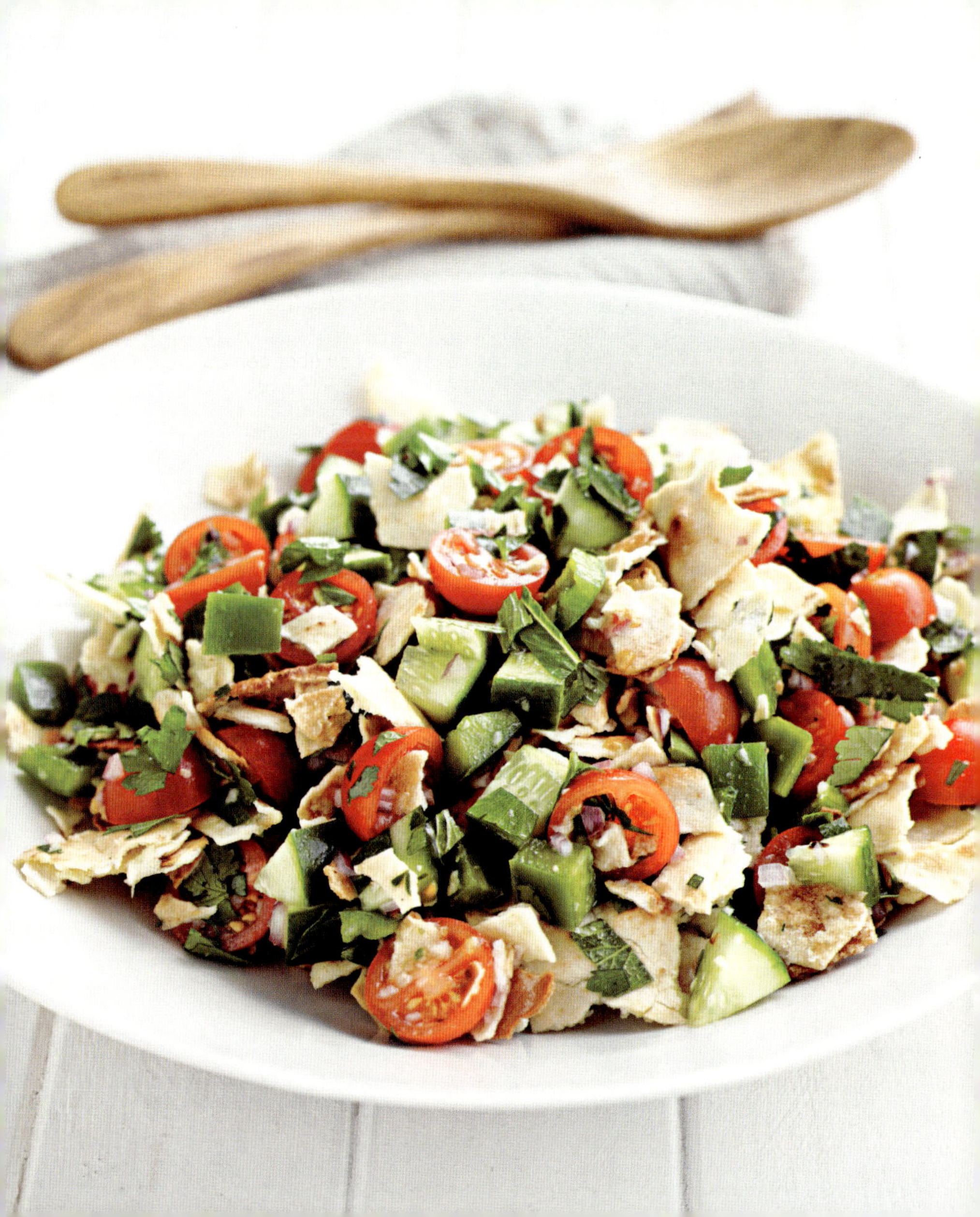

Kartoffelsalat mit Basilikum

Für **4–6** Portionen
Vorbereitungszeit: **5 Minuten** plus Abkühlzeit
Zubereitungszeit: **15 Minuten**

1 kg sauber gebürstete **Frühkartoffeln**
4 EL kalt gepresstes **Olivenöl**
1½ EL **Weißweinessig**
50 g geröstete **Pinienkerne**
½ Bund **Basilikum**
Salz und **Pfeffer**

Kartoffeln in kochendem Salzwasser 12–15 Minuten weich garen. Gut abtropfen lassen, große Kartoffeln halbieren und alle in eine große Schüssel geben.

Öl, Essig, Salz und Pfeffer verschlagen, zur Hälfte zu den Kartoffeln geben. Dressing unterheben und Salat abkühlen lassen.

Pinienkerne, restliches Dressing und Basilikumblätter dazugeben. Alles gut vermischen und servieren.

Variante – Traditioneller Kartoffelsalat: 1 kg Frühkartoffeln wie oben kochen, abtropfen und abkühlen lassen. 150 ml Mayonnaise, 1 Bund fein gehackte Frühlingszwiebeln, 2 Esslöffel fein gehackten Schnittlauch, 1 Spritzer Zitronensaft sowie Salz und Pfeffer verrühren. Dressing unter die Kartoffeln heben.

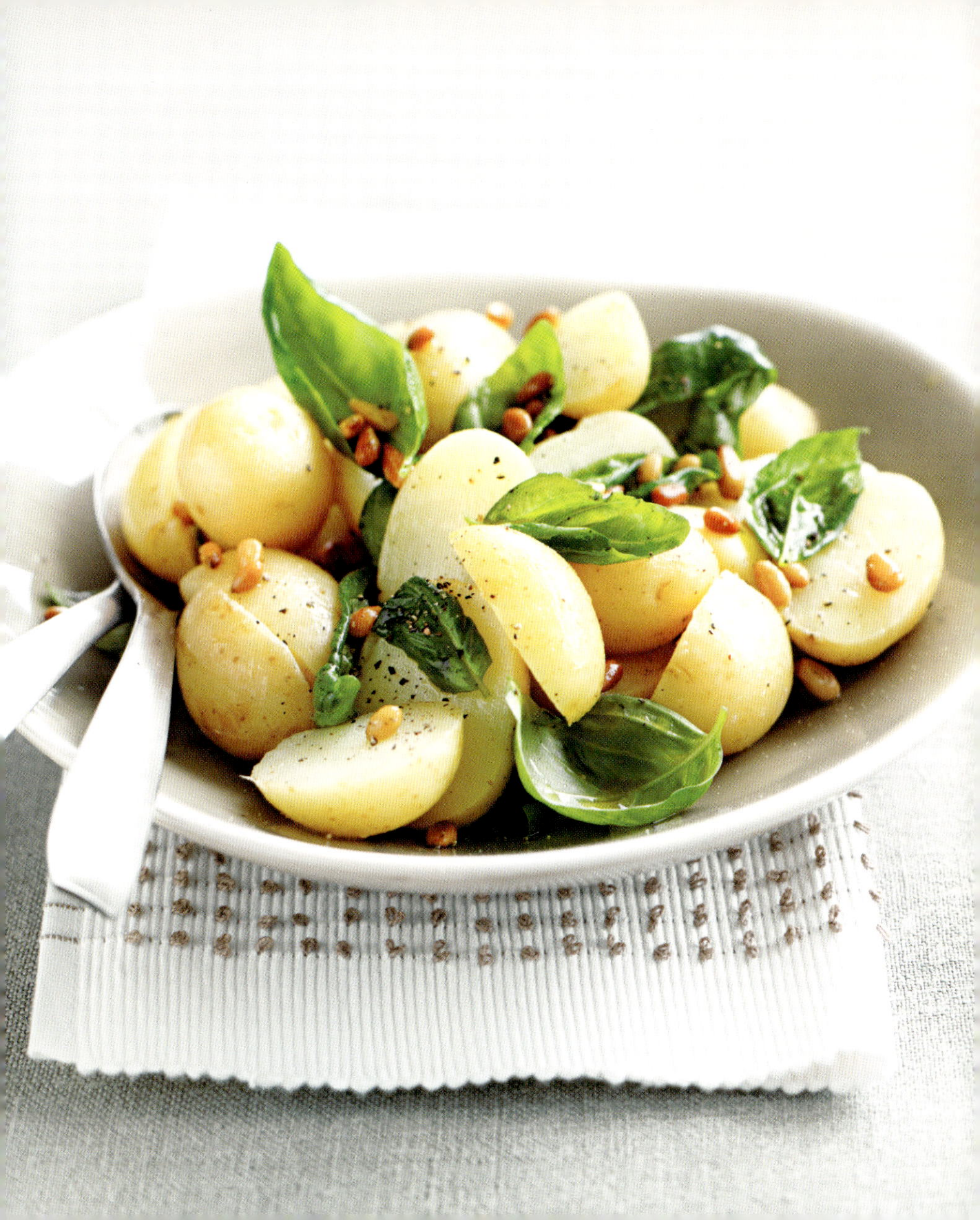

Spinatsalat mit Gorgonzola

Für **4** Portionen
Vorbereitungszeit: **5 Minuten** plus Abkühlzeit
Zubereitungszeit: **3 Minuten**

1 EL flüssiger **Honig**
125 g **Walnüsse**, halbiert
250 g geputzte **Schnittbohnen**
200 g **Babyspinat**
150 g zerbröckelter **Gorgonzola**

Für das Dressing
4 EL **Walnussöl**
2 EL kalt gepresstes **Olivenöl**
1–2 EL **Sherry-Essig**
Salz und **Pfeffer**

Honig in einer kleinen Pfanne erhitzen, Walnüsse dazugeben und bei mittlerer Hitze unter Rühren 2–3 Minuten glasieren. Auf einem Teller abkühlen lassen.

Bohnen in Salzwasser 3 Minuten kochen, abgießen, abschrecken und gut abtropfen lassen. Bohnen und Spinatblätter in eine große Schüssel geben.

Zutaten für das Dressing verrühren, unter den Salat heben. Salat in Portionen anrichten, Gorgonzola und Walnüsse darüber verteilen und sofort servieren.

Variante – Brunnenkresse-Salat mit Mandeln & Stilton: Statt des Spinats dieselbe Menge Brunnenkresse verwenden. Anstatt Walnüssen 50 g Mandelsplitter rösten. Gorgonzola durch 200 g Stilton-Käse ersetzen. Salat mit Salz, Pfeffer, Essig und Olivenöl würzen.

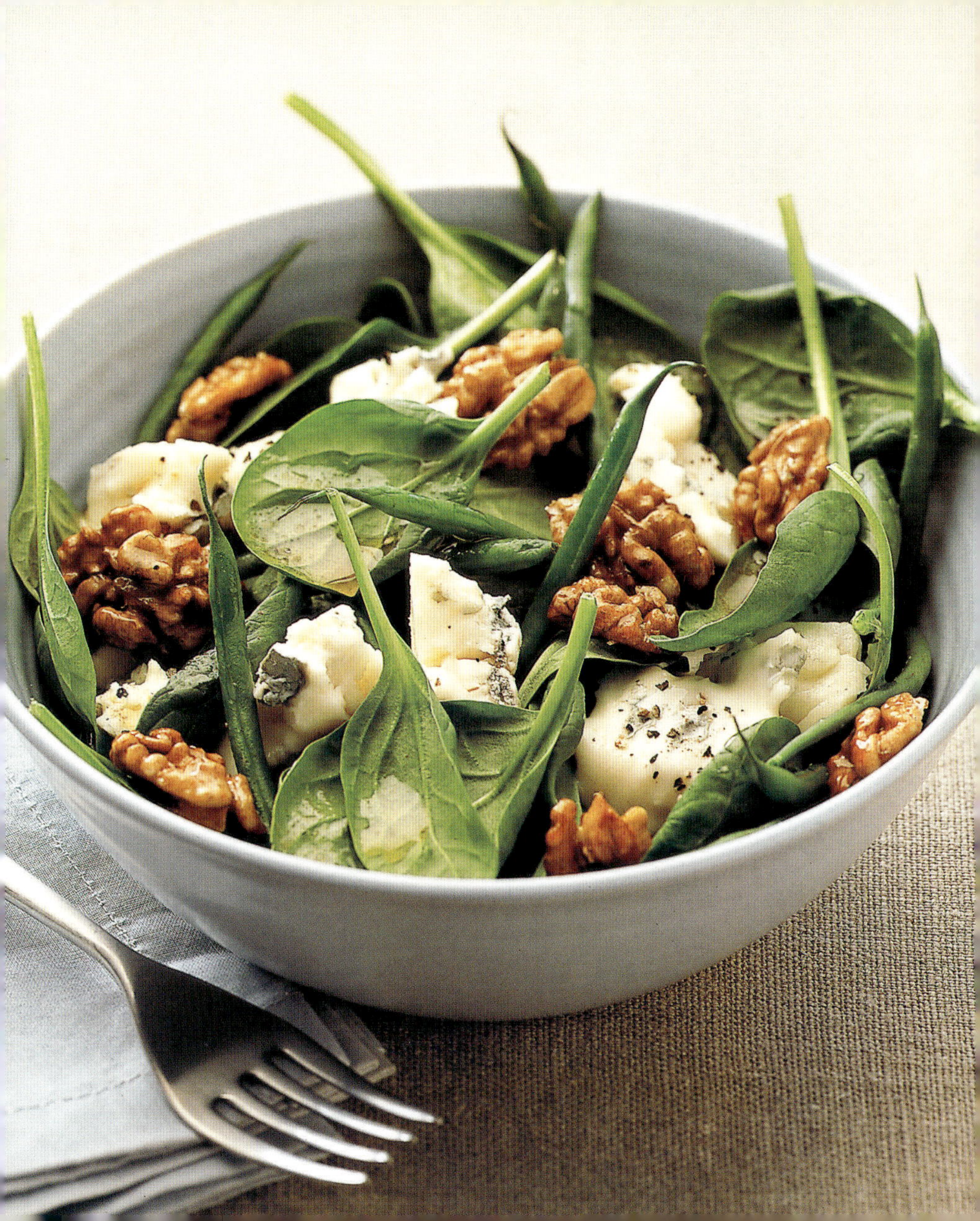

Griechischer Bauernsalat

Für **4** Portionen
Vorbereitungszeit: **10 Minuten**
Zubereitungszeit: **2 Minuten**

4 reife in Stücke geschnittene **Strauchtomaten**
½ in Ringe geschnittene **Zwiebel**
1 **Gurke**, in dicke Scheiben geschnitten
100 g entsteinte **schwarze Oliven**
1 kleiner **Romana-Salat**
250 g **Haloumi-Käse**, in Scheiben geschnitten

Für das Dressing
4 EL kalt gepresstes **Olivenöl**
1½ EL **Rotweinessig**
1 TL getrockneter **Oregano**
Salz und **Pfeffer**

Tomaten, Zwiebel, Gurke und Oliven in eine Schüssel geben. Salat in Blätter teilen und Gemüse auf einer großen Platte anrichten.

Zutaten für das Dressing verrühren, zur Hälfte auf dem Salat verteilen.

Käsescheiben in einer dickwandigen Pfanne von beiden Seiten jeweils 1 Minute anbraten. Käse auf den Salat legen, restliches Dressing darüber verteilen und sofort servieren.

Variante – Griechischer Bauernsalat mit großen Croutons: Statt des Haloumi 200 g zerkleinerten Feta-Käse verwenden. Einige dicke Scheiben Landbrot in mundgerechte, große Stücke schneiden und in Olivenöl von beiden Seiten goldbraun rösten. Croutons abkühlen lassen, unter den Salat heben und sofort servieren.

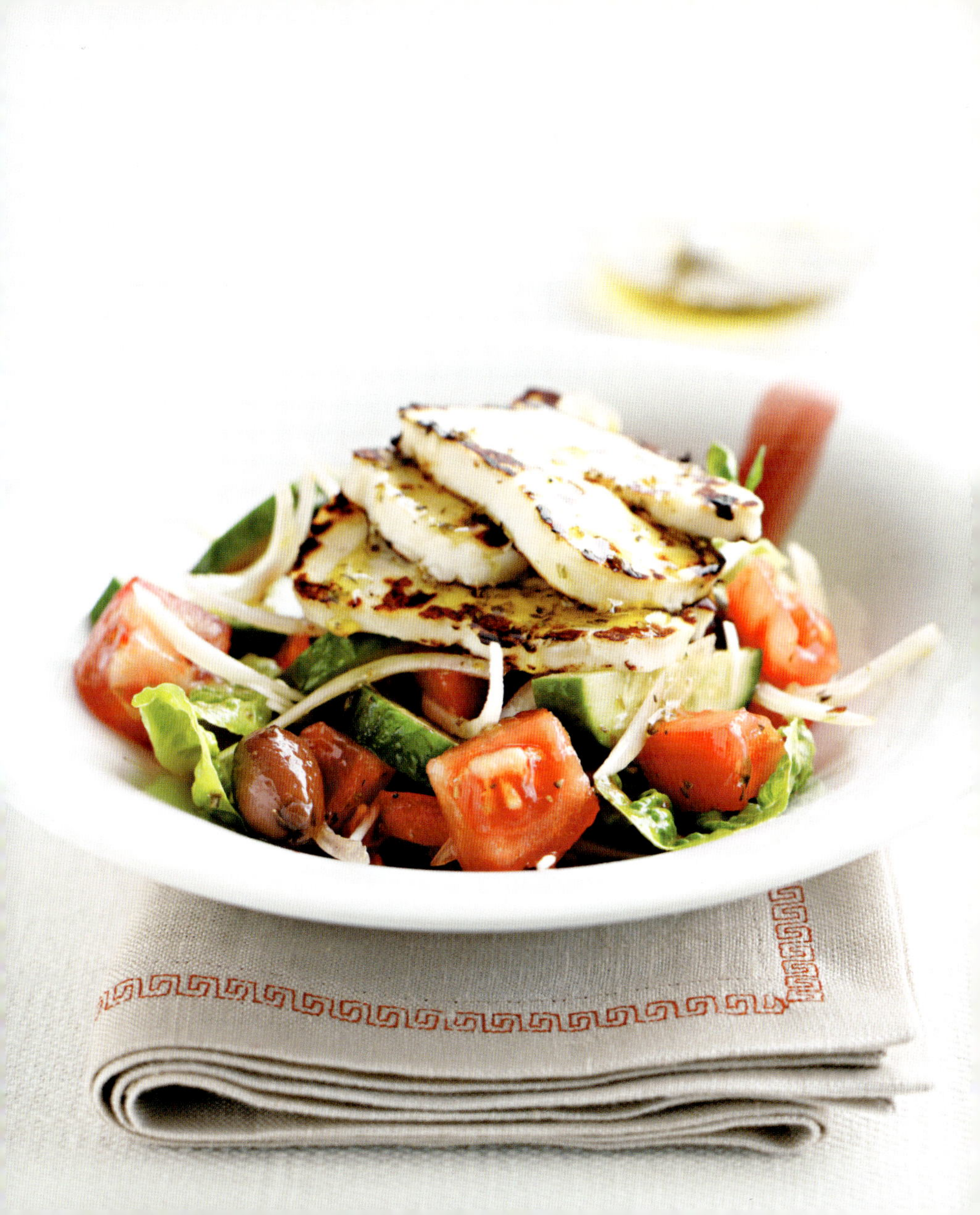

Bohnensalat mit Feigen

Für **4** Portionen
Vorbereitungszeit: **5 Minuten** plus Abkühlzeit
Zubereitungszeit: **5–6 Minuten**

100 g **Pekan-Nüsse**
200 g geputzte **Schnittbohnen**
4 reife **Feigen**, geviertelt
100 g **Raukeblätter**
einige **Minzeblätter**
50 g **Parmesan** oder **Pecorino**

Für das Dressing
3 EL **Walnussöl**
2 TL **Sherry-Essig**
1 TL **Vincotto** (oder Balsamico-Essig)
Salz und **Pfeffer**

Pekan-Nüsse in einer Pfanne bei mittlerer Hitze unter Rühren 3–4 Minuten anrösten, abkühlen lassen.

Bohnen in Salzwasser 2 Minuten kochen, abgießen, und abschrecken. Gut abtropfen lassen und mit Küchenpapier trocken tupfen. Bohnen, Feigen, Nüsse, Salatblätter und Minze in eine Schüssel geben.

Alle Zutaten für das Dressing verschlagen, über den Salat geben und gut vermengen. Käse darüber hobeln und sofort servieren.

Variante – Gemischter Bohnensalat: 200 g Schnittbohnen kochen, 800 g gemischte Bohnen aus der Dose abtropfen lassen, 4 Frühlingszwiebeln klein schneiden, 1 Knoblauchzehe zerdrücken und 4 Esslöffel gemischte Kräuter hacken. Zutaten vermengen. Für das Dressing 4 Esslöffel kalt gepresstes Olivenöl, den Saft von ½ Zitrone sowie eine Prise Zucker, Salz und Pfeffer geben. Falls Vincotto (siehe Seite 13) nicht erhältlich ist, Balsamico-Essig verwenden.

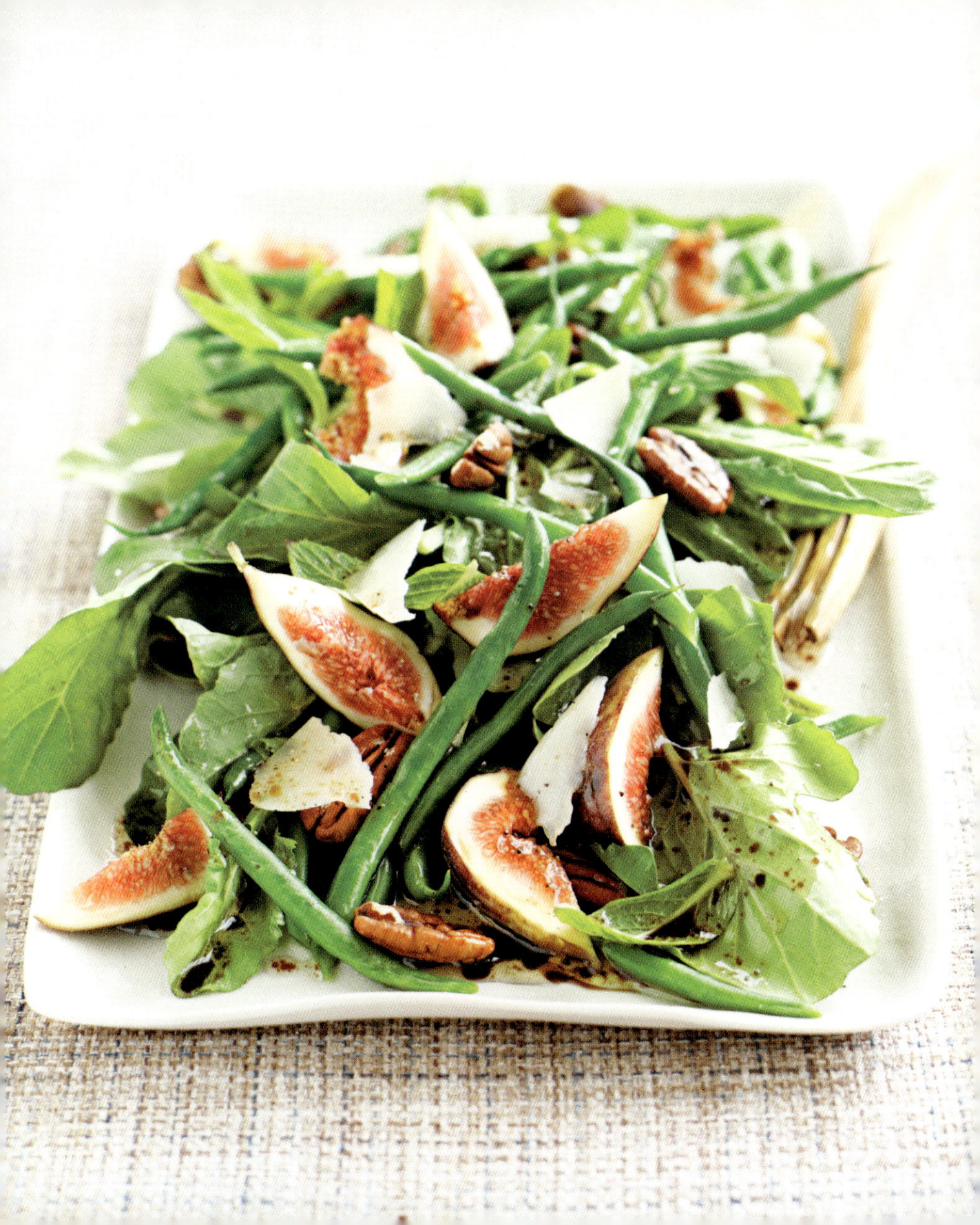

Thailändischer Gemüsesalat

Für **4** Portionen
Vorbereitungszeit: **10 Minuten** plus Abkühlzeit
Zubereitungszeit: **2 Minuten**

250 g geviertelte **Cherry-Tomaten**
1 **Gurke**, in dünne Scheiben geschnitten
1 grüne **Papaya** oder grüne **Mango**
1 große **rote Chili-Schote**, entkernt und klein gehackt
150 g **Bohnensprossen**
4 klein geschnittene **Frühlingszwiebeln**
einige Blätter **Thai-Basilikum**
einige Blätter **Minze**
einige Blätter frischer **Koriander**
4 EL grob gehackte, ungesalzene **Erdnüsse**

Für das Chili-Dressing
2 EL **Chili-Marmelade** (siehe Seite 44)
2 EL **helle Sojasauce**
2 EL **Zitronensaft**
4 TL **Palmzucker**

Für das Dressing alle Zutaten bei schwacher Hitze unter Rühren erwärmen, bis sich der Zucker aufgelöst hat, Dressing abkühlen lassen.

Tomaten, Gurke, Papaya oder Mango, Chili, Bohnensprossen, Frühlingszwiebeln und Kräuter in eine große Schüssel geben. Dressing darüber geben und gut vermengen. Salat auf einer Platte anrichten. Erdnüsse darüber verteilen und sofort servieren.

Variante – Thailändische Salat-Wraps: Gemüsesalat zubereiten wie oben, jedoch in großen Eisbergsalatblättern servieren: Blätter ausbreiten, Gemüse darauf geben und zusammenrollen. Chili-Dressing durch eine Mischung aus Sojasauce, Zitronensaft und 2 Esslöffel warme Zitronenmarmelade ersetzen. Röllchen in das Dressing dippen.

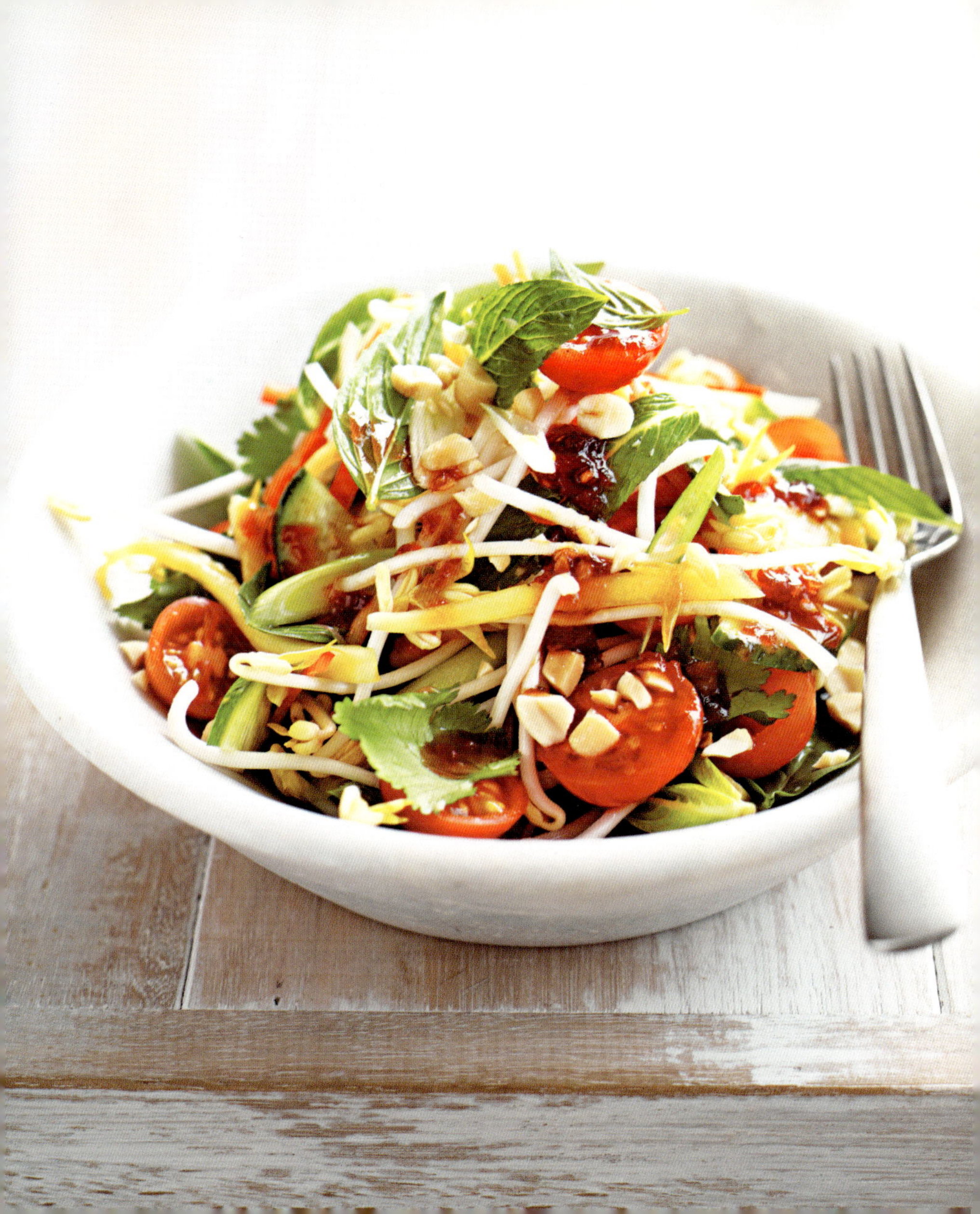

Gemüse mit Petersilien-Pesto

Für **4** Portionen
Vorbereitungszeit: **15 Minuten**
Zubereitungszeit: **50–60 Minuten**

4 kleine sauber gebürstete **Kartoffeln**
1 **rote Zwiebel**
2 **Möhren**
2 **Pastinaken**
8 ungeschälte **Knoblauchzehen**
4 **Thymianzweige**
2 EL kalt gepresstes **Olivenöl**

Für das Petersilien-Pesto
75 g blanchierte **Mandeln**
1 großes Bund **glatte Petersilie**
2 zerdrückte **Knoblauchzehen**
150 ml kalt gepresstes **Olivenöl**
2 EL geriebener **Parmesan**
Salz und **Pfeffer**

Kartoffeln und Zwiebel in Schnitze schneiden, Möhren und Pastinaken vierteln. Gemüse in einem großen Bräter verteilen. Knoblauchzehen, Thymianzweige, Öl, Salz und Pfeffer darüber geben und gleichmäßig vermengen. Im vorgeheizten Ofen bei 220 °C (Gas Stufe 7) 50 – 60 Minuten goldbraun braten, zwischendurch einmal wenden.

Für das Pesto die blanchierten Mandeln in einer dickwandigen Pfanne bei mittlerer Hitze unter ständigem Rühren 3–4 Minuten anrösten, abkühlen lassen.

Mandeln, Petersilie, Knoblauch, Salz und Pfeffer im Mixer zu einer groben Paste pürieren. Mischung in eine Schüssel geben, Öl und Parmesan unterrühren, mit Salz und Pfeffer abschmecken.

Geröstetes Gemüse mit Pesto anrichten.

Variante – Nudeln mit Petersilien-Pesto: 450 g Nudeln in Salzwasser nach Packungsanweisung bissfest kochen. In der Zwischenzeit das Pesto wie oben zubereiten. Nudeln abgießen, dabei 4 Esslöffel Kochwasser zurückbehalten, mit den Nudeln zurück in den Topf geben, Pesto darüber verteilen, gut vermengen und sofort servieren. Die Nudeln können als Hauptgericht serviert werden.

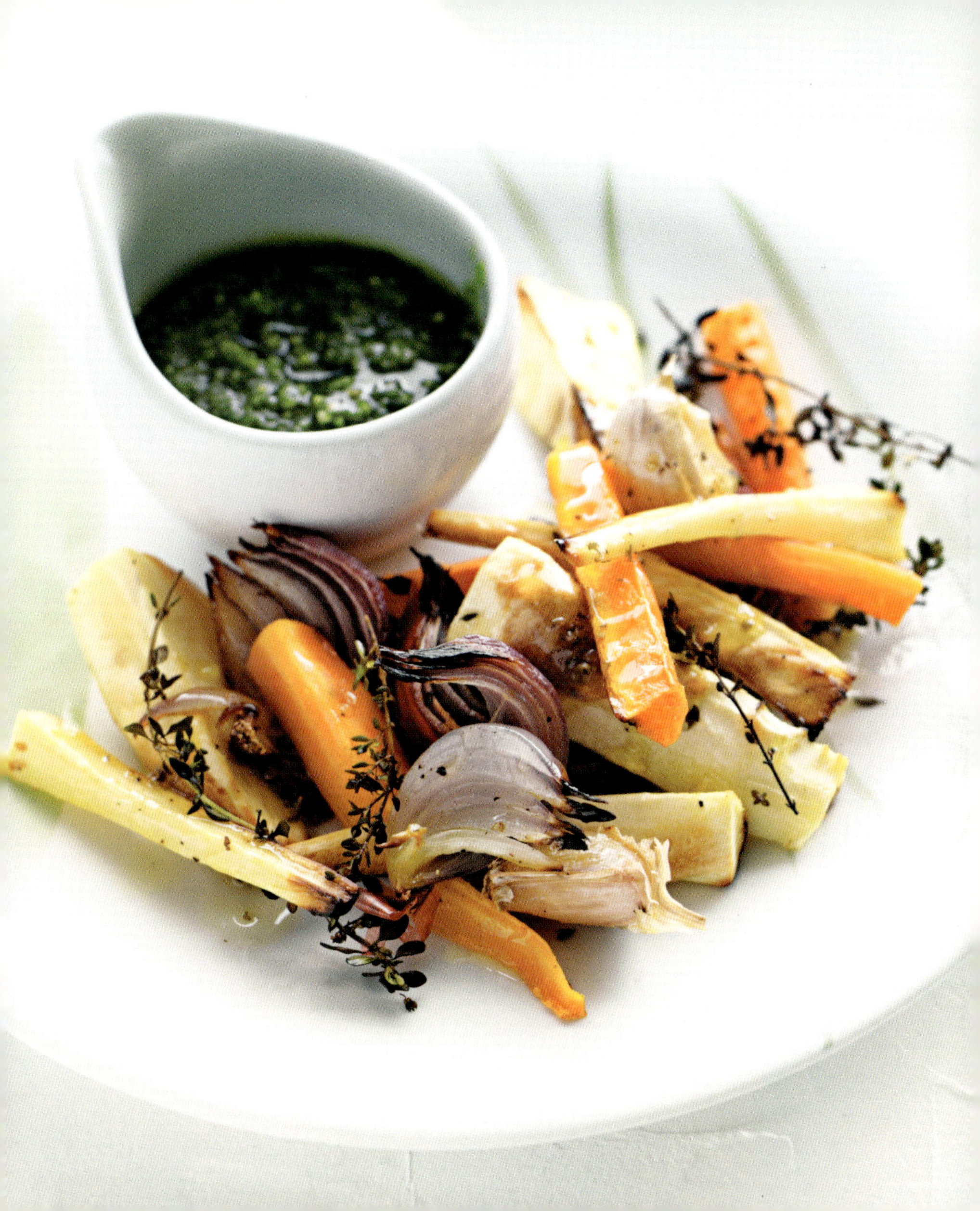

Geschmorte Frühkartoffeln

Für **4–6** Portionen
Vorbereitungszeit: **15 Minuten**
Zubereitungszeit: **45 Minuten**

50 g **Butter**
1 kleine fein gehackte **Zwiebel**
1 zerdrückte **Knoblauchzehe**
1 TL frisch geriebener **Ingwer**
1 TL gemahlener **Koriander**
½ TL gemahlener **Kreuzkümmel**
½ TL gemahlener **Kurkuma**
1 kg sauber gebürstete **mehlige Kartoffeln**
300 ml **Gemüsebrühe**
2 reife in Stücke geschnittene **Tomaten**
gehackter frischer **Koriander**
Salz und **Pfeffer**

Butter in einem Topf zerlassen, Zwiebel, Knoblauch, Ingwer und Gewürze bei schwacher Hitze unter ständigem Rühren 5 Minuten garen. Kartoffeln sowie Salz und Pfeffer dazugeben, gut vermengen. Gemüsebrühe angießen und Tomaten hineingeben.

Gemüse kurz aufkochen, Hitze reduzieren, Topf zudecken und 20 Minuten garen.

Deckel abnehmen und Gemüse offen 15–20 Minuten köcheln lassen, bis die Brühe andickt. Kartoffeln mit frischem Koriander garnieren und heiß servieren.

Variante – Röstkartoffeln mit Knoblauch & Rosmarin: 1 kg sauber gebürstete kleine mehlige Kartoffeln, 12 ungeschälte Knoblauchzehen, 2 Esslöffel gehackten Rosmarin, 2 Esslöffel Olivenöl sowie Salz und Pfeffer vermischen. Kartoffeln im vorgeheizten Ofen bei 200 °C (Gas Stufe 6) 40–45 Minuten garen.

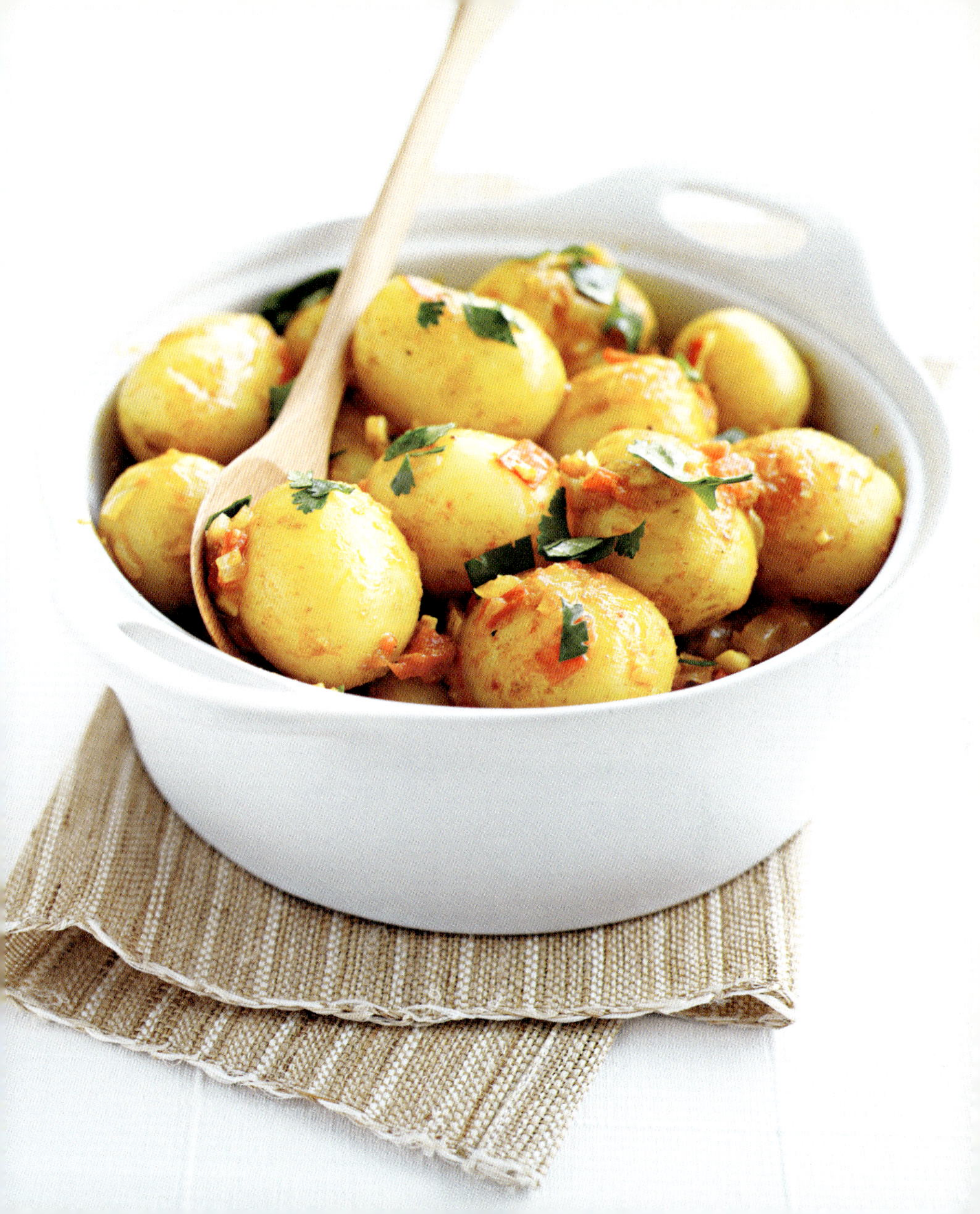

Gemüse-Tempura

Für **4** Portionen
Vorbereitungszeit: **20 Minuten**
Zubereitungszeit: **etwa 20 Minuten**

125 g **Brokkoli**
125 g in Streifen geschnittene rote **Paprika**
125 g geputzte **grüne Bohnen**
125 g **Zucchini-Scheiben**
Pflanzenöl zum Frittieren

Für den Dip
250 ml **Gemüsebrühe**
1 EL **Wakame-Algen** (siehe Seite 13)
3 EL **Mirin**
3 EL **dunkle Sojasauce**

Für den Teig
1 **Eigelb**
250 ml kaltes **Wasser**
150 g **Weizenmehl**

Für den Dip alle Zutaten bei schwacher Hitze 10 Minuten erhitzen, jedoch nicht kochen. Dip warm halten.

Einen Wok oder eine dickwandige Kasserolle 5 cm hoch mit Pflanzenöl füllen und auf 180–190 °C erhitzen (zum Test kann ein Stück Brot geröstet werden; die Temperatur ist erreicht, wenn das Brot in 30 Sekunden braun ist).

Die Zutaten für den Teig zügig verrühren. Gemüse portionsweise darin eintauchen und 2–3 Minuten knusprig frittieren. Gemüse mit einer Schöpfkelle herausheben und auf Küchenpapier abtropfen lassen. Im Ofen bei mittlerer Hitze warm halten, bis das gesamte Gemüse frittiert ist. Tempura mit dem Dip servieren.

Variante – Ponzu-Dip: 2 Esslöffel dunkle Sojasauce, 4 Esslöffel Reiswein und 1 Esslöffel Zitronensaft vermischen und als Dip zum Gemüse-Tempura reichen.

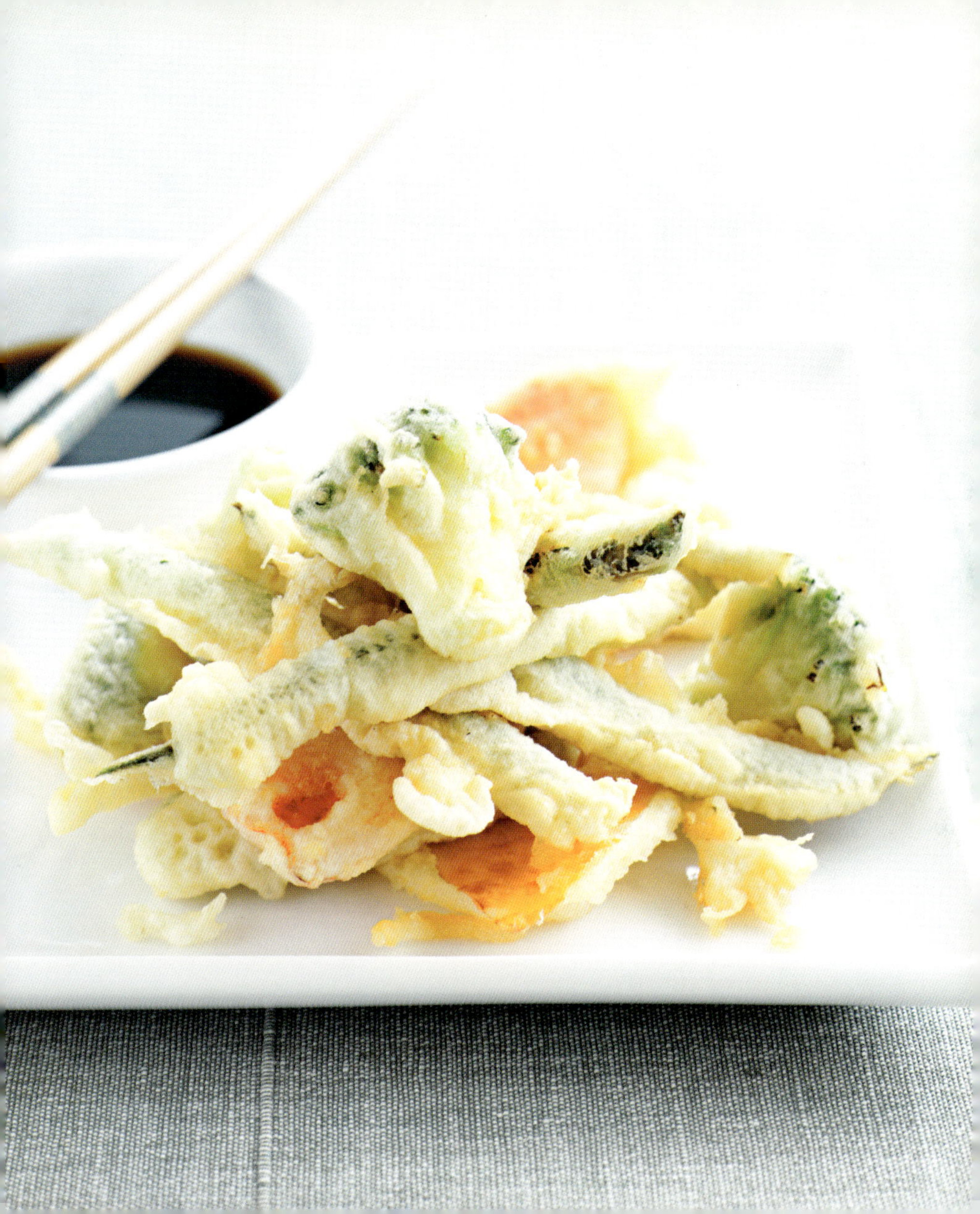

Gebackene Süßkartoffeln

Für **4** Portionen
Vorbereitungszeit: **5 Minuten**
Zubereitungszeit: **45–50 Minuten**

4 gebürstete **Süßkartoffeln** à 250 g
200 g **Schmand**
2 klein geschnittene **Frühlingszwiebeln**
1 EL gehackter **Schnittlauch**
50 g **Butter**
Salz und **Pfeffer**

Kartoffeln in einem Bräter im vorgeheizten Ofen bei 220 °C (Gas Stufe 7) 45–50 Minuten weich garen.

Schmand, Frühlingszwiebeln, Schnittlauch sowie Salz und Pfeffer in einer Schüssel vermischen.

Süßkartoffeln der Länge nach aufschneiden, etwas Butter und einen Esslöffel Schmand-Mischung darüber geben. Sofort servieren.

Variante – Knusprige Süßkartoffelschalen: Gebackene Süßkartoffeln abkühlen lassen und in Schnitze schneiden. Mit einem Löffel die weiche Kartoffelmasse von der Schale abnehmen, jedoch nicht vollständig abschaben. Kartoffelschalen in heißem Öl 4–5 Minuten knusprig frittieren. Mit einem Dip aus Schmand und Schnittlauch servieren.

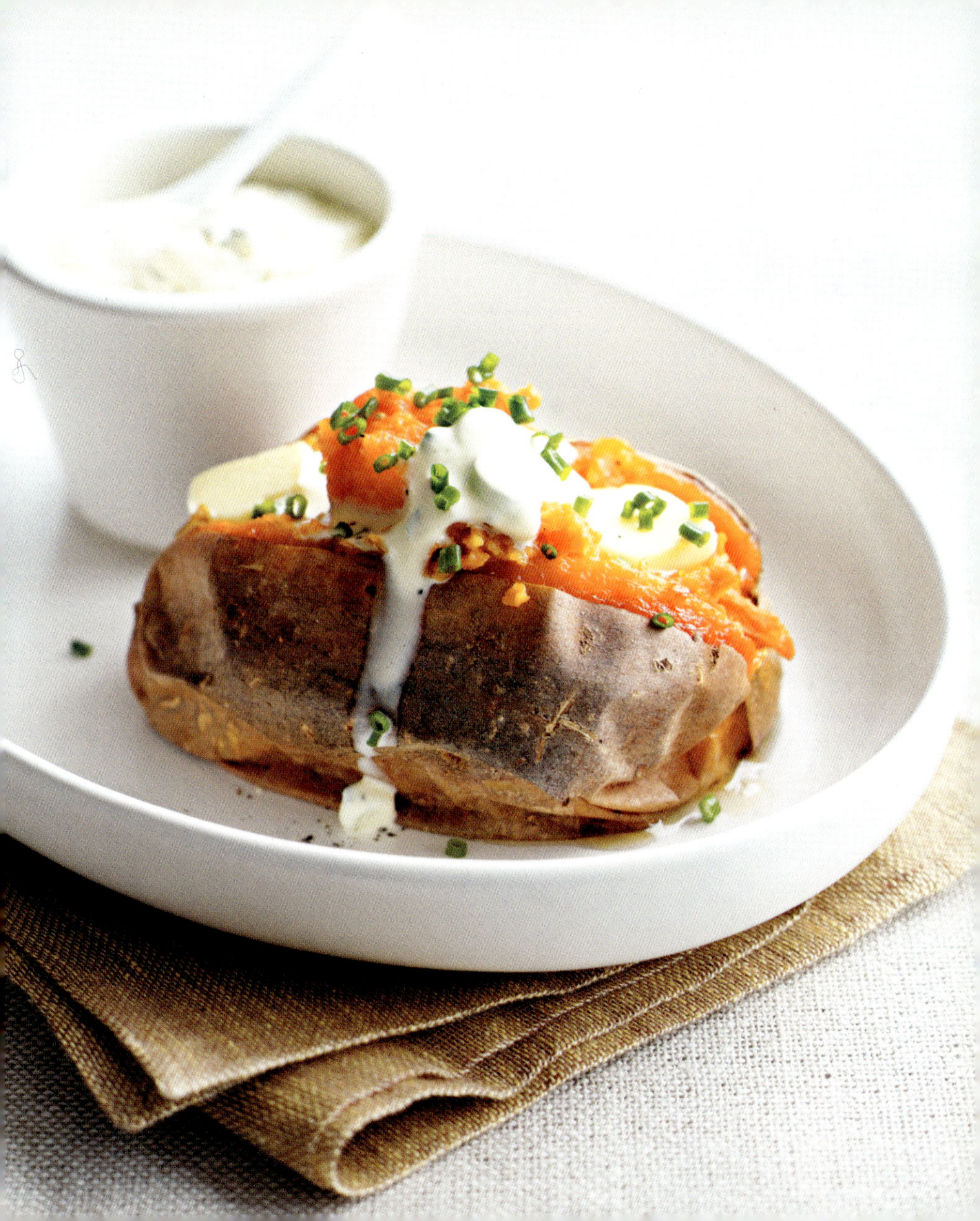

Indische Kürbisschnitze

Für **4** Portionen
Vorbereitungszeit: **15 Minuten** plus Abkühlzeit
Zubereitungszeit: **15–20 Minuten**

1 kg **Garten-** oder **Moschus-Kürbis**
1 TL **Kreuzkümmel-Samen**
1 TL **Koriander-Samen**
2 **Kardamom-Samen**
3 EL **Sonnenblumenöl**
1 TL **Zucker** oder **Mango-Chutney**

Für das Kokos-Pesto
25 g frische **Korianderblätter**
1 zerdrückte **Knoblauchzehe**
1 **grüne Chili-Schote**, entkernt und klein gehackt
1 Prise **Zucker**
1 EL grob gehackte **Pistazienkerne**
6 EL **Kokosmilch**
1 EL **Zitronensaft**
Salz und **Pfeffer**

Kürbis in etwa 1 cm dicke Schnitze schneiden, entkernen und in eine große Schüssel geben.

Alle Gewürze in einer dickwandigen Pfanne bei mittlerer Hitze unter ständigem Rühren anrösten, abkühlen lassen und in einem Mörser zerstoßen. Gewürze mit Öl, Zucker oder Mango-Chutney vermischen, Gewürzmischung unter die Kürbisschnitze heben.

Kürbisschnitze im vorgeheizten Ofen bei Oberhitze oder auf dem Holzkohlegrill von beiden Seiten jeweils 6–8 Minuten garen, leicht bräunen lassen.

Inzwischen für das Pesto Korianderblätter, Knoblauch, Chili, Zucker und Pistazienkerne im Mixer fein pürieren, mit Salz und Pfeffer abschmecken. Kokosmilch und Zitronensaft zugeben und erneut pürieren. Pesto in eine Schüssel füllen.

Heiße Kürbisschnitze mit Pesto servieren.

Variante – Indisch gewürzte Süßkartoffelschnitze: 4 gebürstete Süßkartoffeln à 250 g in Salzwasser etwa 15 Minuten gar kochen, abgießen, kurz abkühlen lassen und in große Schnitze schneiden. Öl-Gewürz-Mischung über die Kartoffeln geben und wie oben etwa 6 Minuten braun garen oder grillen. Heiße Süßkartoffeln mit Pesto anrichten.

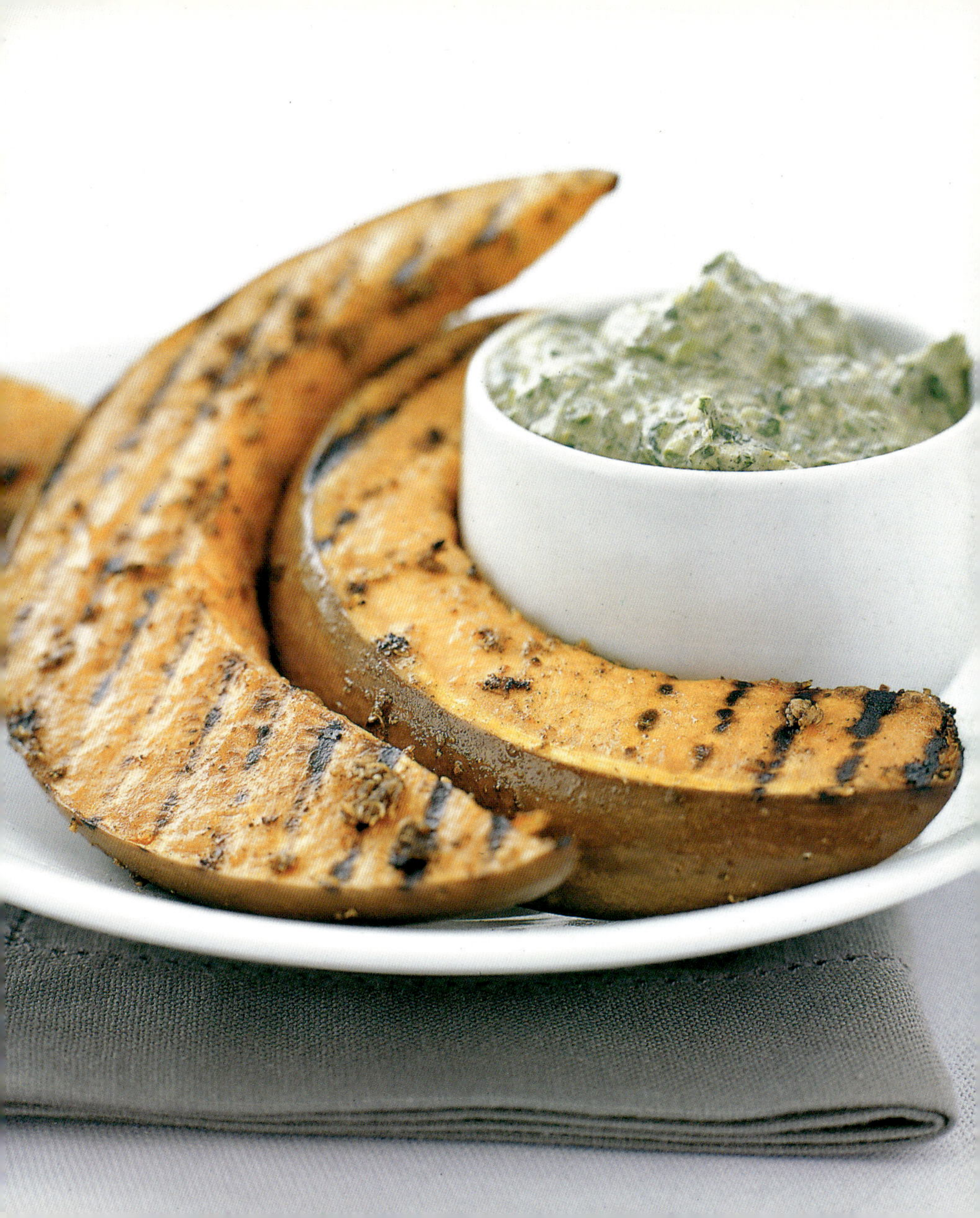

Polenta-Dreiecke

Für **8** Portionen
Vorbereitungszeit: **5 Minuten** plus Abkühlzeit
Zubereitungszeit: **15–20 Minuten**

Öl für die Form
1 l **Wasser**
2 TL **Salz**
175 g **Instant-Polenta**
2 zerdrückte **Knoblauchzehen**
50 g **Butter**
50 g frisch geriebener **Parmesan**
Olivenöl für die Form
gehackte frische **Petersilie**
Pfeffer

Eine etwa 23x30 cm große Backform mit Öl auspinseln oder einsprühen. Wasser mit Salz in einem großen Topf zum Kochen bringen, Polenta langsam einrieseln lassen und bei schwacher Hitze unter ständigem Rühren mit einem Holzlöffel 5 Minuten kochen, bis die Masse andickt.

Polenta vom Herd nehmen, sofort Knoblauch, Butter, Parmesan und Pfeffer einrühren und zu einem glatten Brei verrühren. Masse in die vorbereitete Form streichen und abkühlen lassen.

Die Polenta auf ein Brett stürzen und erst in große Quadrate schneiden, dann diagonal in Dreiecke. Diese mit etwas Öl einpinseln.

Polentastücke in einer heißen Grillpfanne portionsweise bei mittlerer Hitze 2–3 Minuten von jeder Seite rösten. Mit geriebenem Parmesan und Petersilie garnieren, sofort servieren.

Variante – Weiche Polenta mit Salbeibutter: 125 g Butter in einer kleinen Pfanne zerlassen. 1 Esslöffel gehackten Salbei und eine Prise Cayenne-Pfeffer zugeben und bei mittlerer Hitze 2–3 Minuten Salbei knusprig braten, warm stellen. Polenta wie im ersten Schritt oben zubereiten, vom Herd nehmen und 50 g Parmesan einrühren. Weiche Polenta in Schalen füllen, Salbeibutter darüber träufeln und sofort servieren.

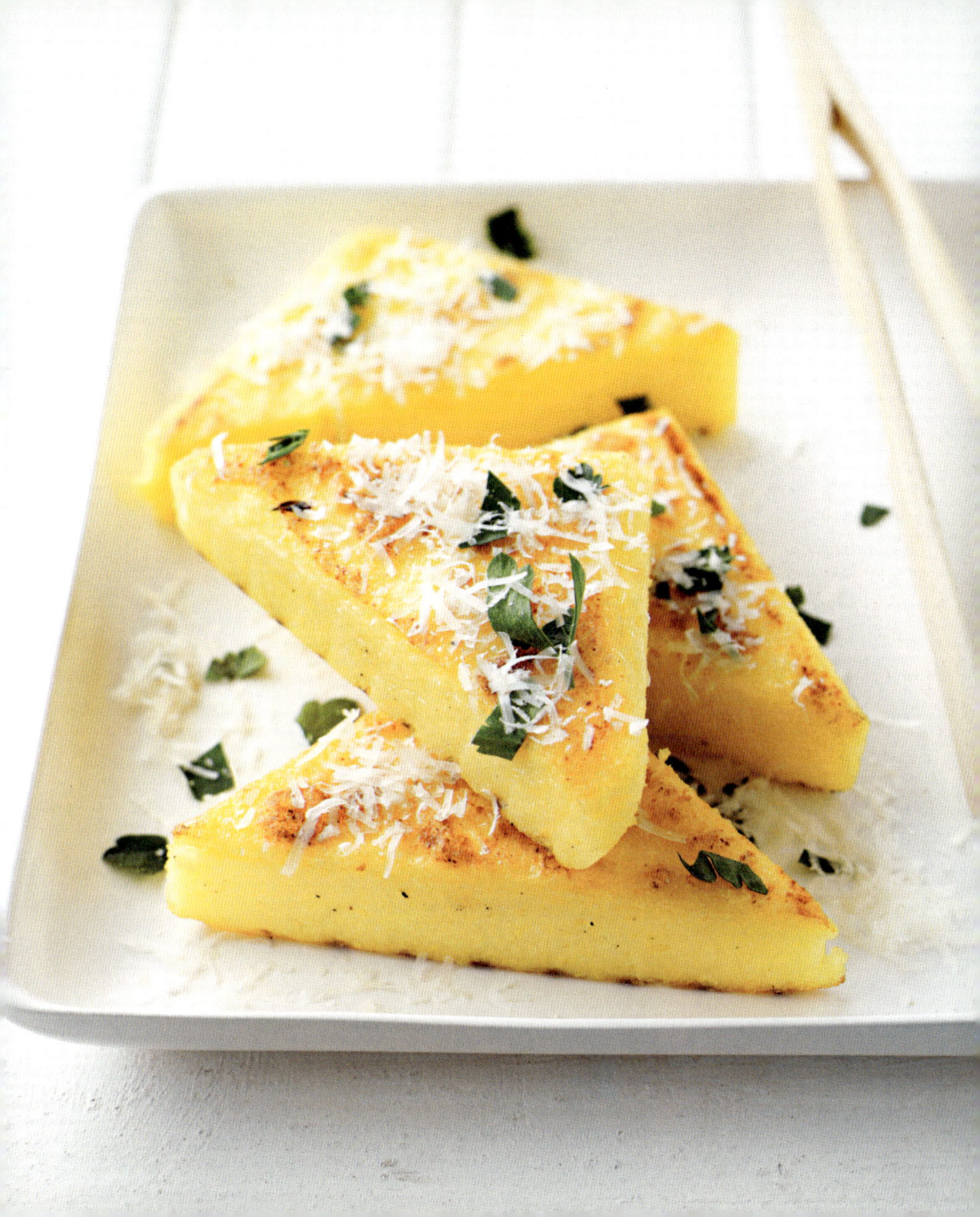

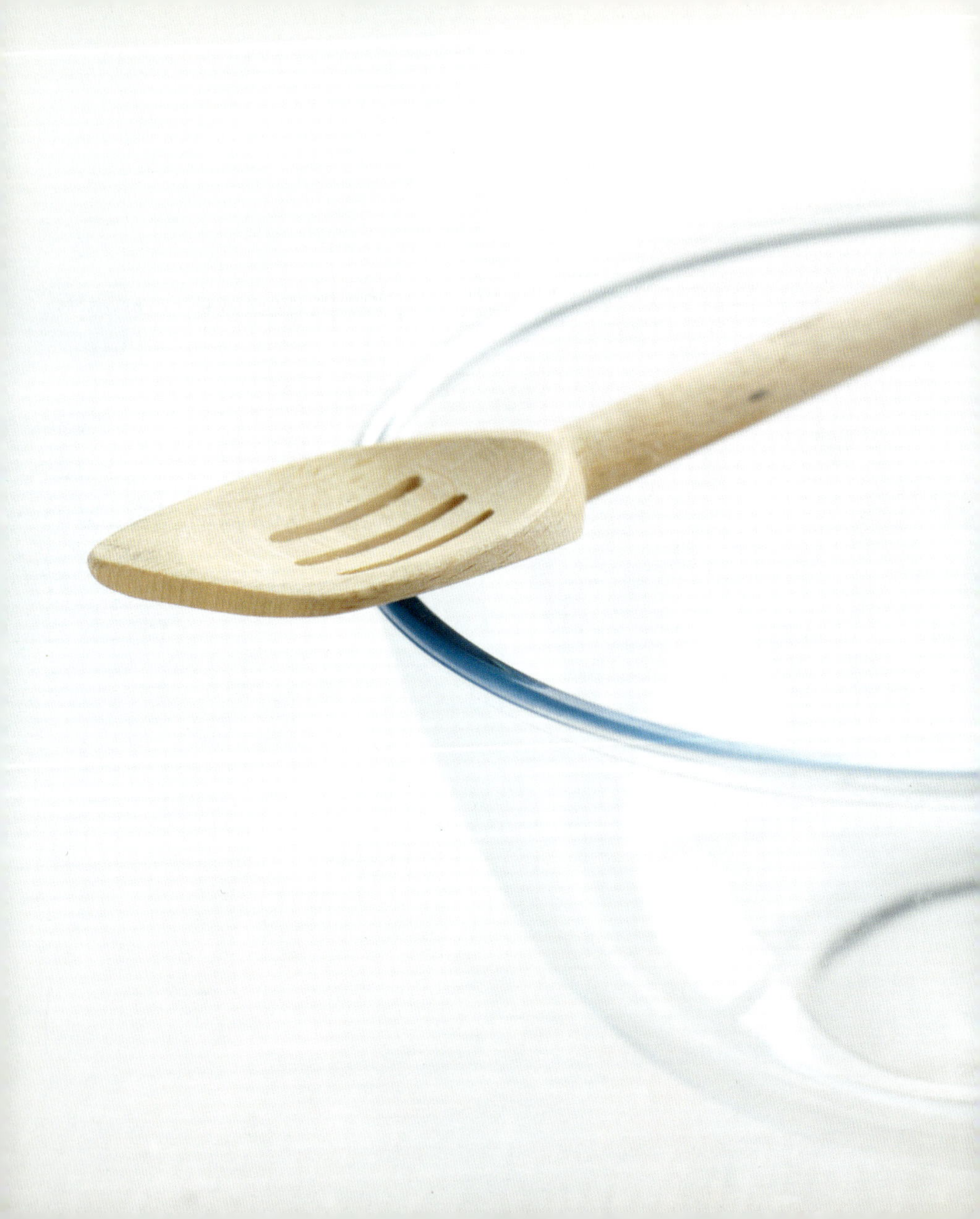

Aus dem Backofen

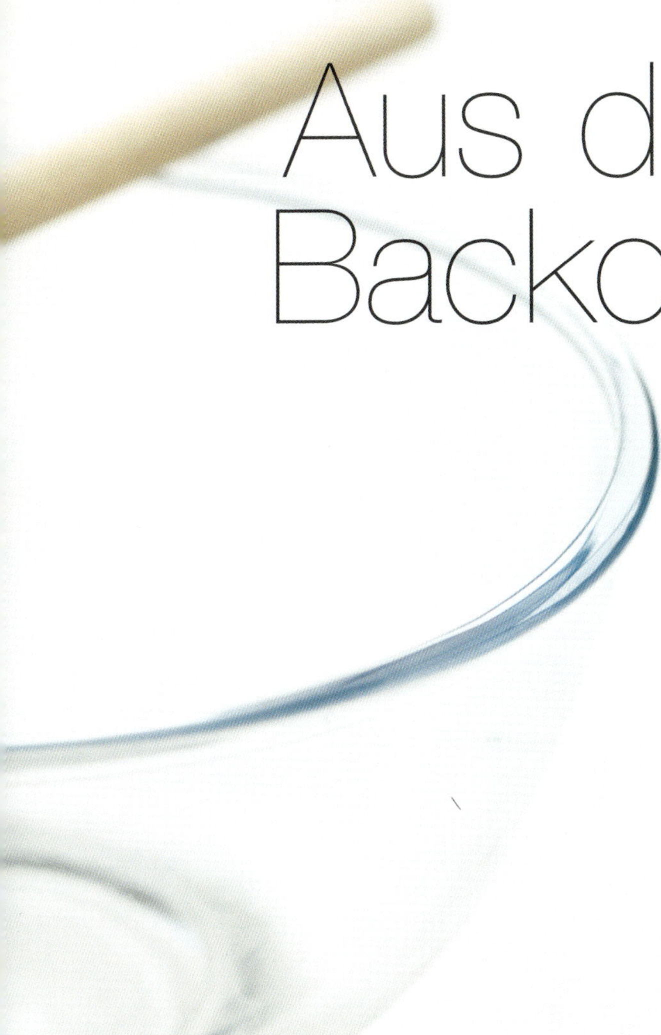

Tarte mit Feigen & Ziegenkäse

Für **4** Portionen
Vorbereitungszeit: **10 Minuten**
Zubereitungszeit: **20–25 Minuten**

350 g **TK-Blätterteig** (aufgetaut)
Weizenmehl zum Ausrollen des Blätterteigs
1 verquirltes **Ei**
3 EL **Tapenade** (Olivenpaste)
3 geviertelte frische **Feigen**
100 g halbierte **Cherry-Tomaten**
100 g zerkleinerter milder **Ziegenkäse**
2 TL gehackter **Thymian**
2 EL frisch geriebener **Parmesan**
Raukesalat als Beilage

Blätterteig auf bemehltem Untergrund zu einem etwa 20x30 cm großen Rechteck von 2 mm Dicke ausrollen, Ränder gerade schneiden. Mit einer Gabel Löcher in den Teig stechen und die Kanten zu einem 2,5 cm breiten Rand umschlagen. Teig auf Backpapier legen, mit verquirltem Ei bepinseln und im vorgeheizten Ofen bei 200 °C (Gas Stufe 6) 12–15 Minuten backen.

Blätterteig aus dem Backofen nehmen, in der Mitte vorsichtig flach drücken und mit Tapenade bestreichen. Feigen, Tomaten, Ziegenkäse und Thymian darauf verteilen und Parmesan darüber streuen.

Tarte wieder in den Ofen schieben und 5–10 Minuten backen, bis die Feigen gar sind und der Käse zerläuft. Eventuell mit Oberhitze bräunen, aber darauf achten, dass die Ränder nicht verbrennen (mit Folie abdecken). Tarte warm servieren, z. B. Raukesalat dazu reichen.

Variante – Tarte mit Ziegenkäse & gegrilltem Gemüse: Anstelle der Feigen und Tomaten 1 Zucchini und 1 Aubergine in dünne Scheiben schneiden, 1 rote Paprika entkernen und vierteln sowie 1 rote Zwiebel in kleine Schnitze schneiden. Gemüse mit Öl bepinseln und im vorgeheizten Ofen bei Oberhitze 3–4 Minuten garen. Gemüse auf dem Teig verteilen und Tarte wie oben zubereiten.

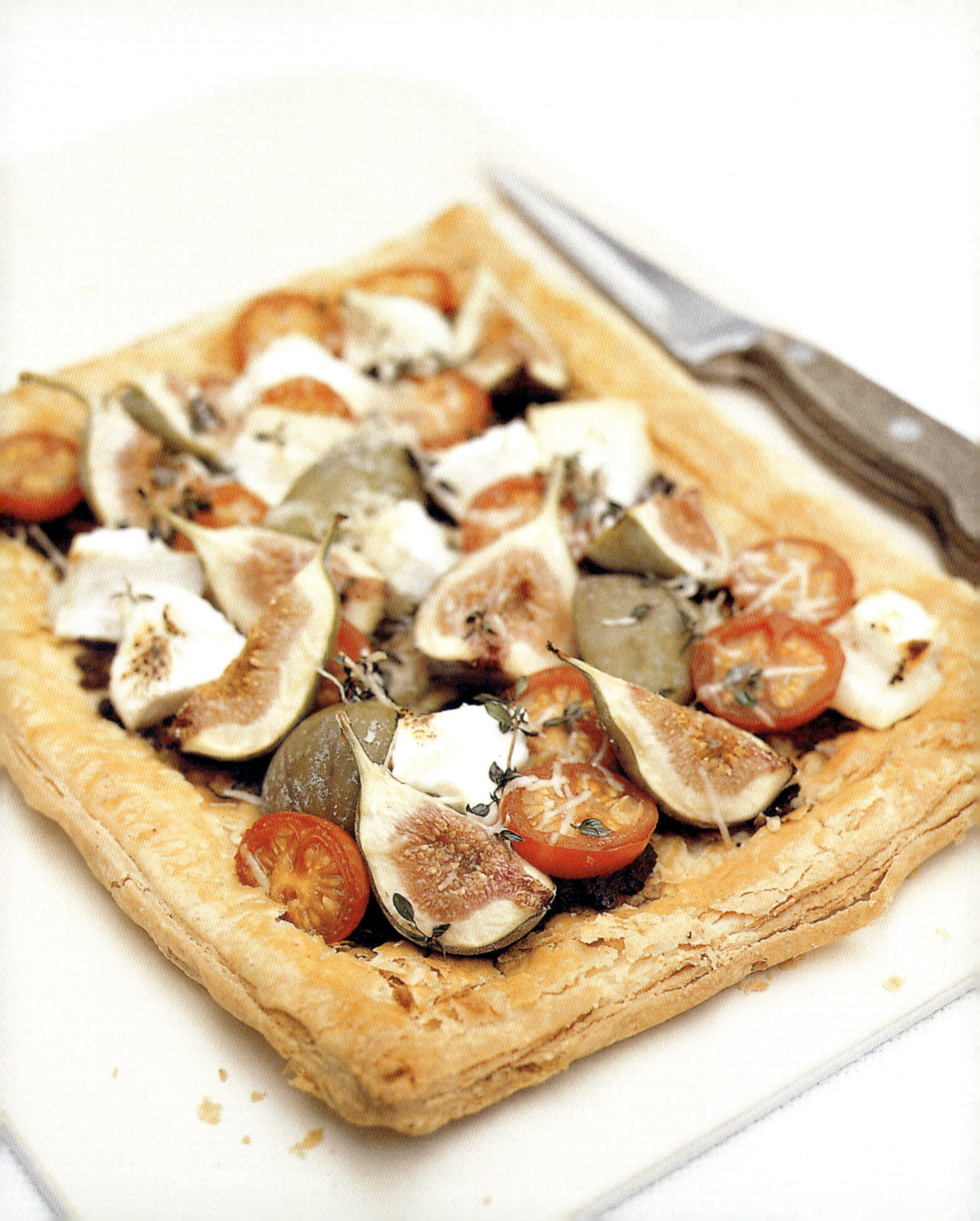

Tarte mit gemischten Pilzen

Für **6** Portionen
Vorbereitungszeit: **45 Minuten** plus Zeit zum Kühlstellen
Zubereitungszeit: **50–55 Minuten**

50 g **Butter**
6 fein gehackte **Schalotten**
2 zerdrückte **Knoblauchzehen**
2 TL gehackter **Thymian**
350 g gemischte **Pilze** (z. B. Shiitake, Austernpilze, Steinpilze), geputzt und klein geschnitten
300 ml **saure Sahne**
3 **Eier**
25 g frisch geriebener **Parmesan**
Salz und **Pfeffer**
Raukeblätter

Für den Teig
200 g **Weizenmehl**
½ TL **Salz**
125 g kalte **Butter** in Stücken
1 **Eigelb**
2 EL kaltes **Wasser**
weiße Bohnen zum Blindbacken

Für den Teig Mehl in eine Schüssel sieben, Salz, Butter, Eigelb und Wasser zugeben und verkneten. Teig in Klarsichtfolie einschlagen und 30 Minuten kühl stellen.

Teig auf bemehltem Untergrund ausrollen und in eine runde Tarte-Form von 25 cm Durchmesser mit gewelltem Rand geben. Mit einer Gabel Löcher in den Boden stechen, weitere 30 Minuten kühl stellen. Backpapier auf den Teig legen, weiße Bohnen darauf geben und im vorgeheizten Ofen bei 200 °C (Gas Stufe 6) 15 Minuten blind backen. Papier und Bohnen entfernen und weitere 15 Minuten backen. Abkühlen lassen.

Butter in einer Pfanne zerlassen, Schalotten, Knoblauch und Thymian bei schwacher Hitze unter ständigem Rühren 5 Minuten dünsten. Pilze, Salz und Pfeffer dazugeben, bei mittlerer Hitze unter ständigem Rühren 5 Minuten braten. Abkühlen lassen. Masse auf den Teig geben. Saure Sahne, Eier, Parmesan, Salz und Pfeffer verquirlen und darüber gießen. Tarte 20–25 Minuten goldbraun backen. Tarte mit einigen Raukeblättern garnieren und warm servieren.

Variante – Tarte mit Spinat & Feta: Statt der Pilze 500 g tiefgekühlten Blattspinat verwenden. Spinat auftauen und Flüssigkeit ausdrücken, zu der gedünsteten Schalottenmischung in die Pfanne geben und über den Teig verteilen. Eier-Sahne-Mischung darüber gießen und darauf 125 g zerkleinerten Feta verteilen. Tarte wie im Rezept oben zubereiten.

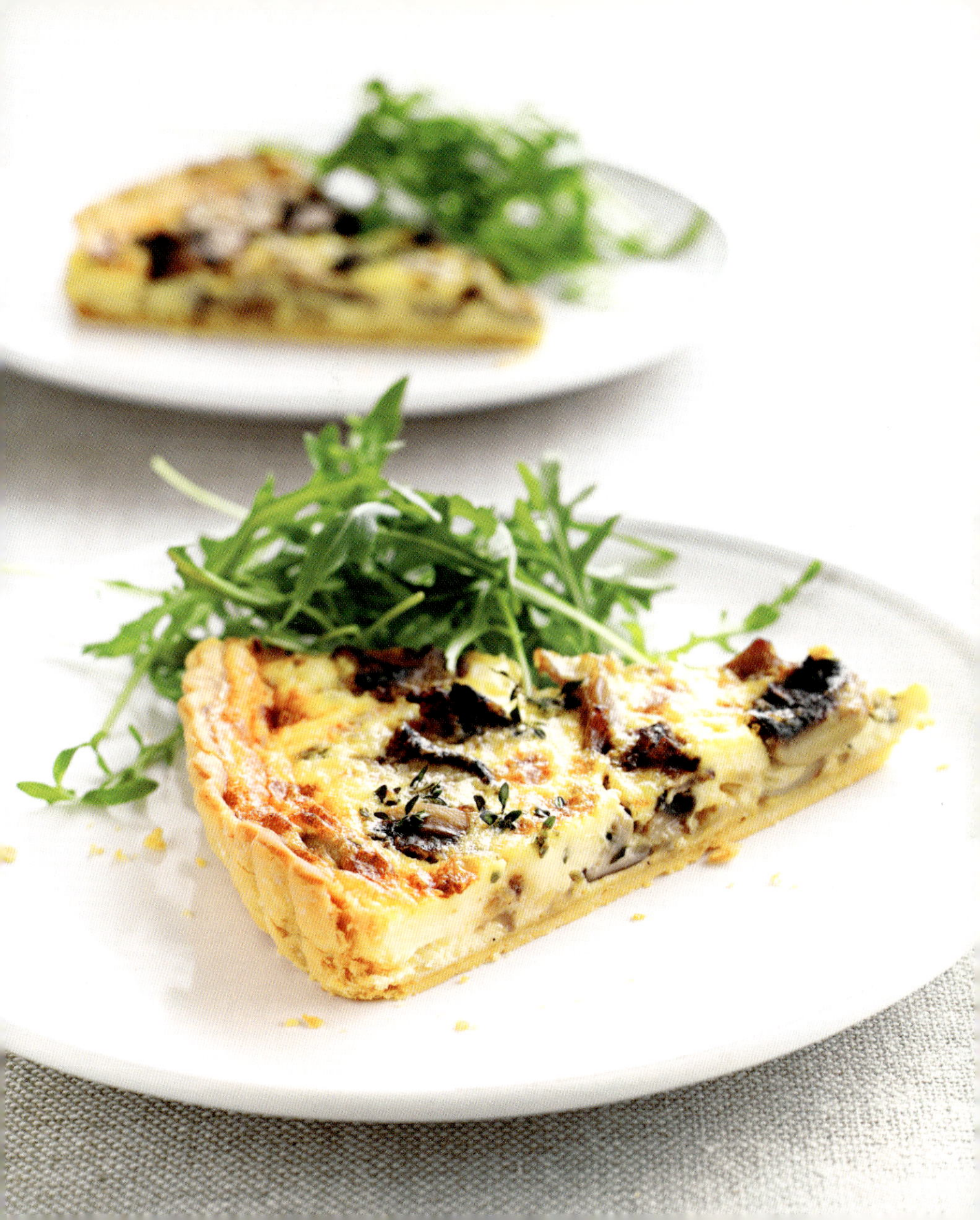

Tarte mit Tomate & Feta

Für **4** Portionen
Vorbereitungszeit: **15 Minuten**
Zubereitungszeit: **20 Minuten**

350 g **TK-Blätterteig** (aufgetaut)
Weizenmehl zum Ausrollen des Blätterteigs
3 EL **Pesto** (siehe Seite 86)
250 g halbierte **Baby-Pflaumentomaten**
100 g zerkleinerter **Feta**
4 EL frisch geriebener **Parmesan**
einige **Basilikumblätter**
Salz und **Pfeffer**

Blätterteig auf bemehltem Untergrund zu einem etwa 25x 35 cm großen Rechteck ausrollen. Teigränder mit einem scharfen Messer ringsum 2,5 cm breit einkerben und hochschlagen. Teig auf Backpapier legen und das Pesto auf dem Teig verteilen.

Tomaten und Feta darauf verteilen und Parmesan darüber streuen, mit Salz und Pfeffer würzen. Tarte im vorgeheizten Ofen bei 220 °C (Gas Stufe 7) 20 Minuten goldbraun backen. Heiße Tarte mit frischen Basilikumblättern garnieren.

Variante – Feta-Tartelettes: Blätterteig zu einem etwa 25x36 cm großen Rechteck ausrollen. Dieses der Länge nach halbieren und dann mit drei Schnitten in 6 gleich große Quadrate von etwa 12x12 cm teilen. Pesto und weitere Zutaten gleichmäßig darauf verteilen. Tartelettes 15 Minuten backen.

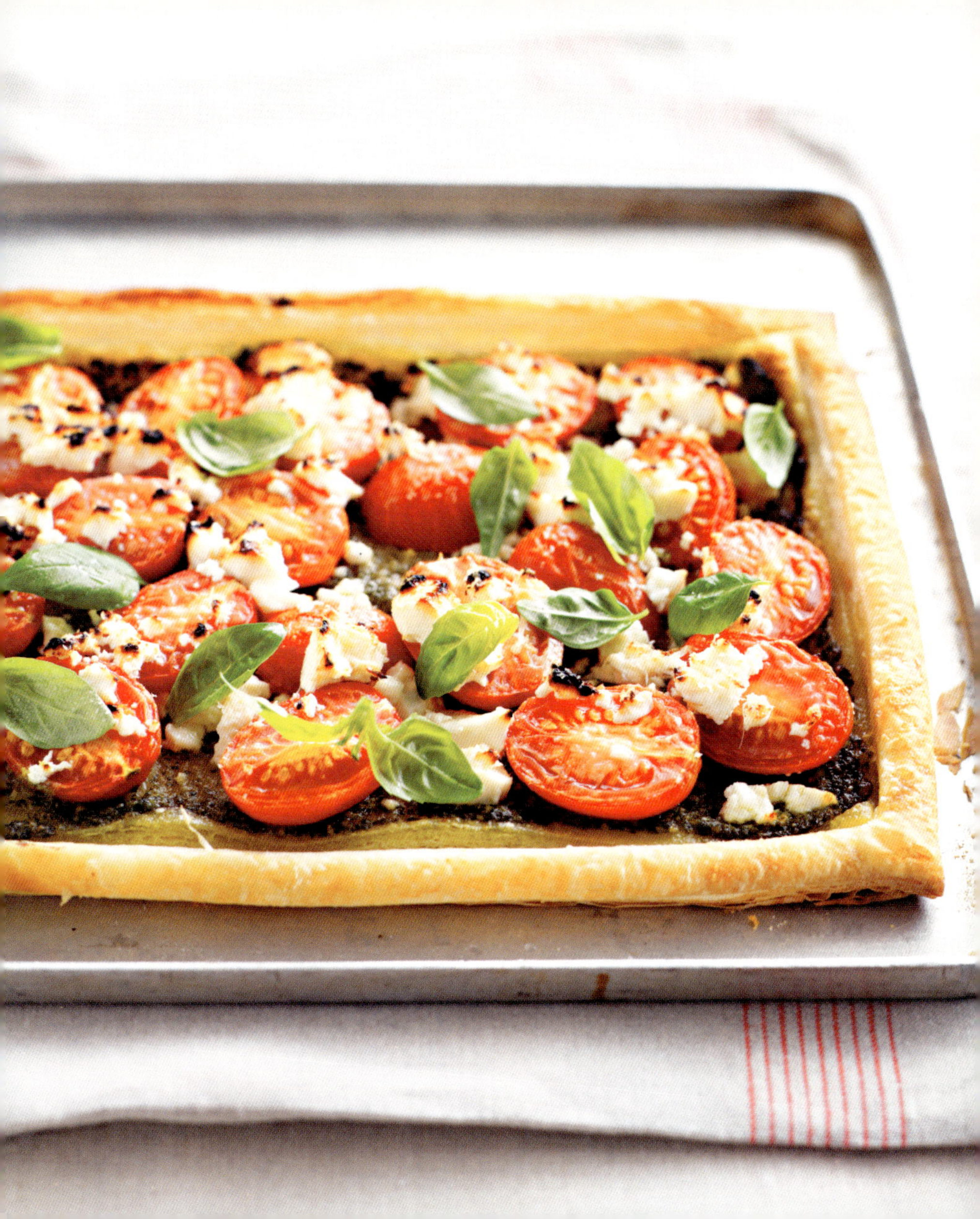

Sauerteigbrot mit Körnern

Portionen: **1 kleiner Laib**
Vorbereitungszeit: **10 Minuten**
Zubereitungszeit: **40–45 Minuten**

Öl für das Backblech
350 g **Vollkornweizenmehl**
50 g **Sonnenblumenkerne**
2 EL **Mohn**
1 TL **Natron**
1 TL **Salz**
1 TL **Zucker**
300 ml **Buttermilch**

Backblech mit Öl bepinseln oder einsprühen. Mehl, Sonnenblumenkerne, Mohn, Natron, Salz und Zucker in einer Schüssel miteinander vermengen. In der Mitte der Masse eine Vertiefung schaffen, Buttermilch dazugießen und einen geschmeidigen Teig herstellen.

Teig auf einer bemehlten Fläche 5 Minuten kneten, zu einem flachen Laib formen und auf das Backblech legen. Auf der Oberseite ein Kreuz einschneiden. Laib mit etwas Mehl bestäuben.

Laib im vorgeheizten Ofen bei 230 °C (Gas Stufe 8) 15 Minuten backen, dann Hitze auf 200 °C reduzieren (Gas Stufe 6) und weitere 25–30 Minuten backen. Zur Probe von unten gegen den Laib klopfen – wenn er hohl klingt, ist er fertig. Brot auf einem Rost gut auskühlen lassen.

Variante – Sauerteigbrot aus Hafermehl: Teig wie oben zubereiten, jedoch Mohn weglassen und statt Sonnenblumenkernen dieselbe Menge grob gemahlenes Hafermehl verwenden.

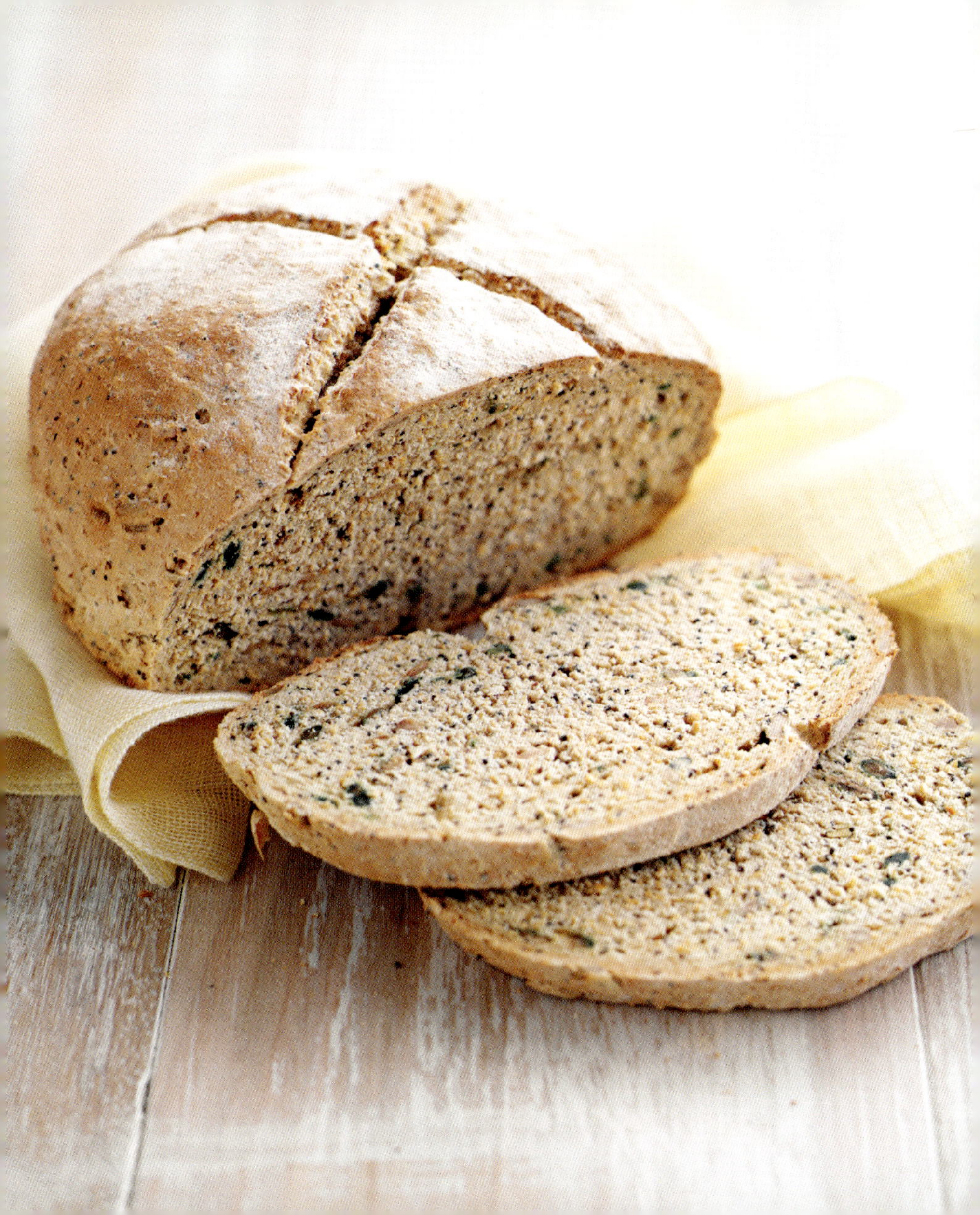

Chili-Mais-Brot

Für **8–12** Portionen
Vorbereitungszeit: **10 Minuten**
Zubereitungszeit: **30–40 Minuten**

Öl für die Backform
75 g **Weizenmehl**
1 EL **Backpulver**
200 g mittelfeines **Maismehl**
1 TL **Salz**
3 **Eier**
300 ml **Joghurt**
4 EL **Sonnenblumenöl**
1 Dose **Mais** (200 g), abgetropft
1 große **rote Chili**, entkernt und klein gehackt

Backform mit Öl bepinseln oder besprühen und den Boden mit Backpapier auslegen.

Weizenmehl und Backpulver in eine Schüssel sieben, Maismehl und Salz untermischen. In der Mitte eine Vertiefung schaffen. Eier, Joghurt und Öl in einer separaten Schüssel miteinander verquirlen und in die Vertiefung geben. Zutaten zu einem geschmeidigen Teig verkneten. Mais und Chili dazugeben und in den Teig einarbeiten.

Mischung in die Form geben und im vorgeheizten Ofen bei 200 °C (Gas Stufe 6) 30–40 Minuten backen. Brot aus dem Ofen nehmen, noch 5 Minuten in der Form lassen, dann stürzen und auf einem Rost gut abkühlen lassen.

Variante – Maismuffins mit Chili: Teigmischung wie oben zubereiten und auf 12 Papierförmchen verteilen. Muffins bei 200 °C (Gas Stufe 6) 20–25 Minuten goldbraun backen, auf einem Rost abkühlen lassen.

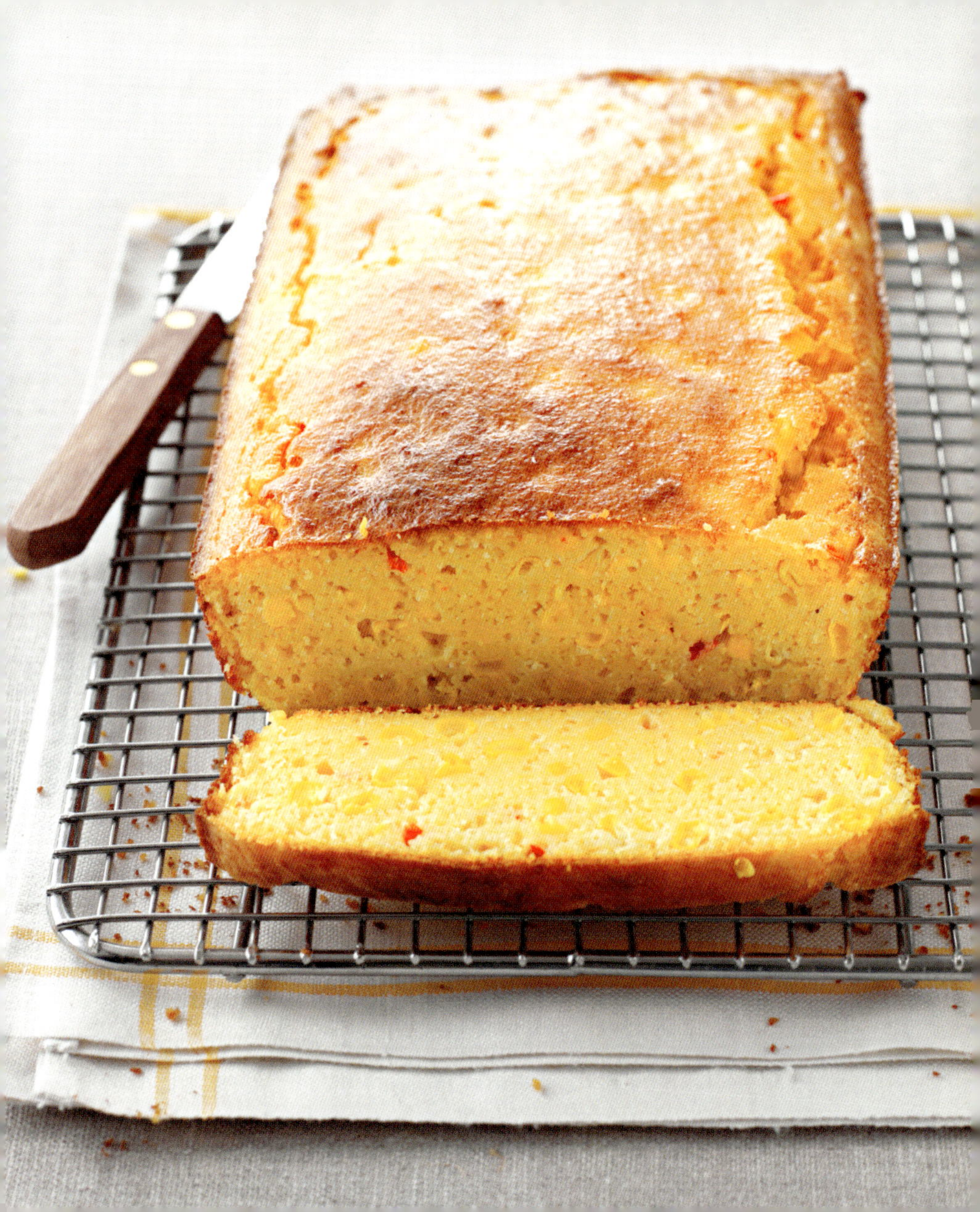

Kräuter-Käse-Brot

Für **8** Portionen
Vorbereitungszeit: **10 Minuten**
Zubereitungszeit: **30 Minuten**

Öl für das Backblech
500 g **Weizenmehl**
2 TL **Trockenhefe**
½ TL **Salz**
15 g kalte **Butter** in Stücken
50 g geriebener **Cheddar**
2 TL gehackter **Rosmarin**
150 ml **Milch**
150 ml **Wasser**

Backblech mit Öl bepinseln oder besprühen. Mehl in eine Schüssel sieben, Hefe, Salz und Butter dazugeben, locker vermengen. Cheddar und Rosmarin unterheben. In der Mitte der Masse eine Vertiefung schaffen. Milch und Wasser hineingeben und alles zu einem geschmeidigen Teig verkneten. Teig in einer zugedeckten Schüssel an einem warmen Ort etwa 1 Stunde gehen lassen, bis sich das Volumen verdoppelt hat.

Teig auf einer bemehlten Unterlage zu einer Kugel formen, auf das Backblech legen und zu einem Fladen von etwa 18 cm Durchmesser flach drücken. Oberfläche in 8 gleiche Teile einkerben. Teig im vorgeheizten Ofen bei 200 °C (Gas Stufe 6) etwa 30 Minuten backen, bis der Laib hohl klingt, wenn man von unten dagegenklopft. Auf einem Rost gut auskühlen lassen.

Variante – Käse-Brötchen: Teig wie oben zubereiten, in 8 gleiche Portionen teilen, aus jeder eine Kugel formen und diese leicht flach drücken. Jedes Brötchen mit Milch bepinseln, zusätzlich etwas Cheddar darüber hobeln. Bei 200 °C (Gas Stufe 6) 18–20 Minuten backen.

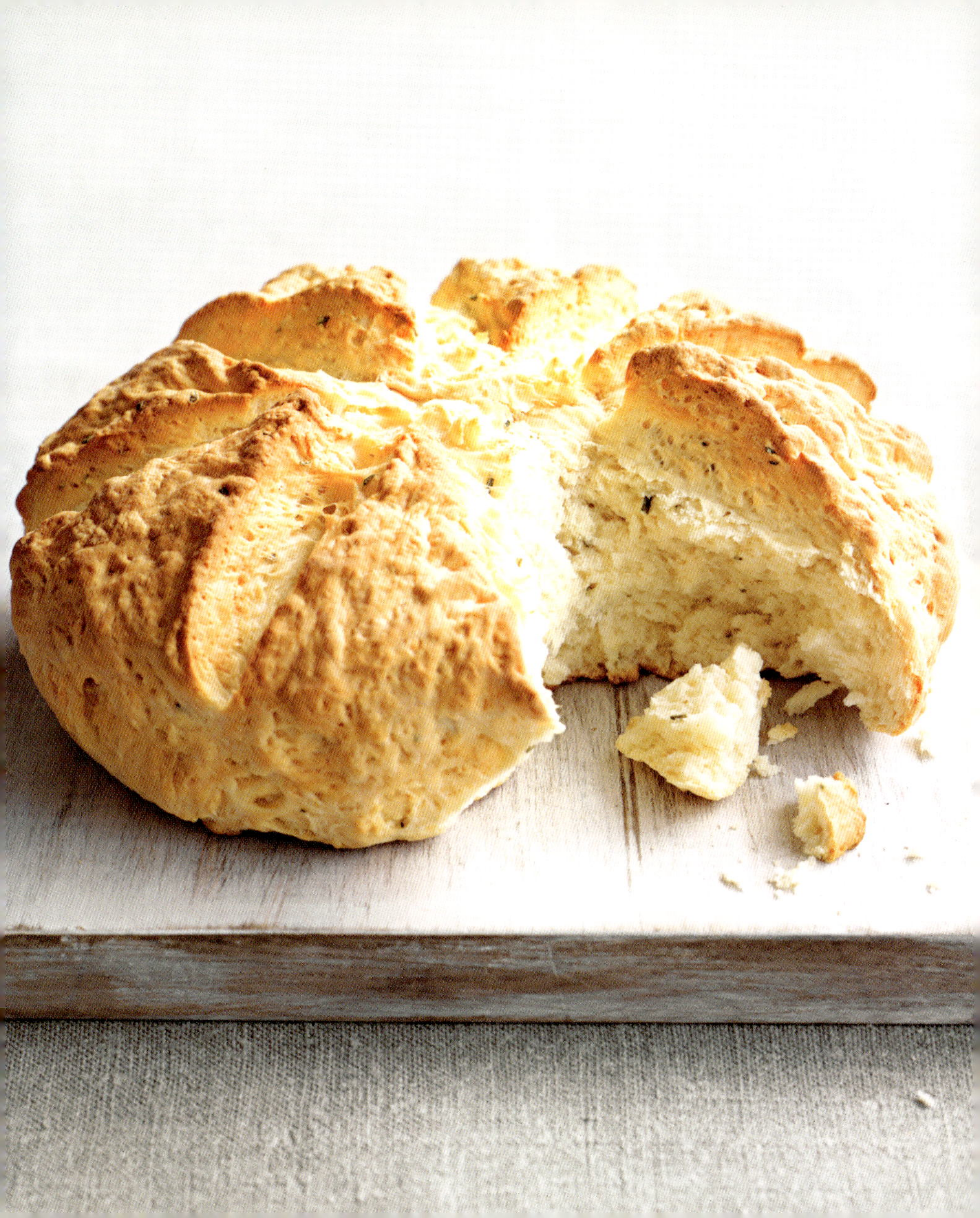

Auberginengratin mit Ziegenkäse

Für **6** Portionen
Vorbereitungszeit: **10 Minuten**
Zubereitungszeit: **1 Stunde 10 Minuten**

Öl für die Auflaufform
2 Dosen zerkleinerte **Tomaten** (à 400 g)
2 große zerdrückte **Knoblauchzehen**
4 EL kalt gepresstes **Olivenöl**
1 TL **Zucker**
2 EL gehacktes **Basilikum**
2 **Auberginen**
250 g milder **Ziegenkäse**, in Scheiben oder zerkleinert
50 g frisch geriebener **Parmesan**
Salz und **Pfeffer**

Eine große Auflaufform mit Öl bepinseln oder besprühen. Tomaten, Knoblauch, die Hälfte des Öls, Zucker, Basilikum, Salz und Pfeffer in einen Topf geben und zum Kochen bringen. Hitze reduzieren und Tomaten etwa 30 Minuten köcheln lassen, bis sie andicken.

Auberginen der Länge nach in je 6 dünne Scheiben schneiden. Restliches Öl mit Salz und Pfeffer verrühren, Auberginenscheiben damit einpinseln und im vorgeheizten Ofen bei Oberhitze 3–4 Minuten weich garen.

Auflaufform mit etwa einem Drittel der Auberginen leicht überlappend auslegen. Je ein Drittel Tomaten, Ziegenkäse und Parmesan dazugeben. Schichtung zwei Mal wiederholen und mit einer Lage Käse abschließen. Gratin im vorgeheizten Ofen bei 200 °C (Gas Stufe 6) 30 Minuten goldbraun backen.

Variante – Auberginen-Lasagne: Dem Rezept oben bis zum Ende des zweiten Schrittes folgen, Auberginen und Tomatenmischung beiseite stellen. 1 Portion Käsesauce zubereiten (siehe Seite 90). Auberginen, Tomaten und Käsesauce in einer großen Auflaufform übereinander schichten, darüber 4 Esslöffel Parmesan streuen und wie oben 35–40 Minuten goldbraun backen.

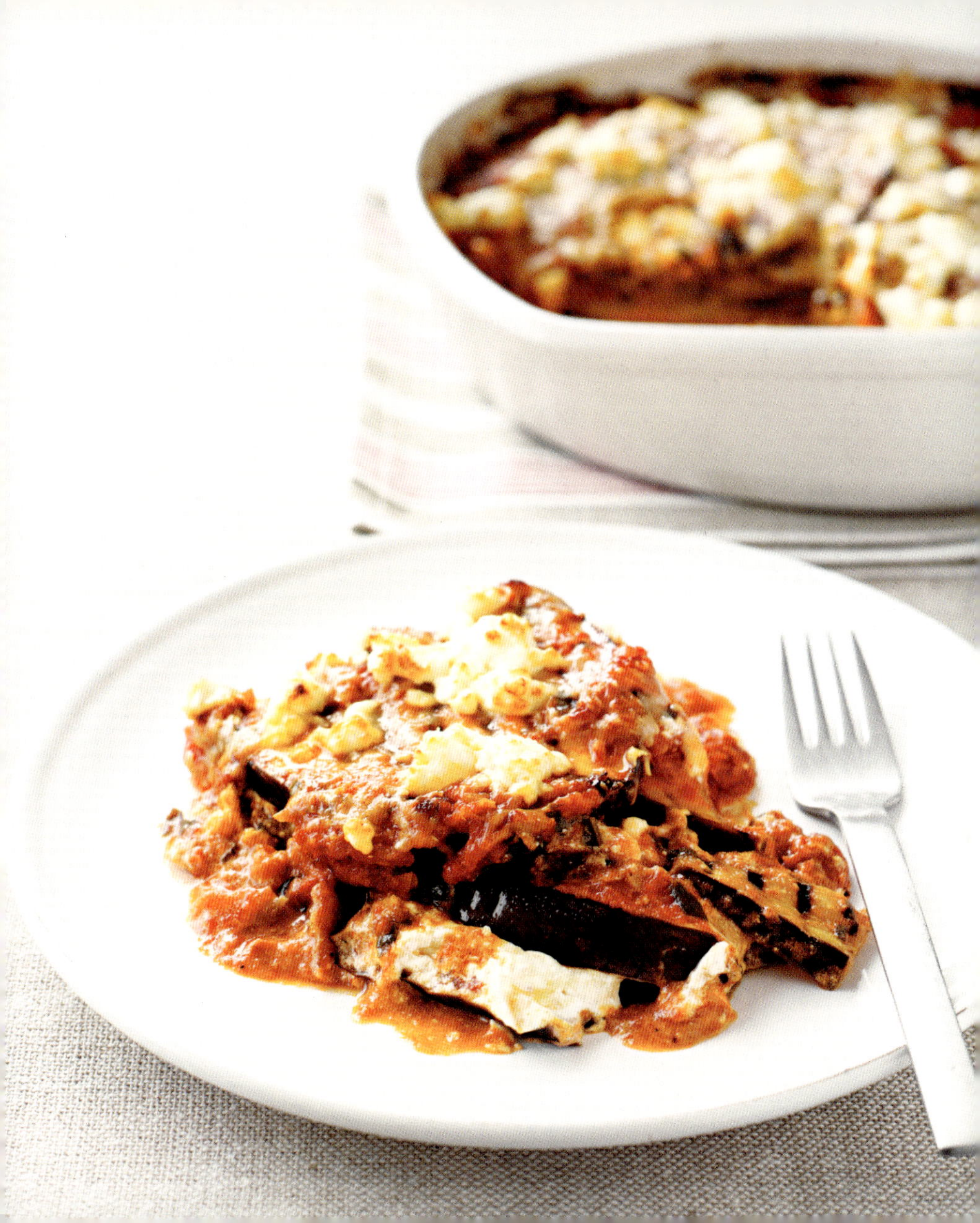

Kartoffelgratin mit Pinienkernen

Für **6** Portionen
Vorbereitungszeit: **15 Minuten**
Zubereitungszeit: **1 Stunde 30 Minuten**

Öl für die Auflaufform
1 kg kleine mehlige **Kartoffeln**
frisch geriebene **Muskatnuss** (nach Belieben)
25 g **Butter** in Stücken
200 ml **Milch**
200 ml **Schlagsahne**
Salz und **Pfeffer**

Für die Pinienkernkruste
50 g frische **Vollkornbrotbrösel**
50 g **Pinienkerne**
25 g frisch geriebener **Parmesan**
1 EL gehackte **Petersilie**

Eine große Auflaufform mit Öl bepinseln oder besprühen. Kartoffeln schälen und in hauchdünne Scheiben schneiden. Kartoffelscheiben überlappend in die Form schichten, dabei jede Schicht mit Muskatnuss, Salz und Pfeffer würzen und mit Butterflöckchen belegen.

Milch und Sahne verrühren, über die Kartoffeln gießen und Form mit Alufolie abdecken. Kartoffeln im vorgeheizten Ofen bei 190 °C (Gas Stufe 5) 1 Stunde backen, bis sie gar sind.

Brotbrösel, Pinienkerne, Parmesan und Petersilie in einer Schüssel vermengen.

Folie von der Form entfernen und Bröselmasse über das Gratin geben. Weitere 25–30 Minuten backen, bis die Kruste goldbraun ist.

Variante – Kartoffelgratin mit Pastinaken: 500 g mehlige Kartoffeln und 500 g Pastinaken in dünne Scheiben schneiden und abwechselnd in die Form schichten. Gratin sonst wie oben zubereiten.

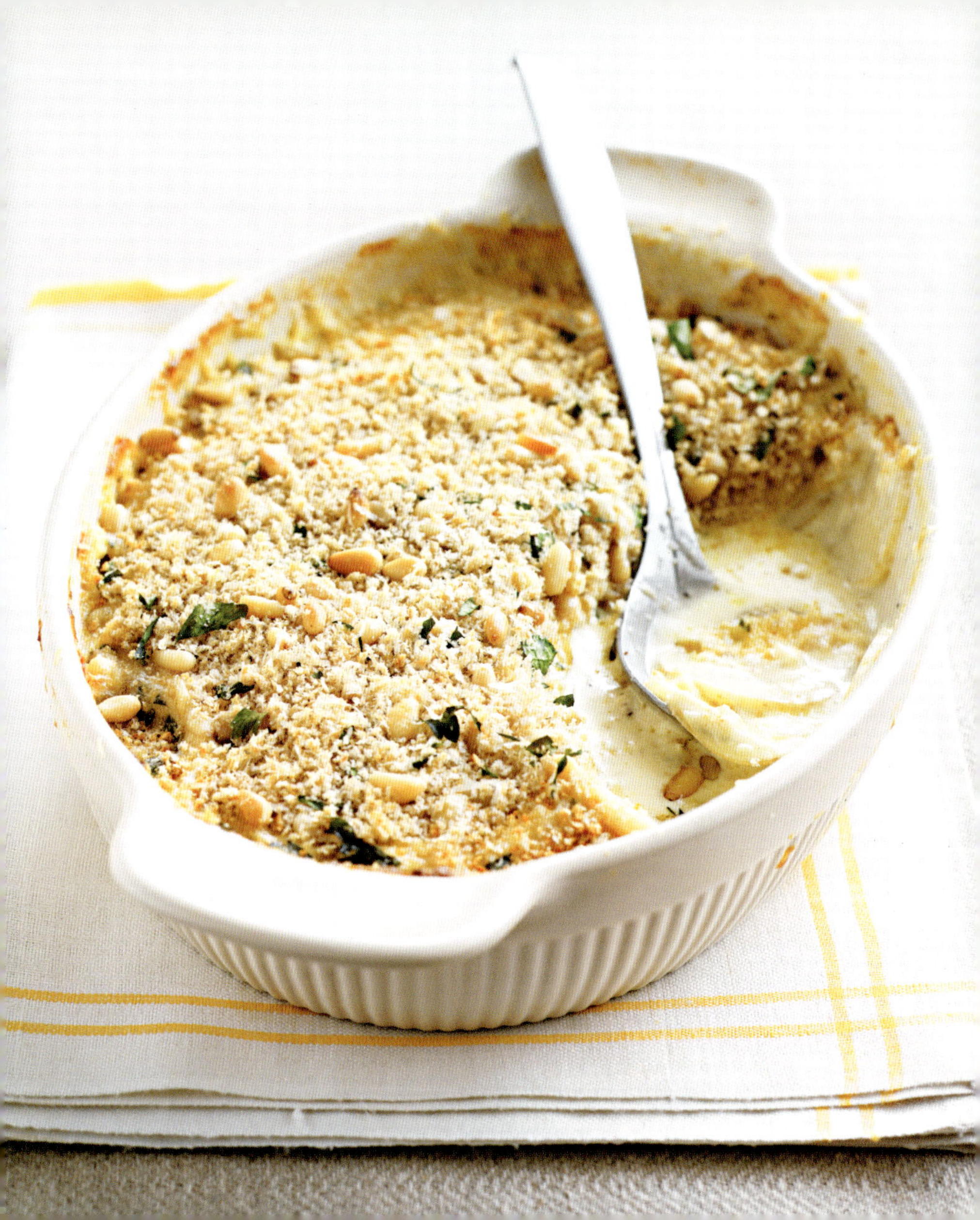

Vier-Käse-Pizza

Für **2** Portionen
Vorbereitungszeit: **20 Minuten** plus Ruhezeit für den Teig
Zubereitungszeit: **20–30 Minuten**

125 g **Mozzarella** in Scheiben
50 g gewürfelter **Taleggio- oder Fontina-Käse**
50 g zerkleinerter **Gorgonzola**
4 EL frisch geriebener **Parmesan**
Raukeblätter

Für den Pizzateig
250 g **Weizenmehl**
1 TL **Trockenhefe**
1 TL **Meersalz**
1 Prise **Zucker**
150 ml warmes **Wasser**
1 EL kalt gepresstes **Olivenöl**
Öl zum Einfetten der Schüssel

Für den Pizzateig Weizenmehl in eine Schüssel sieben, Hefe, Salz und Zucker untermischen. In der Mitte eine Vertiefung schaffen. Wasser und Öl in die Vertiefung geben. Zutaten zu einem geschmeidigen Teig kneten.

Eine Schüssel mit Öl bepinseln oder besprühen. Teig auf einer bemehlten Unterlage 10 Minuten kneten, bis er elastisch ist. Teig in die vorbereitete Schüssel legen, zudecken und an einem warmen Ort 1 Stunde gehen lassen, bis sich das Volumen verdoppelt hat.

Ein Backblech in die mittlere Schiene des vorgeheizten Ofens schieben und dort bei 230 °C (Gas Stufe 8) etwa 5 Minuten erhitzen. Teig noch einmal kurz verkneten und halbieren. Eine Hälfte zu einer Scheibe von 25 cm Durchmesser ausrollen, auf das heiße Backblech legen und die Hälfte des Käses darüber verteilen. 10–15 Minuten backen, bis der Pizzaboden knusprig ist. Pizza mit Raukeblättern garnieren und sofort servieren. Mit der zweiten Teighälfte ebenso verfahren.

Variante – Pizza mit Tomaten & Käse: Teig wie oben zubereiten. Auf jedem Pizzaboden 125 g halbierte Cherry-Tomaten, 125 g Mozzarella in Scheiben, 50 g entsteinte Oliven und einige Basilikumblätter verteilen. Pizza wie oben backen. Für 4 Portionen einfach die Menge der Zutaten verdoppeln.

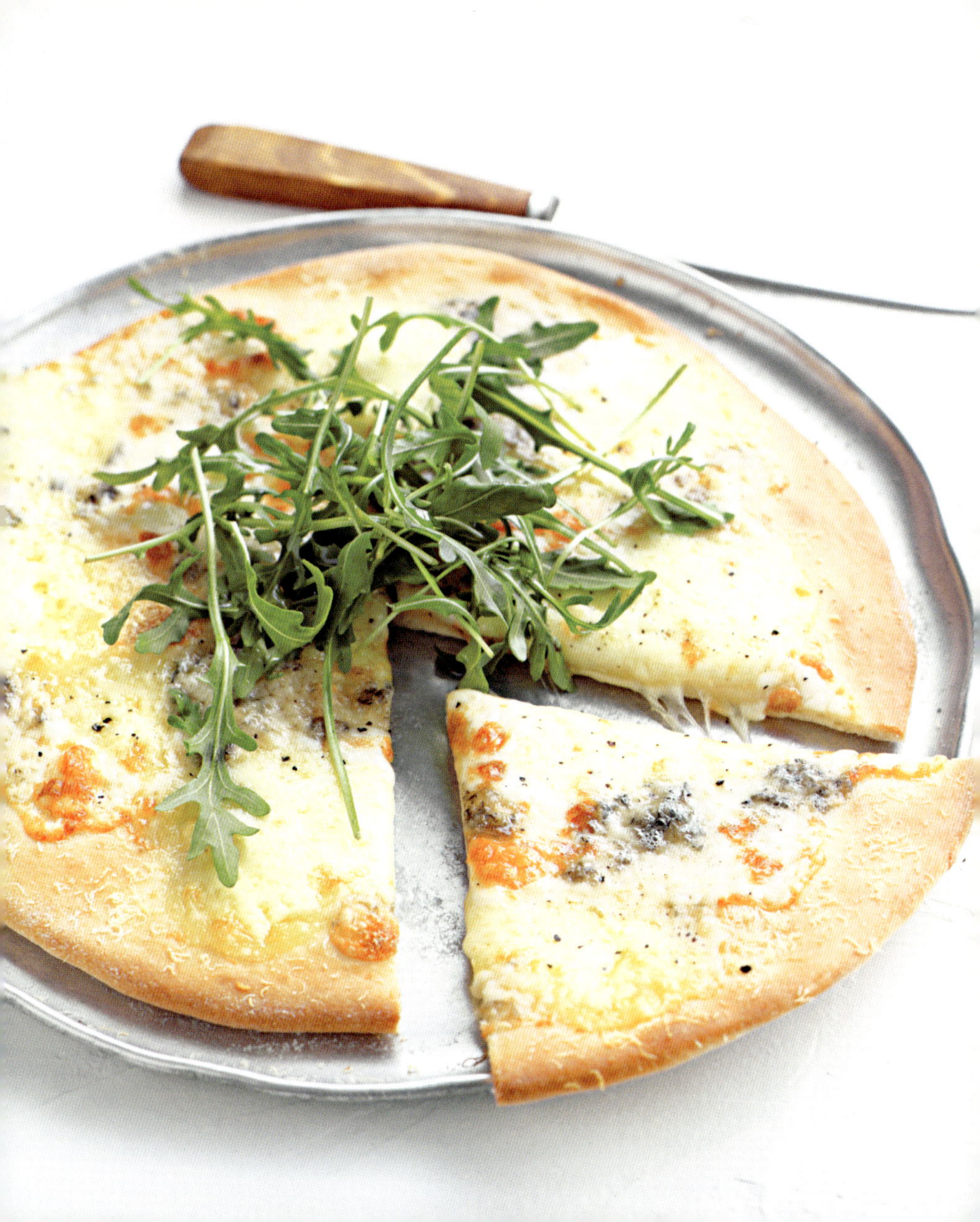

Kürbis-Salbei-Pizza

Für **2** Portionen
Vorbereitungszeit: **20 Minuten** plus Ruhezeit für den Teig
Zubereitungszeit: **45–55 Minuten**

Öl zum Einfetten der Schüssel
1 Portion **Pizzateig** (siehe Seite 190)
Weizenmehl für die Arbeitsfläche
500 g geschälter **Moschus-Kürbis**
1 gehackte **Zwiebel**
2 EL kalt gepresstes **Olivenöl**
2 fein gehackte **Knoblauchzehen**
1 Prise getrocknete **Chili-Flocken**
1 EL gehackter **Salbei**
250 g **Mozzarella** in Scheiben
4 EL frisch geriebener **Parmesan**
Salz und **Pfeffer**

Eine Schüssel mit Öl bepinseln oder besprühen. Pizzateig auf einer bemehlten Arbeitsfläche 10 Minuten kneten, bis er elastisch ist. Teig in die Schüssel legen, zudecken und an einem warmen Ort 1 Stunde gehen lassen, bis sich das Volumen verdoppelt hat.

Kürbis halbieren, entkernen, in etwa 2,5 cm große Würfel schneiden und in einen Bräter legen. Zwiebel, 1 Esslöffel Öl, Knoblauch, Chili-Flocken, Salbei, Salz und Pfeffer untermengen. Im vorgeheizten Ofen bei 230 °C (Gas Stufe 8) 25 Minuten weich garen, zwischendurch einmal wenden.

Ein Backblech in die mittlere Schiene des vorgeheizten Ofens schieben und 5 Minuten erhitzen. Teig noch einmal kurz verkneten und halbieren. Eine Hälfte zu einer Scheibe von 25 cm Durchmesser ausrollen, auf das heiße Backblech legen und die halbe Menge Kürbis darüber verteilen. Pizzaboden 10–15 Minuten knusprig und goldbraun backen. Pizza heiß servieren. Mit der zweiten Teighälfte genauso verfahren.

Variante – Salbei-Calzone mit gebackenem Kürbis: Die gesamte Teigmenge zu einer Scheibe von 40 cm Durchmesser ausrollen. Gebackene Kürbismischung auf einer Hälfte verteilen, den Käse darüber geben. Teigrand mit Wasser bepinseln, die freie Hälfte über die belegte schlagen und an den Rändern zusammendrücken. Calzone auf einem Backblech etwa 25–30 Minuten backen.

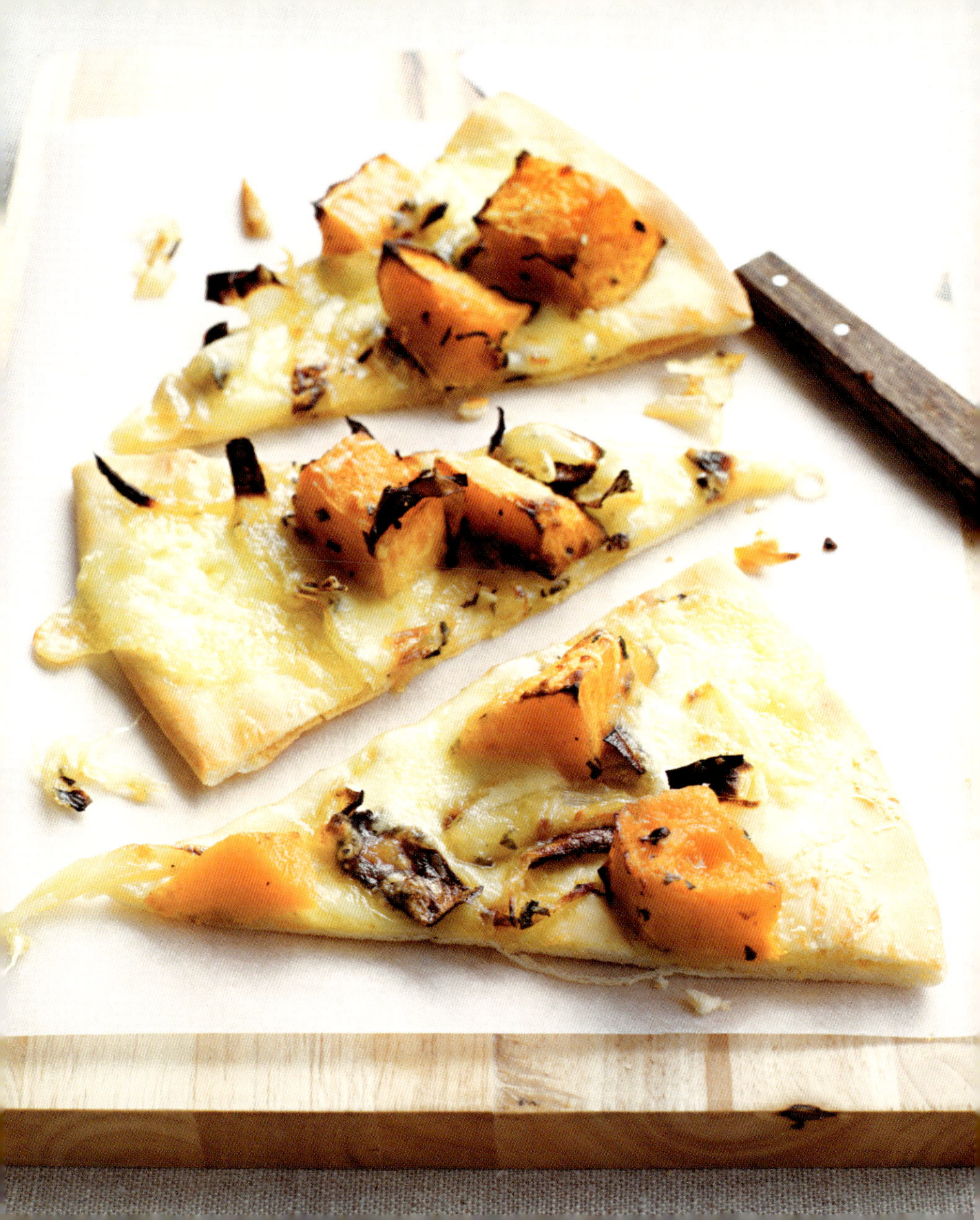

Spargelpizza mit Taleggio

Für **2** Portionen
Vorbereitungszeit: **15 Minuten** plus Ruhezeit für den Teig
Zubereitungszeit: **20–30 Minuten**

Öl zum Fetten der Schüssel
1 Portion **Pizzateig** (siehe Seite 190)
Weizenmehl für die Arbeitsfläche
5 EL passierte **Tomaten**
1 EL **rotes Pesto**
250 g **Taleggio** in Scheiben
175 g grüner **Spargel**
2 EL **Olivenöl**
Salz und **Pfeffer**

Eine Schüssel mit Öl bepinseln oder besprühen. Den Pizzateig auf einer bemehlten Arbeitsfläche 10 Minuten kneten, bis er elastisch ist. Teig in die Schüssel legen, zudecken und an einem warmen Ort 1 Stunde gehen lassen, bis sich das Volumen verdoppelt hat.

Backofen vorheizen, ein Backblech in die mittlere Schiene geben und bei 230 °C (Gas Stufe 8) 5 Minuten erhitzen. Tomaten, Pesto und Salz in einer Schüssel vermengen.

Teig noch einmal kurz verkneten und halbieren. Eine Hälfte zu einer Scheibe von 25 cm Durchmesser ausrollen und auf das heiße Backblech legen. Die Hälfte der Tomaten-Pesto-Mischung darauf geben. Die Hälfte der Taleggio-Scheiben und des Spargels (falls sehr lange Stangen dabei sind, durchschneiden) darüber verteilen und mit 1 Esslöffel Öl beträufeln. Etwa 10–15 Minuten backen, bis der Pizzaboden knusprig und goldbraun ist. Pizza mit Pfeffer würzen und sofort servieren. Mit der zweiten Teighälfte genauso verfahren.

Variante – Pizza mit Büffelmozzarella und Artischockenherzen: Rotes Pesto durch dieselbe Menge grünes Pesto, Taleggio durch 250 g Büffelmozzarella sowie Spargel durch dieselbe Menge in Öl eingelegte Artischockenherzen (aus der Dose oder dem Glas) ersetzen. Ansonsten dem Rezept oben folgen.

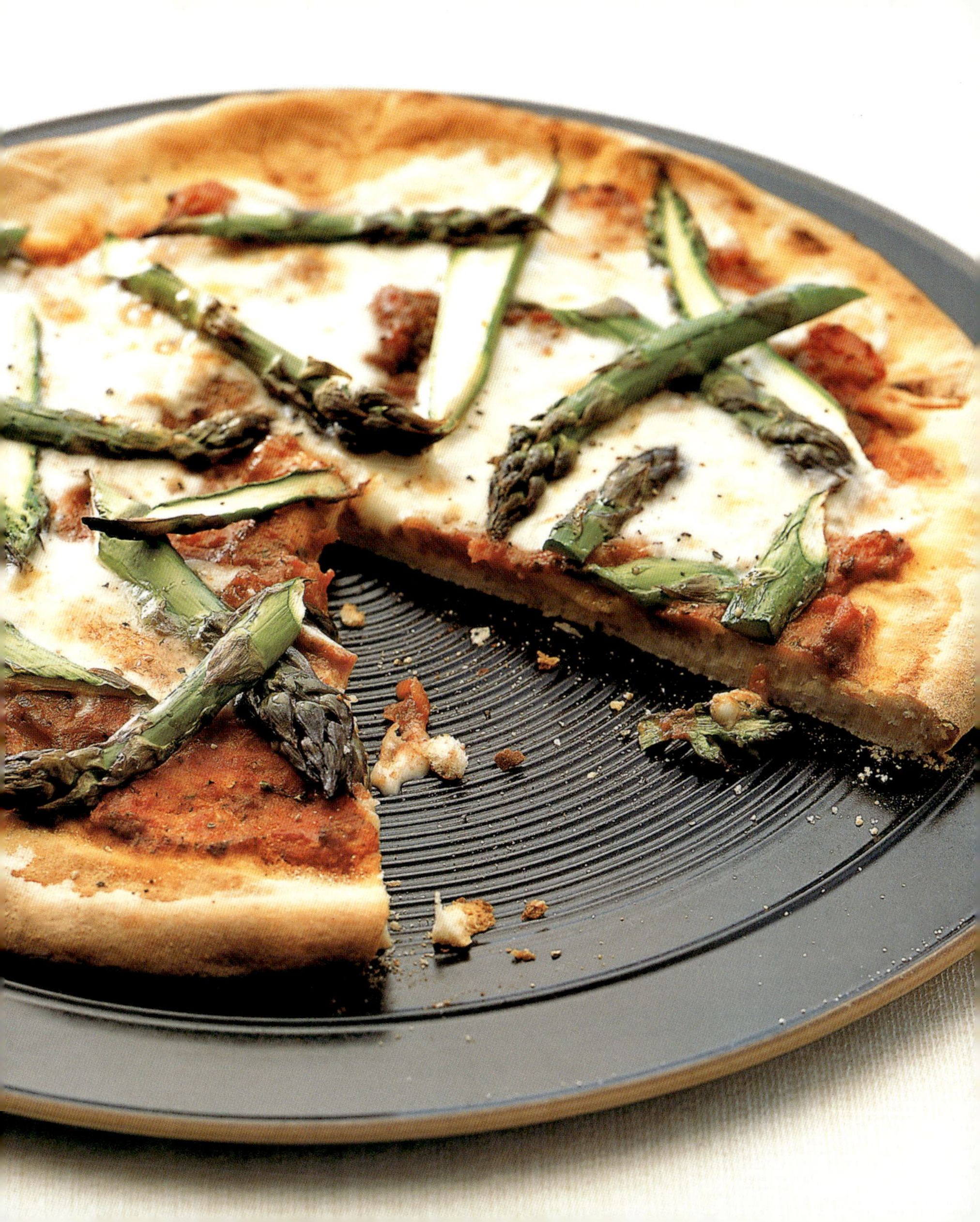

Pizzabrot mit Ziegenkäse

Für **4** Portionen
Vorbereitungszeit: **10 Minuten**
Zubereitungszeit: **7–8 Minuten**

4 vorgefertigte **Pizzabrote** (mit etwa 20 cm Durchmesser)
2 EL **Tomatenmark**
300 g **Mozzarella** in Scheiben
6 grob zerteilte **Pflaumentomaten**
4 EL **Olivenöl**
1 zerdrückte **Knoblauchzehe**
einige grob zerteilte **Basilikumblätter**
100 g milder **Ziegenkäse**
Salz und **Pfeffer**

Pizzabrote auf zwei Backbleche legen und mit Tomatenmark einstreichen. Mozzarella-Scheiben darüber verteilen und im vorgeheizten Ofen bei 200 °C (Gas Stufe 6) etwa 7–8 Minuten backen, bis die Brote knusprig sind und der Käse schmilzt.

In der Zwischenzeit Pflaumentomaten, Öl, Knoblauch und Basilikum in eine Schüssel geben und großzügig mit Salz und Pfeffer würzen.

Tomatenmischung und Ziegenkäse über die Brote verteilen. Sofort servieren.

Variante – Pizza mit gegrillter Paprika: Statt der Pflaumentomaten 4 in Öl eingelegte getrocknete Tomaten abtropfen lassen und grob zerkleinern. Pizza mit 200 g gegrillter Paprika (aus dem Glas) belegen und mit gehacktem Oregano anstelle des Basilikums garnieren. Ziegenkäse und einige entsteinte schwarze Oliven auf der Pizza verteilen und sofort servieren.

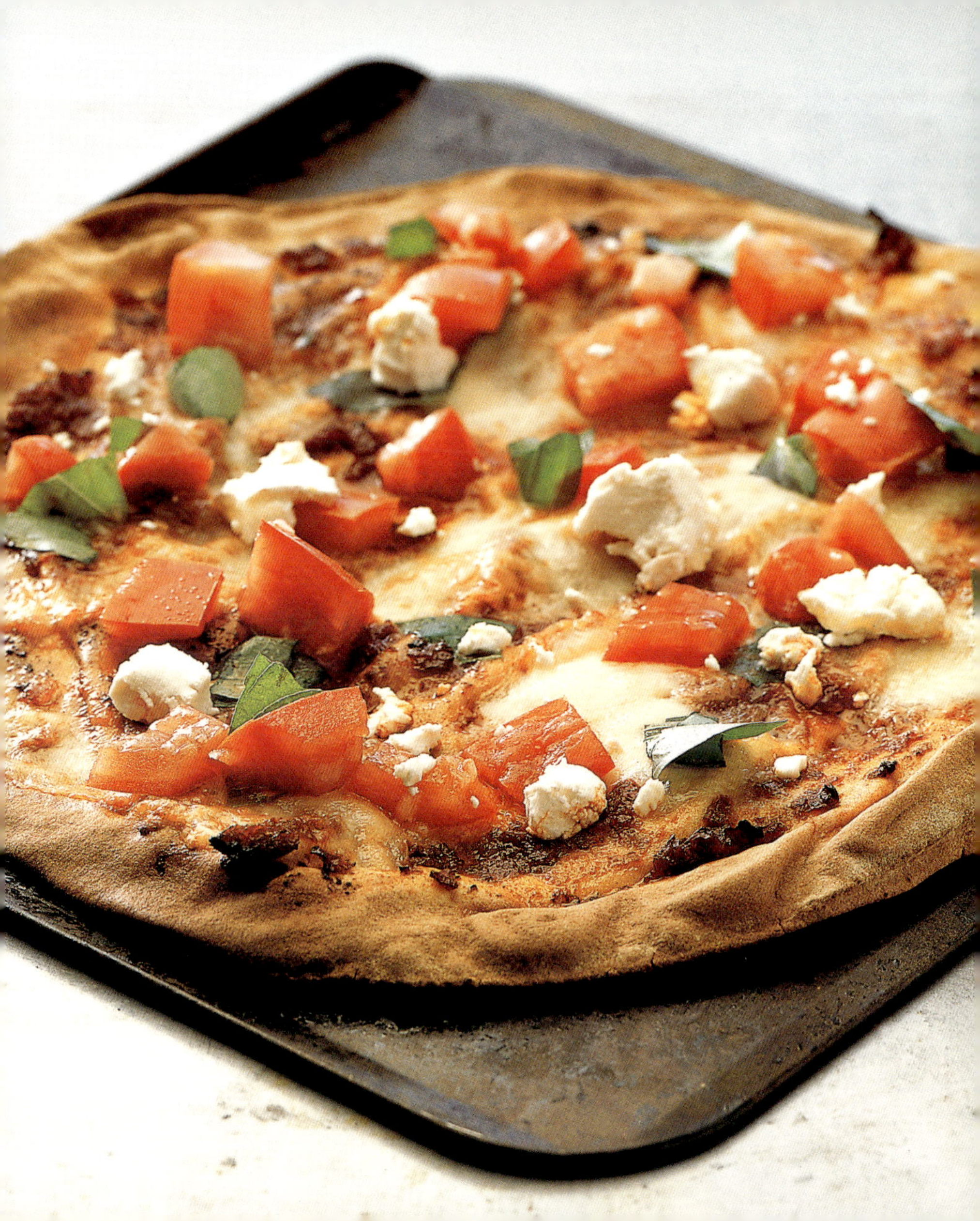

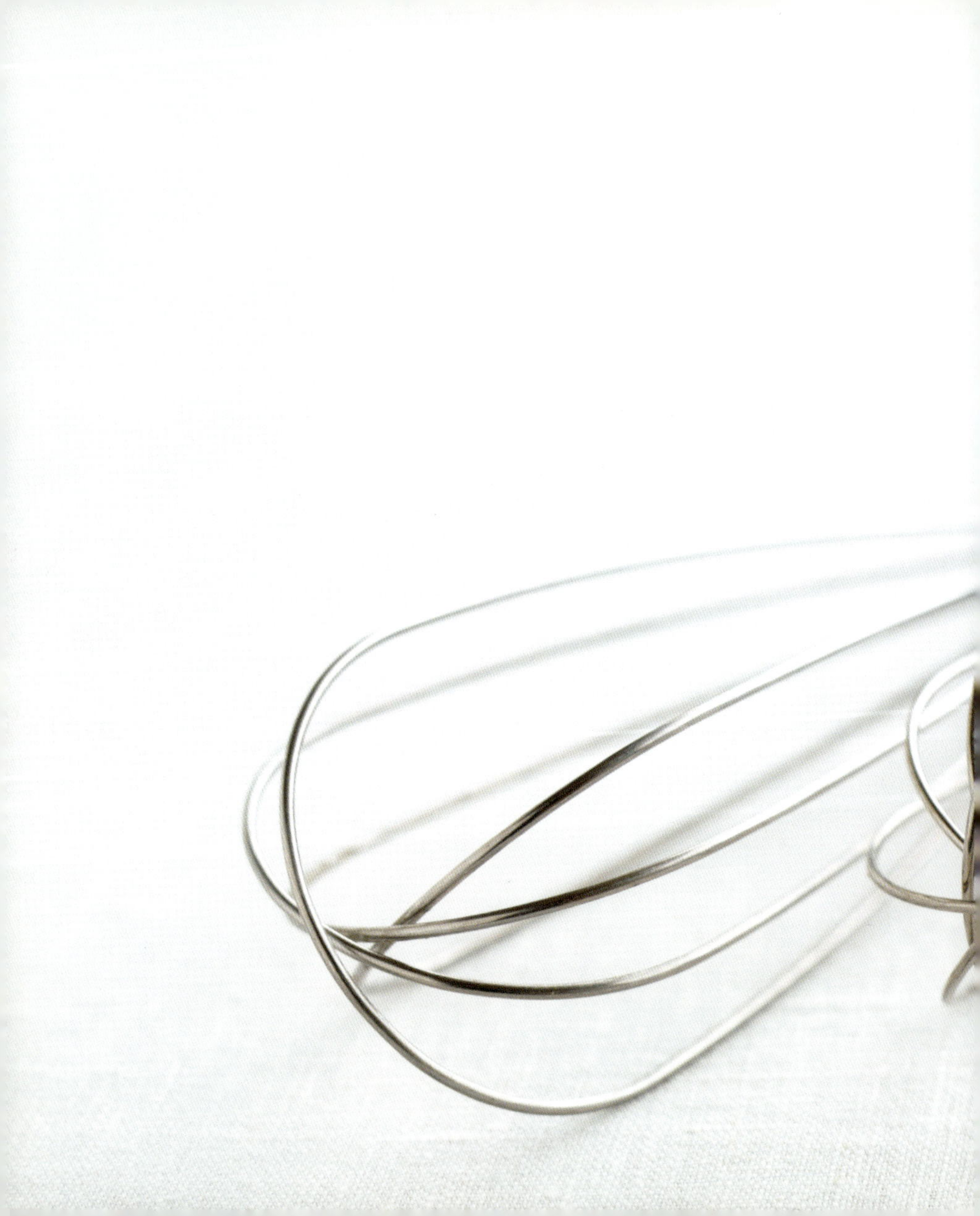

Desserts

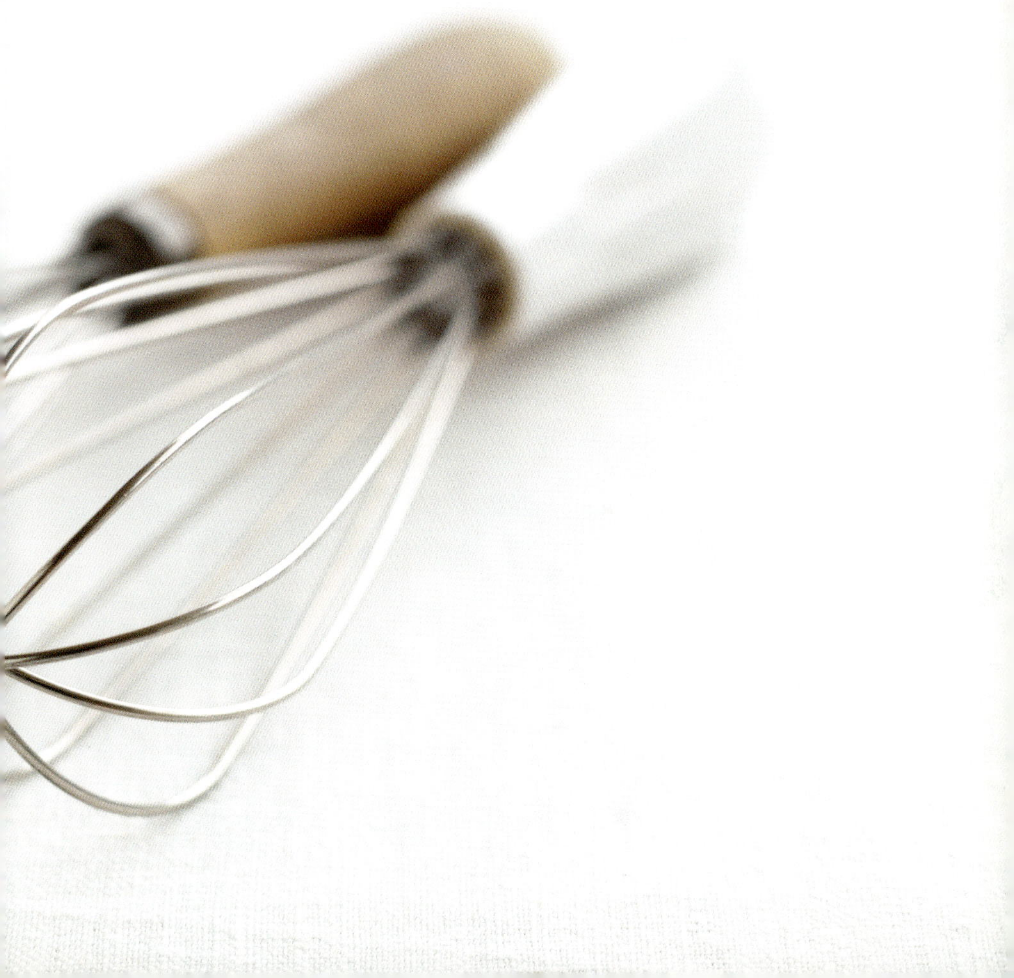

Mousse au Chocolat

Für **4** Portionen
Vorbereitungszeit: **5 Minuten** plus Abkühlzeit
Zubereitungszeit: **3–4 Minuten**

175 g **Bitterschokolade** in Stücken
100 ml **Sahne**
3 **Eier**, getrennt
Kakaopulver zum Bestreuen

Schokolade und Sahne in eine kleine hitzefeste Schale geben. Schale in einen Topf mit köchelndem Wasser stellen und Schokolade schmelzen lassen (darauf achten, dass kein Wasser in die Schokolade gelangt). Die Mischung 5 Minuten abkühlen lassen, nach und nach das Eigelb unterschlagen.

Eiweiß in einer anderen Schüssel steif schlagen und vorsichtig unter die Schokoladenmischung heben. Die Mousse auf 4 Dessertgläser verteilen und 2 Stunden kühl stellen. Mousse vor dem Servieren mit etwas Kakaopulver bestreuen.

Variante – Schoko-Orangen-Mousse: Die abgeriebene Schale einer großen Orange und 2 Esslöffel Grand Marnier in die Schokoladen-Sahne-Mischung geben, ansonsten Mousse zubereiten wie oben.

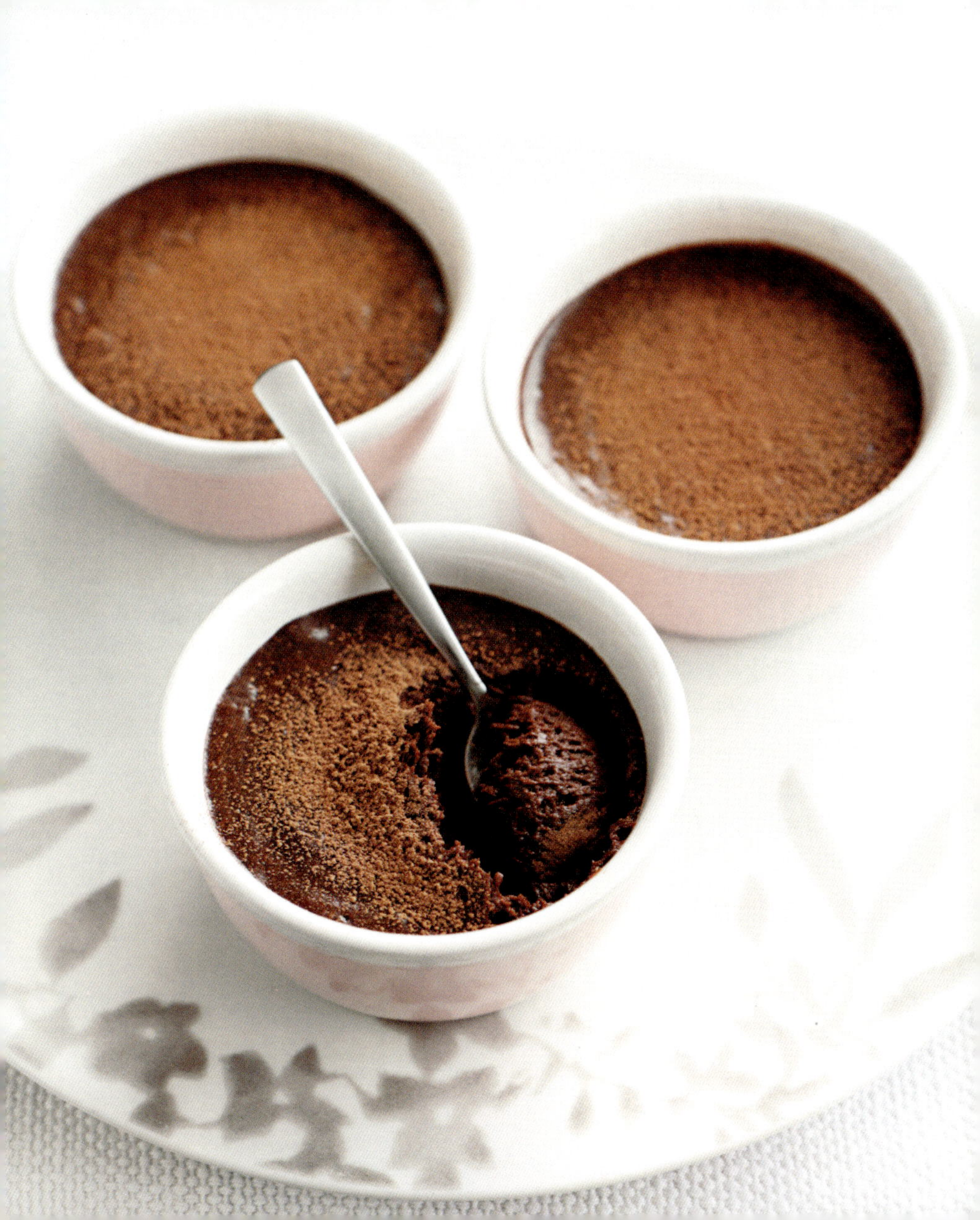

Pochierte Aprikosen mit Pistazien

Für **4** Portionen
Vorbereitungszeit: **10 Minuten** plus Zeit zum Abkühlen und Kühlstellen
Zubereitungszeit: **8 Minuten**

125 g **Zucker**
300 ml **Wasser**
2 breite Streifen **Zitronenschale**
2 **Kardamomsamen**
1 **Vanilleschote**
12 halbierte und entsteinte **Aprikosen**
1 EL **Zitronensaft**
1 EL **Rosenwasser**
25 g fein gehackte **Pistazienkerne**
Vanilleeis oder **griechischer Joghurt** (Serviervorschlag)

Eine große Schüssel im Gefrierfach kühl stellen. Zucker und Wasser in einer Kasserolle bei schwacher Hitze erwärmen, bis sich der Zucker aufgelöst hat. Zitronenschale in feine Streifen schneiden, Kardamomsamen im Mörser zerreiben, Vanilleschote halbieren und alles in den Topf geben.

Aprikosen dazugeben und etwa 5 Minuten bei schwacher Hitze weich garen. Topf vom Herd nehmen, Zitronensaft und Rosenwasser einrühren. Aprikosen mit Flüssigkeit in die gekühlte Schüssel füllen und kurz abkühlen lassen.

Noch warme Aprikosen und etwas Sirup auf Servierschalen verteilen, Pistazienkerne darüber streuen und mit Eiscreme oder griechischem Joghurt servieren.

Variante – Pochierte Pfirsiche mit Mandeln: Das Dessert wie oben zubereiten, jedoch folgende Zutaten austauschen: Zitronen durch Orangenschale und den Kardamomsamen durch eine Zimtstange ersetzen. 4 große Pfirsiche schälen, halbieren, entsteinen und weich garen. Anstelle von Zitronensaft und Rosenwasser Orangensaft sowie Orangenblütenwasser dazugeben. Pfirsiche nach dem Abkühlen nicht mit Pistazienkernen, sondern mit Mandelblättern servieren.

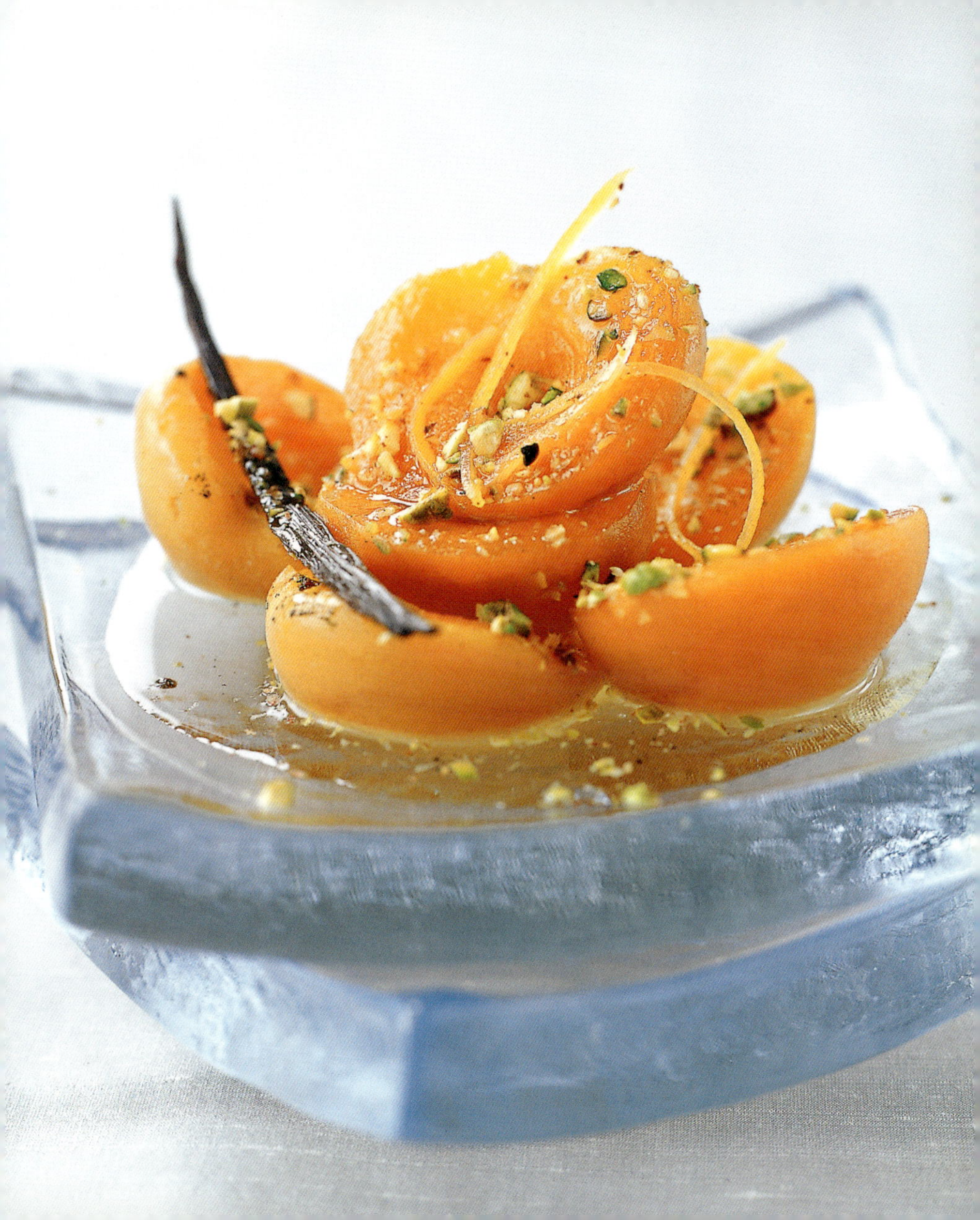

Frittierter Apfel mit Brombeersauce

Für **4** Portionen
Vorbereitungszeit: **15 Minuten**
Zubereitungszeit: **etwa 10 Minuten**

2 **Eier**
125 g **Weizenmehl**
4 EL **Zucker**
150 ml **Milch**
Sonnenblumenöl zum Frittieren
4 **Äpfel**, entkernt und in dicke Scheiben geschnitten
150 g **TK-Brombeeren**
2 EL **Wasser**
Puderzucker zum Bestäuben

Eines der beiden Eier trennen. Eigelb mit dem ganzen zweiten Ei, Mehl und der Hälfte des Zuckers zu einem glatten Teig rühren, dabei nach und nach Milch zugeben. Eiweiß steif schlagen und unter den Teig heben.

Einen hohen, schweren Topf zu einem Drittel mit Öl füllen. Auf 180–190 °C erhitzen (zur Probe einen Brotwürfel hineingeben – er sollte in 30 Sekunden braun sein). Apfelschnitze in den Teig tauchen, nach und nach in das heiße Öl geben. Portionsweise 2–3 Minuten goldbraun frittieren, mit der Schöpfkelle herausheben und auf Küchenpapier abtropfen lassen.

Brombeeren, restlichen Zucker und Wasser in einem kleinen Topf 2–3 Minuten köcheln lassen. Frittierte Schnitze auf einem Teller anrichten, Brombeersauce darüber geben und Puderzucker darüber stäuben.

Variante – Frittierte Bananen mit Himbeersauce: Statt der Äpfel 4 Bananen in dicke Scheiben schneiden und statt der Brombeeren 150 g Himbeeren verwenden. Ansonsten dem Rezept oben folgen.

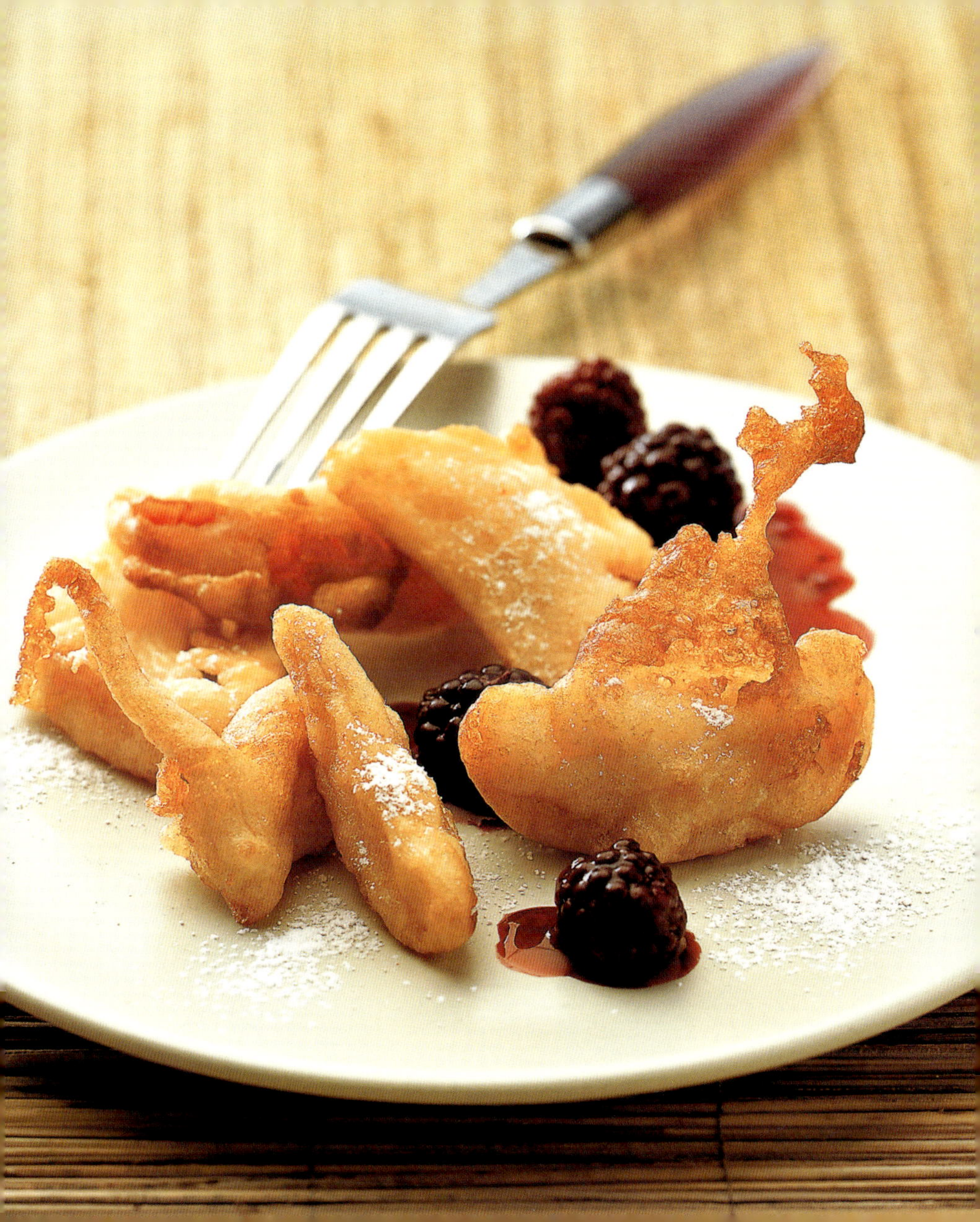

Karamellisierter Apfel-Crumble

Für **4** Portionen
Vorbereitungszeit: **15 Minuten**
Zubereitungszeit: **25 Minuten**

Ol für die ofenfesten Schalen
750 g **Kochäpfel** (z. B. Boskop)
75 g **Butter** in kleinen Stücken
3 EL **brauner Zucker**
6 **Gewürznelken**
50 g **Sultaninen**
75 ml kaltes **Wasser**

Für die Crumble-Masse
75 g **Haferflocken**
75 g **Weizenmehl**
50 g gemahlene **Haselnüsse**
50 g **brauner Zucker**
2 TL gemahlener **Zimt**
100 g **Butter** in kleinen Stücken

Vier ofenfeste Dessertschalen mit Öl bepinseln oder besprühen. Äpfel schälen, entkernen und in dicke Scheiben zerschneiden. Äpfel, Butter, Zucker, Nelken, Sultaninen und Wasser in einen Topf geben, zudecken und 5–6 Minuten bei schwacher Hitze garen, bis die Äpfel weich sind. Auf die einzelnen Schalen verteilen.

Haferflocken, Mehl, gemahlene Haselnüsse, Zucker und Zimt in einer Schüssel gut vermengen. Butterstücke in kleinen Flöckchen untermischen. Masse über die Äpfel geben, Schalen in den vorgeheizten Ofen geben und Dessert bei 190 °C (Gas Stufe 5) 25 Minuten goldbraun backen.

Variante – Pfirsich-Blaubeer-Crumble: Statt der Äpfel 450 g Pfirsiche halbieren, entsteinen und in mundgerechte Stücke schneiden. 250 g Blaubeeren in 25 g Butter, 2 Esslöffeln Zucker und 2 Esslöffeln Wasser garen. Crumble-Masse zubereiten, über das Obst geben und wie oben backen.

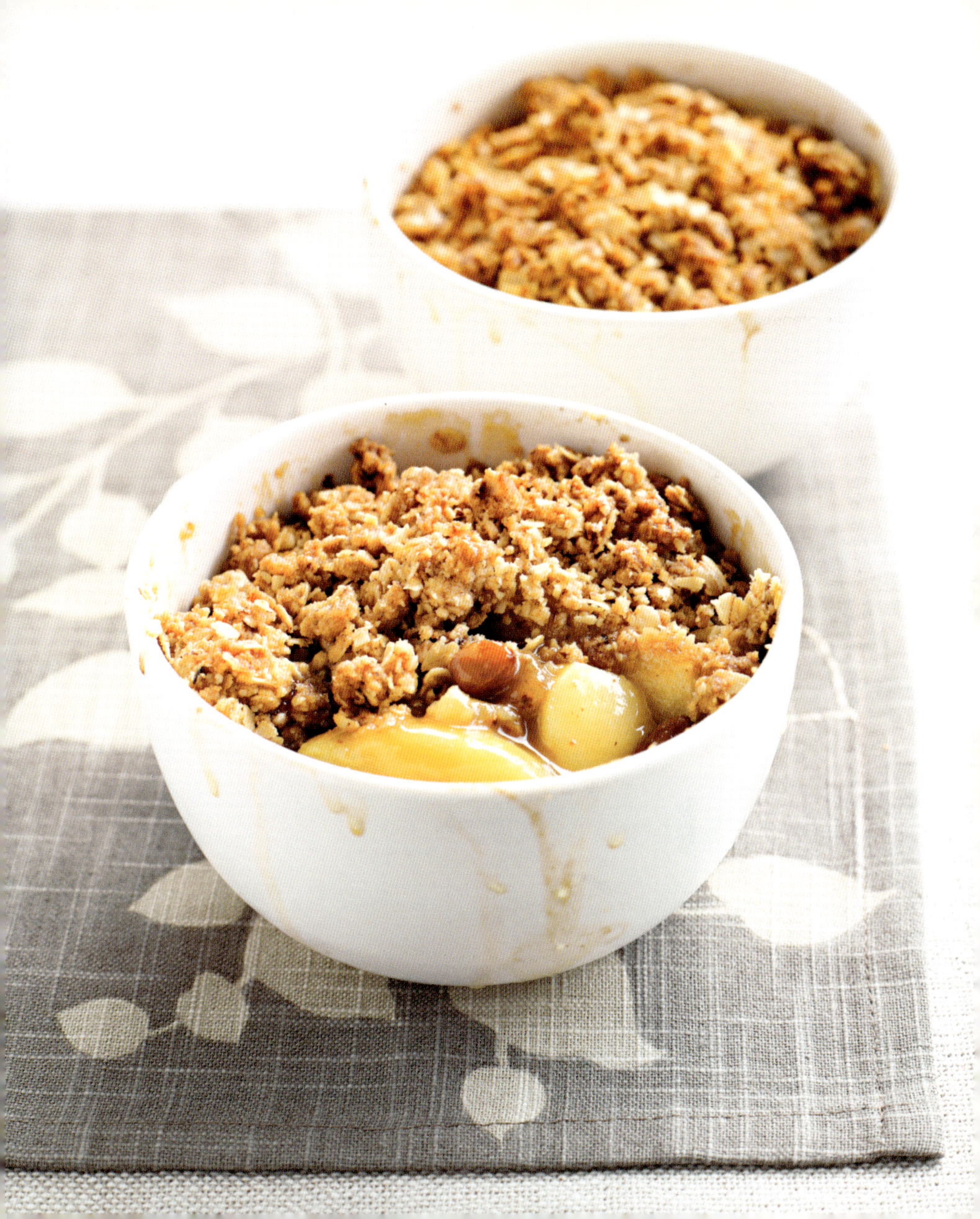

Soufflé-Omelett mit Beeren

Für **4** Portionen
Vorbereitungszeit: **10 Minuten**
Zubereitungszeit: **8–12 Minuten**

6 **Eier**, getrennt
2 TL **Vanillezucker**
4 EL **Puderzucker**
40 g **Butter**
4 EL **Himbeermarmelade**
100 g **Himbeeren** (aufgetaut, falls zuvor tiefgekühlt)
100 g **Blaubeeren** (aufgetaut, falls zuvor tiefgekühlt)
Schlagsahne oder **Crème fraîche**

Eiweiß in einer großen Schüssel steif schlagen. Eigelb, Vanillezucker und 1 Esslöffel Puderzucker in einer separaten Schüssel verschlagen. Zunächst einen Löffel Eischnee vorsichtig mit einem Metalllöffel unterziehen, um die Mischung aufzulockern, dann den restlichen Eischnee unterheben.

Die Hälfte der Butter in einer Pfanne zerlassen. Die halbe Eimasse in die Pfanne geben und bei mittlerer Hitze 3–4 Minuten stocken lassen, dann im vorgeheizten Ofen bei Oberhitze von oben goldbraun backen. Omelett vorsichtig auf einen vorgewärmten Teller gleiten lassen und bei schwacher Hitze warm halten. Das zweite Omelett genauso zubereiten.

Omeletts mit Marmelade bestreichen, mit Beeren belegen, in der Mitte zusammenklappen. Restlichen Puderzucker darüber stäuben, jedes Omelett halbieren und mit Schlagsahne oder Crème fraîche auf vier Tellern anrichten.

Variante – Soufflé-Omeletts mit Orangen: Anstelle der Himbeermarmelade dieselbe Menge Orangenmarmelade verwenden. 4 Orangen schälen, in Schnitze teilen und Kerne sowie weiße Haut entfernen. Ganze oder halbierte Schnitze und Marmelade auf den Omeletts verteilen.

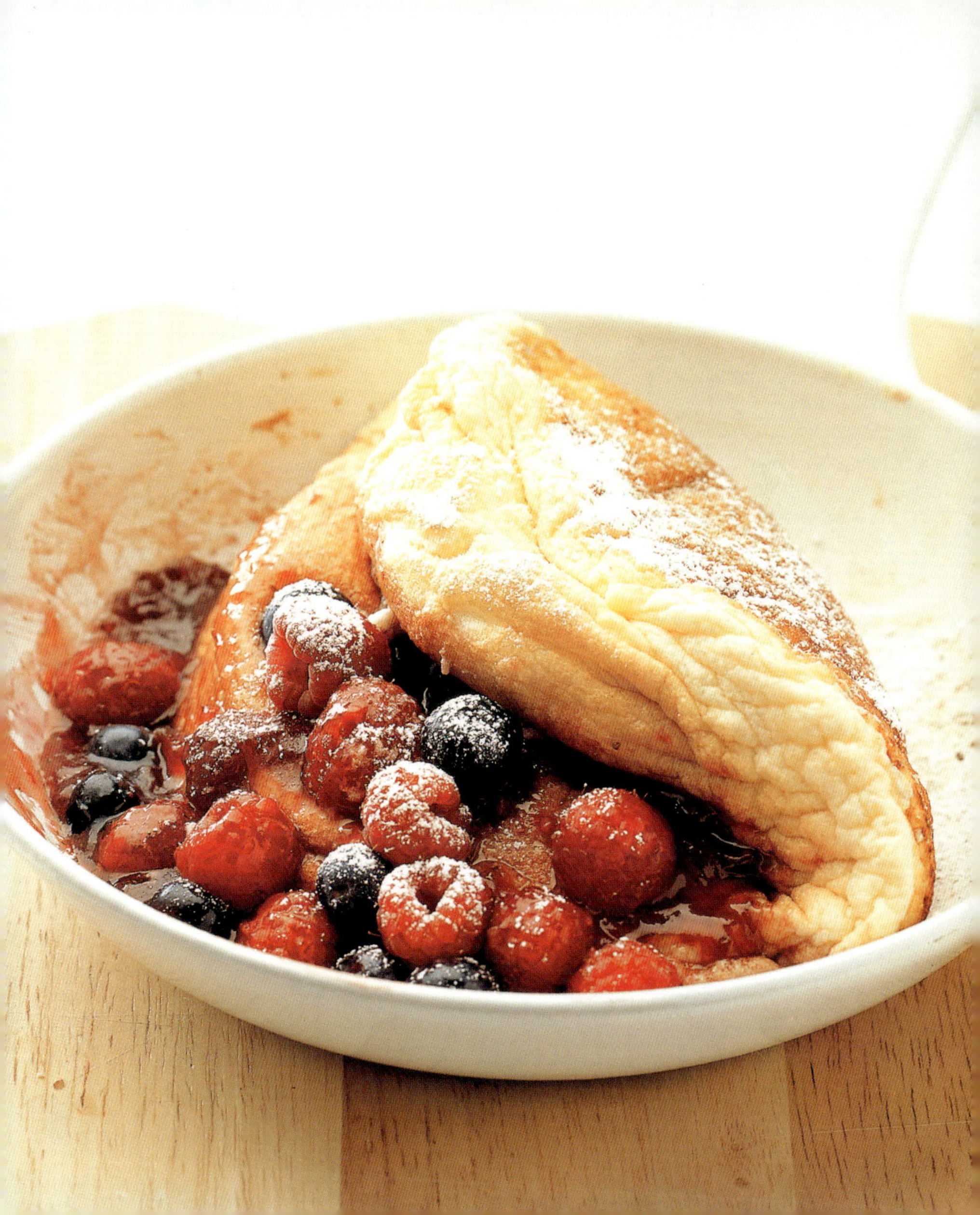

Gegrillte Früchte mit Palmzucker

Für **4** Portionen
Vorbereitungszeit: **10 Minuten**
Zubereitungszeit: **6–16 Minuten**

25 g **Palmzucker**
abgeriebene Schale und Saft von 1 **Zitrone**
2 EL **Wasser**
½ TL grob gemörserte **schwarze Pfefferkörner**
500 g gemischte **Früchte** (frisch oder aus der Dose, z. B. Ananasscheiben, Pfirsich- oder Mangostücke)

Zum Servieren
Zimt- oder **Vanille-Eiscreme**
Limettenscheiben

Zucker, Zitronenschale, Wasser und Pfeffer in einen kleinen Topf geben und bei schwacher Hitze erwärmen, bis sich der Zucker aufgelöst hat. Den Topfboden zum Abkühlen in kaltes Wasser tauchen.

Früchte mit dem abgekühlten Sirup bepinseln und im vorgeheizten Ofen bei Oberhitze 6–8 Minuten oder auf einem Grill 3–4 Minuten von beiden Seiten garen.

Obst mit Zimt- oder Vanille-Eiscreme und Limettenscheiben servieren.

Variante – Gegrillte Frucht-Kebabs: Holzspieße 30 Minuten in kaltem Wasser einweichen. Frische oder eingelegte Früchte in größere Stücke schneiden und auf die Spieße stecken. Obst mit Sirup bepinseln und wie oben zubereiten.

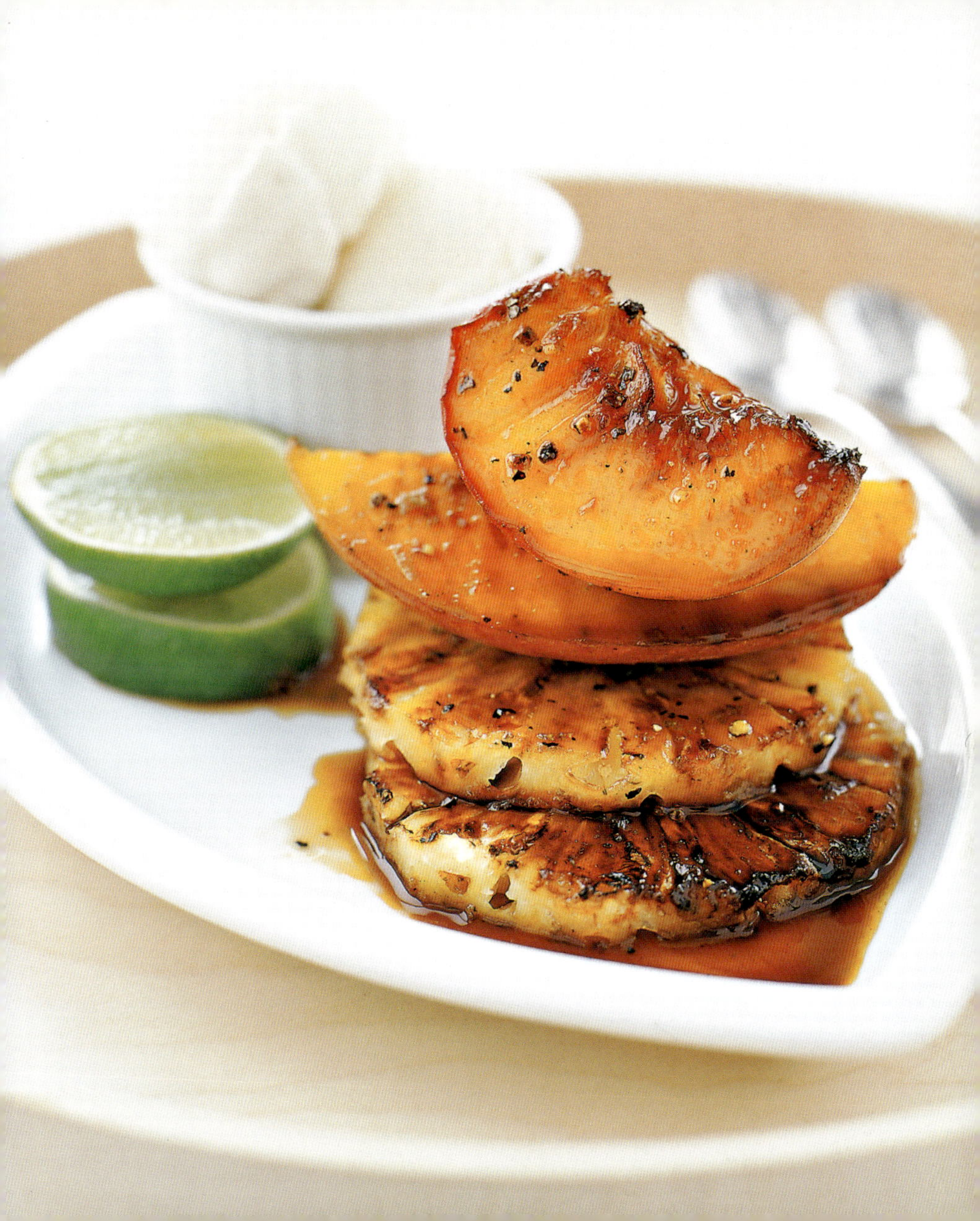

Tiramisù-Käse-Kuchen

Für **8–12** Portionen
Vorbereitungszeit: **20 Minuten** plus Zeit zum Kühlstellen
Zubereitungszeit: **50 Minuten – 1 Stunde**

Öl für die Backform
16 **Löffelbiskuits** (siehe Seite 12)
4 EL kalter **Espresso**
500 g **Frischkäse**
250 g **Mascarpone**
3 **Eier**
125 g **Zucker**
2 EL **Marsala**
25 g **Bitterschokolade**

Eine quadratische Backform mit 23 cm Seitenlänge mit Öl bepinseln und zusätzlich mit Backpapier auslegen (an den Rändern überhängen lassen). Löffelbiskuits mit der gezuckerten Seite nach oben nebeneinander in die Form legen. Mit Kaffee beträufeln.

Frischkäse, Mascarpone, Eier, Zucker und Marsala mit dem Handmixer zu einer geschmeidigen Creme verrühren und über die Löffelbiskuits geben. Oberfläche glatt streichen, Schokolade darüber raspeln.

Masse im vorgeheizten Ofen bei 140 °C (Gas Stufe 1) 50 Minuten bis 1 Stunde backen. Kuchen in der Form abkühlen lassen, 1 Stunde kühl stellen. Kuchen vorsichtig aus der Form heben und in Stücke schneiden.

Variante – Schokoladen-Käse-Kuchen: 125 g zerkleinerte Bitterschokolade in einer hitzefesten Schale in einem Topf mit köchelndem Wasser schmelzen. Dem Rezept oben folgen, dabei die flüssige Schokolade und 2 Esslöffel gesiebtes Kakaopulver unter die Käsemischung heben. Kuchen wie oben backen.

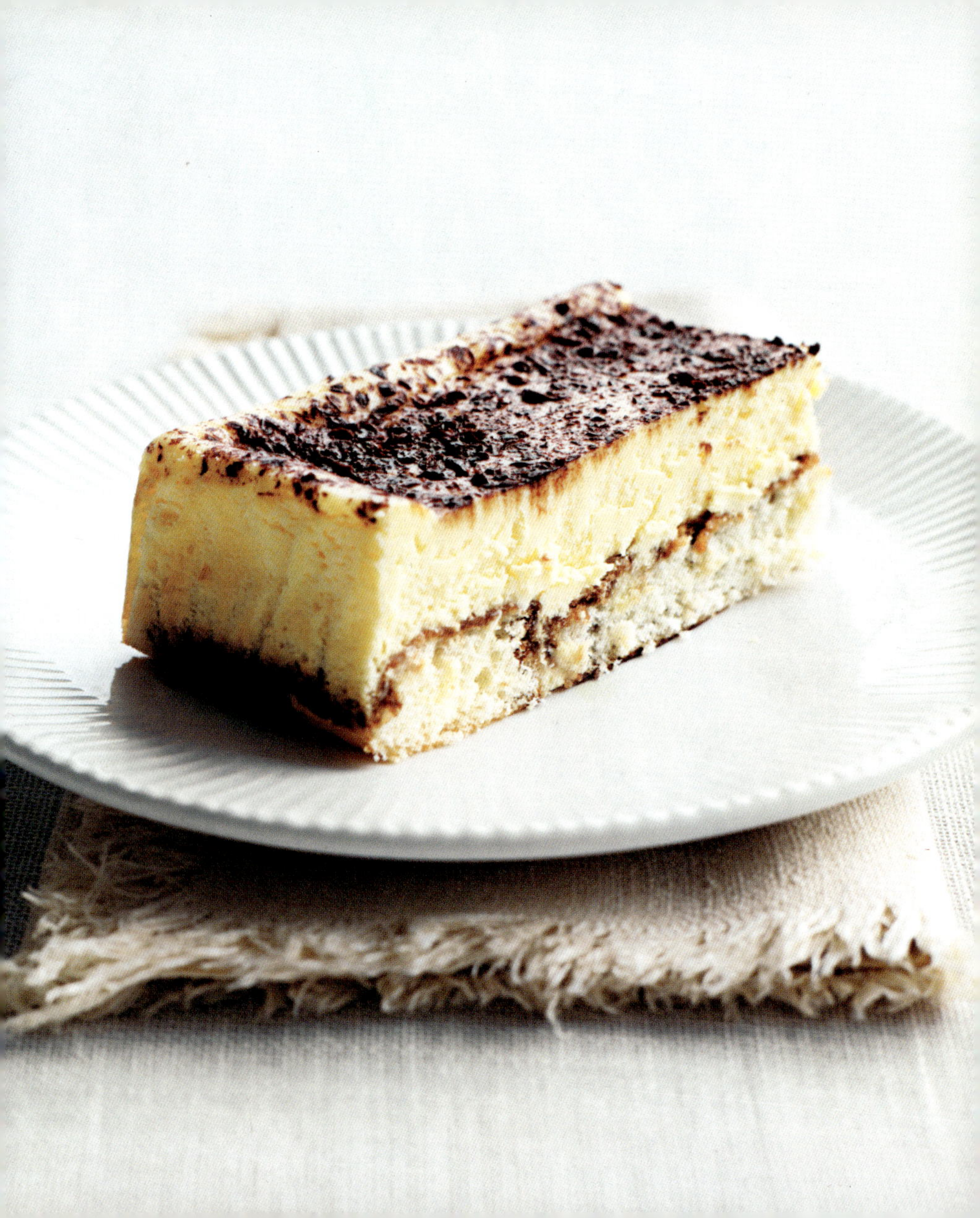

Erdbeer-Lavendel-Crush

Für **4** Portionen
Vorbereitungszeit: **10 Minuten**

400 g frische **Erdbeeren**, gewaschen und geputzt
2 EL **Puderzucker**
4–5 **Lavendelzweige** (nach Belieben)
400 g **griechischer Joghurt**
4 **Baisers** aus der Bäckerei

Einige kleine Erdbeeren halbieren, zum Garnieren beiseite legen. Die übrigen Beeren mit dem Zucker in eine Schüssel geben und mit der Gabel zerdrücken oder im Mixer pürieren. Nach Belieben einige Lavendelblüten zerkleinern und zu den Erdbeeren geben.

Joghurt in eine Schale geben, Baisers hineinbröckeln und vorsichtig unterheben. Erdbeermus dazugeben und nur leicht verrühren, so dass die Joghurt-Baiser-Masse noch sichtbar ist. Auf 4 Dessertgläser verteilen.

Dessert mit den beiseite gelegten Erdbeeren und Lavendelzweigen garnieren, mit etwas Puderzucker bestäuben und sofort servieren.

Variante – Pfirsich-Rosenwasser-Crush: 3 Pfirsiche schälen, halbieren und entsteinen, grob zerkleinern und im Mixer pürieren. 2 Esslöffel flüssigen Honig und 2 Teelöffel Rosenwasser dazugeben. Dessert wie oben zubereiten, jedoch mit gezuckerten Rosenblättern garnieren.

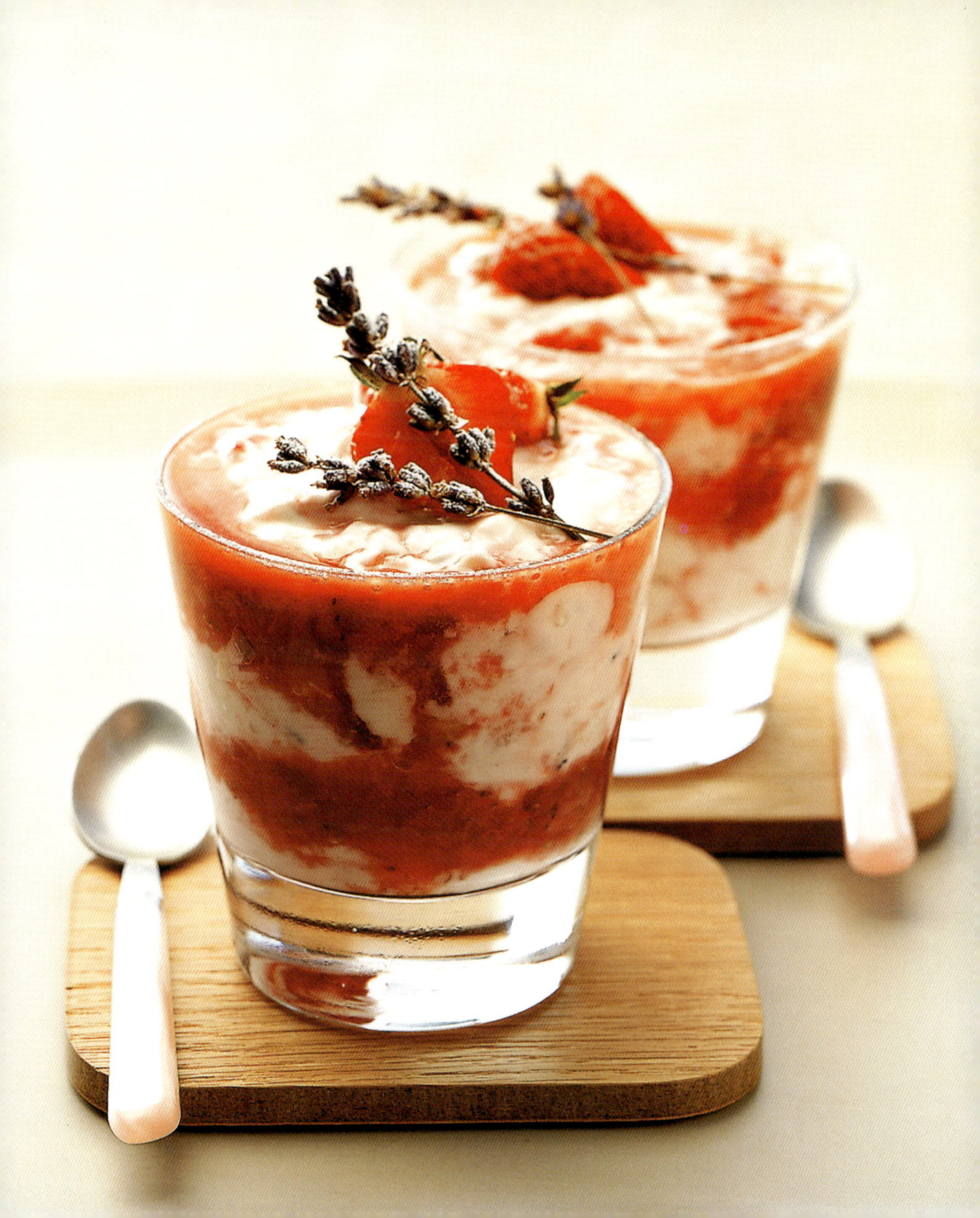

Sommerliches Beeren-Sorbet

Für **2** Portionen
Vorbereitungszeit: **5 Minuten** plus Zeit zum Einfrieren

250 g gemischte **TK-Beeren**
75 ml **Beerenlikör**
2 EL **Kirschwasser**
1 EL **Zitronensaft**

Einen flachen Kunststoffbehälter im Gefrierfach vorkühlen. Gefrorene Beeren, Likör, Kirschwasser und Zitronensaft im Mixer zu einem geschmeidigen Mus pürieren. Die Masse jedoch nicht zu lange und zu fein zerkleinern!

Mus in den vorgekühlten Behälter füllen und mindestens 25 Minuten ins Gefrierfach stellen. Kugeln vom Sorbet abstechen und in Dessertschalen anrichten.

Variante – Himbeer-Sorbet: Das Sorbet aus denselben Mengen tiefgekühlten Himbeeren, Holunderbeerlikör, Crème de Cassis und Zitronensaft wie oben zubereiten.

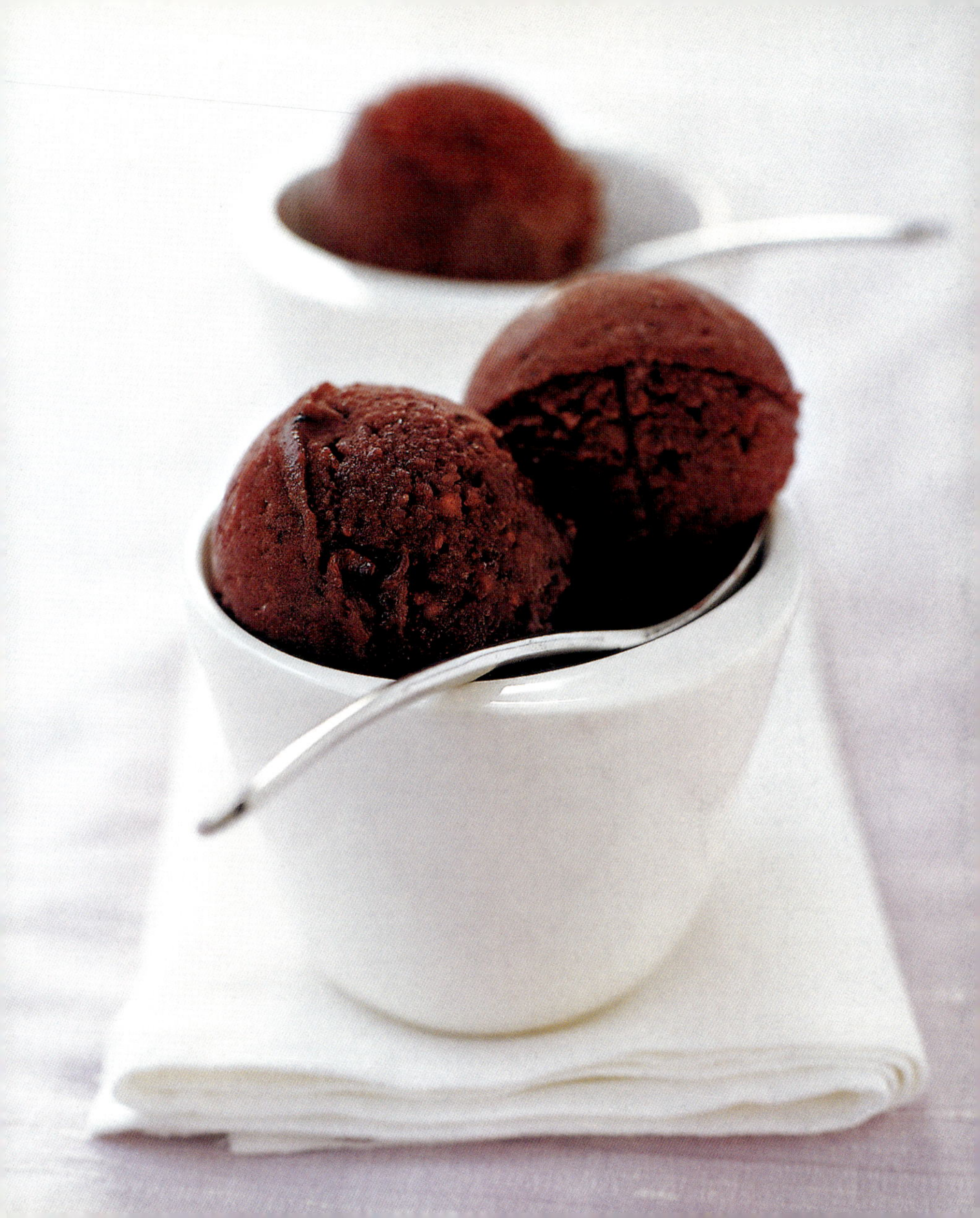

Bananen-Feigen-Kuchen

Für **4** Portionen
Vorbereitungszeit: **15 Minuten**
Zubereitungszeit: **15 Minuten**

6 große Lagen **Filo-Teig**
50 g zerlassene **Butter**
4 in Scheiben geschnittene **Bananen**
6 in Scheiben geschnittene, **getrocknete Feigen**
25 g **Zucker**
abgeriebene Schale von ½ **Zitrone**
½ TL gemahlener **Zimt**
griechischer Joghurt

Filo-Teig-Lagen durchschneiden. Eine Lage auf das Backblech legen und mit zerlassener Butter bepinseln. Die nächste Lage darauf legen und wieder bepinseln. Mit den übrigen Teiglagen genauso verfahren.

Bananen- und Feigenscheiben auf dem Teig verteilen. Zucker, Zitronenschale und Zimt vermengen, über die Früchte verteilen. Restliche Butter darüber träufeln.

Kuchen im vorgeheizten Ofen bei 200 °C (Gas Stufe 6) etwa 15 Minuten backen, bis der Teig knusprig und die Früchte goldbraun sind. Heißes Dessert mit griechischem Joghurt servieren.

Variante – Würziger Apfelkuchen: Teig-Lagen wie oben vorbereiten. 2 Äpfel entkernen, vierteln und in hauchdünne Scheiben schneiden. Apfelscheiben überlappend auf den Teig legen. 25 g zerlassene Butter darüber träufeln, 2 Esslöffel Zucker und 1 Teelöffel gemahlenen Zimt mischen und darüber verteilen. Kuchen wie oben backen.

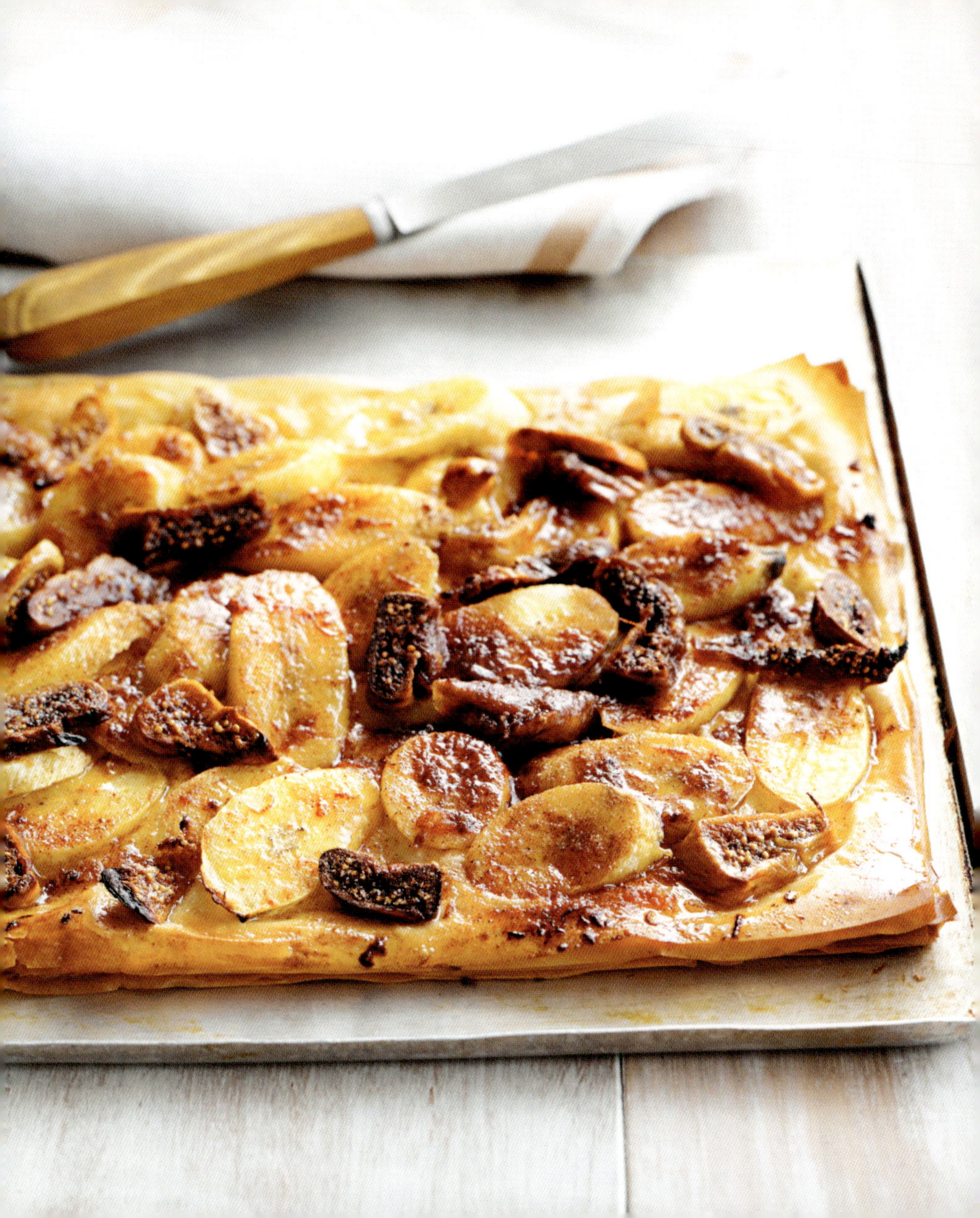

Banane mit Toffee-Sauce

Für **4** Portionen
Vorbereitungszeit: **5 Minuten**
Zubereitungszeit: **5 Minuten**

4 **Bananen**
125 g **Butter**
gemahlener **Zimt** oder frisch geriebene **Muskatnuss** zum Dekorieren
Vanille-Eiscreme

Für die Toffee-Sauce
125 g **Palmzucker**
125 ml **Sahne**
Zitronensaft nach Belieben

Bananen schälen und vierteln oder der Länge nach halbieren. Butter in einer Pfanne zerlassen, Bananen darin bei mittlerer Hitze 30 Sekunden von jeder Seite goldbraun braten. Mit einer Schöpfkelle herausheben und auf einen vorgewärmten Teller legen.

Palmzucker und Sahne in die Pfanne geben, bei schwacher Hitze 2–3 Minuten köcheln und eindicken lassen. Nach Belieben mit Zitronensaft würzen.

Bananenstücke mit Toffee-Sauce beträufeln und mit einer Kugel Vanille-Eiscreme servieren. Nach Belieben mit Zimt oder Muskatnuss garnieren.

Variante – Ananas mit Toffee-Sauce: Eine frische Ananas schälen und in Ringe schneiden. Die Mitte mit einem Apfelentkerner ausstechen. Ananas-Scheiben wie oben braten und mit Toffee-Sauce servieren.

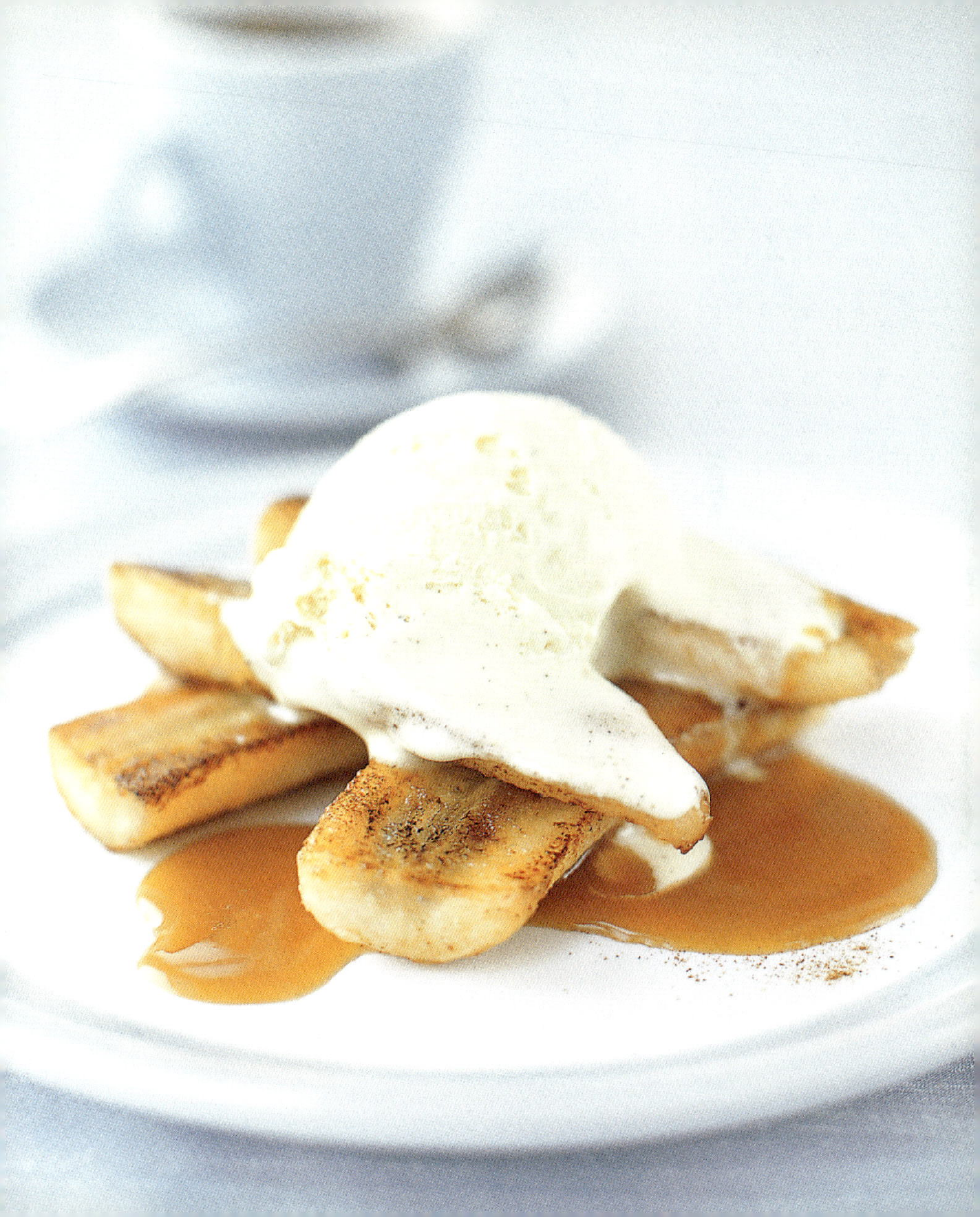

Karamell-Clementinen

Für **4** Portionen
Vorbereitungszeit: **10 Minuten**
plus Abkühlzeit
Zubereitungszeit: **15 Minuten**

250 g **Gelierzucker**
250 ml **kaltes Wasser**
6 EL **kochendes Wasser**
8 geschälte **Clementinen**
3 ganze **Sternanis**
Crème fraîche

Kaltes Wasser und Zucker in einen kleinen Topf geben und bei schwacher Hitze ohne Rühren erwärmen, bis sich der Zucker vollständig aufgelöst hat. Dabei nicht umrühren, da der Zucker sonst aushärtet! Gegebenenfalls den Topf neigen, um den Zucker zu verteilen. Die Masse bei schwacher Hitze 10 Minuten köcheln lassen, bis sie einen hellen Goldton annimmt.

Topf vom Herd nehmen und kochendes Wasser löffelweise dazugeben. Vorsicht – es kann Spritzer geben, deshalb etwas Abstand halten. Zuckermasse nur durch Neigen des Topfes gleichmäßig verteilen. Sirup gegebenenfalls wieder leicht erhitzen.

Clementinen und Sternanis in eine ofenfeste Schale geben und mit heißem Sirup übergießen. 3–4 Stunden abkühlen lassen. Clementinen auf Dessertschalen verteilen und mit Crème fraîche servieren.

Variante – Kräuter-Karamell-Clementinen: Statt Sternanis 3 frische Rosmarinzweige oder 2 Lorbeerblätter verwenden, diese vor dem Aufgießen des Sirups unter die Früchte legen.

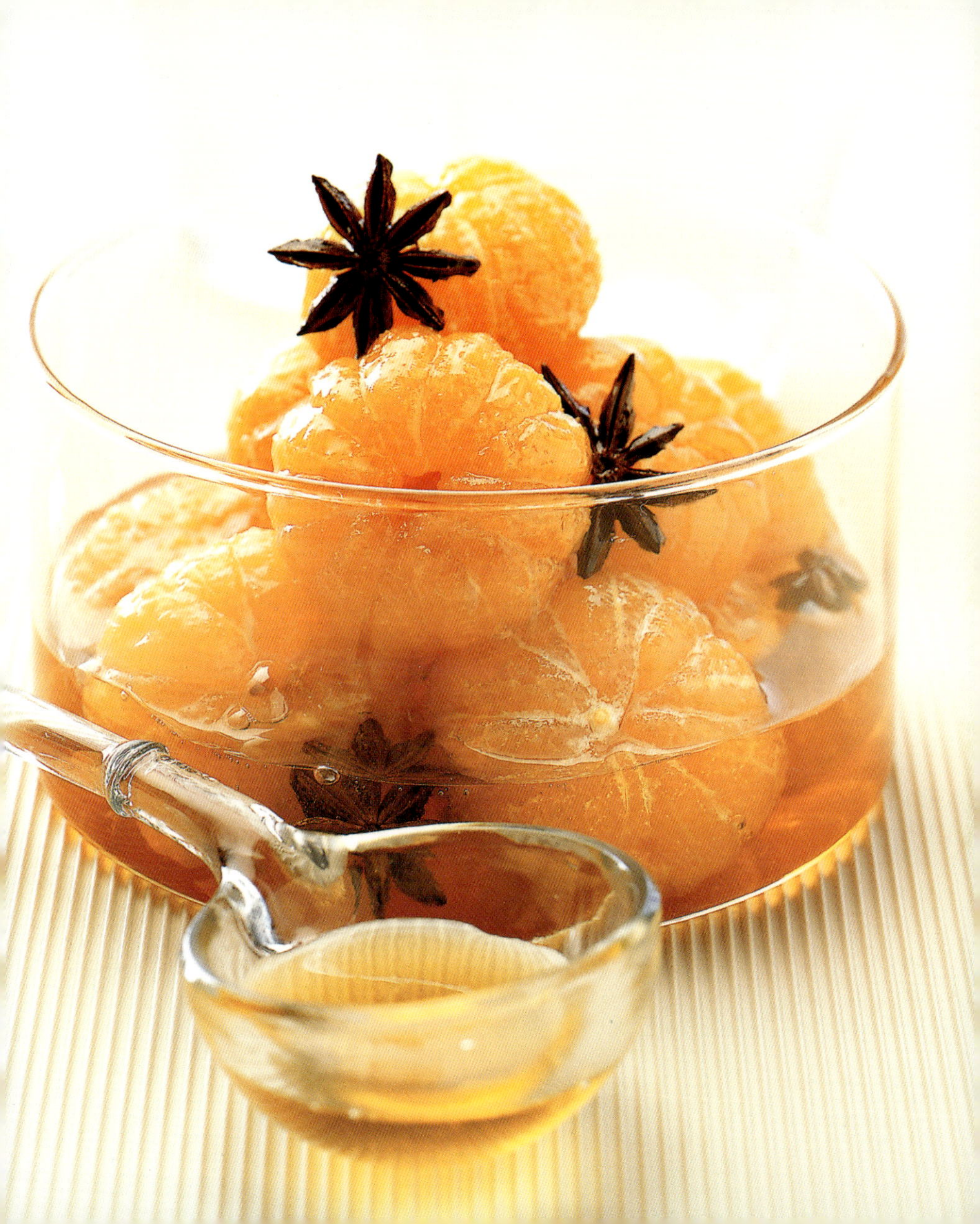

Brioche-Pudding mit Eiscreme

Für **4** Portionen
Vorbereitungszeit: **45 Minuten** plus Zeit zum Ziehen, Kühlen und Gefrieren
Zubereitungszeit: **40 Minuten**

8 Scheiben **Brioche**
3 **Eier**
50 g **Zucker**
250 ml **Milch**
250 ml **Sahne**
½ TL gemahlene **Gewürzmischung**
25 g zerlassene **Butter**
1 EL brauner **Zucker**

Für die Eiscreme
750 ml **Sahne**
1 aufgeschnittene **Vanilleschote**
5 **Eigelb**
125 ml **Ahornsirup**

Für die Eiscreme Sahne und Vanilleschote in einem Topf zum Sieden bringen. Vom Herd nehmen und etwa 20 Minuten ziehen lassen. Das Mark aus der Schote kratzen und in die Milch geben.

Eigelb und Ahornsirup in einer Schüssel verquirlen, Sahne einrühren und das Ganze zurück in den Topf geben. Masse erhitzen, jedoch nicht kochen, bis die Creme andickt und an einem Holzlöffel haften bleibt. Abkühlen lassen. Masse in einem Kunststoffbehälter einfrieren, dabei 5 Stunden lang stündlich einmal durchschlagen, bis die Creme gefroren ist.

Brioche-Scheiben diagonal in Dreiecke schneiden und überlappend in 4 kleine Auflaufformen schichten. Eier, Zucker, Milch, Sahne und Gewürze in einer separaten Schüssel verquirlen und die Brioche-Stücke damit tränken. Zerlassene Butter darüber träufeln und Zucker darüber streuen. 30 Minuten ziehen lassen.

Auflaufformen in einen großen Bräter stellen. Diesen etwa halbhoch mit heißem Wasser füllen. Pudding im vorgeheizten Ofen bei 180 °C (Gas Stufe 4) 30 Minuten backen, bis der Pudding fest ist und die Brioche-Dreiecke leicht gebräunt sind. Mit Eiscreme servieren.

Variante – Brot-Butter-Pudding: Anstelle Brioche Weißbrot verwenden. Jede Scheibe auf einer Seite mit Butter bestreichen, diagonal zerschneiden und in eine große Auflaufform schichten. Creme wie oben zubereiten und über das Brot gießen. Dessert 45–50 Minuten backen, bis der Pudding fest geworden ist.

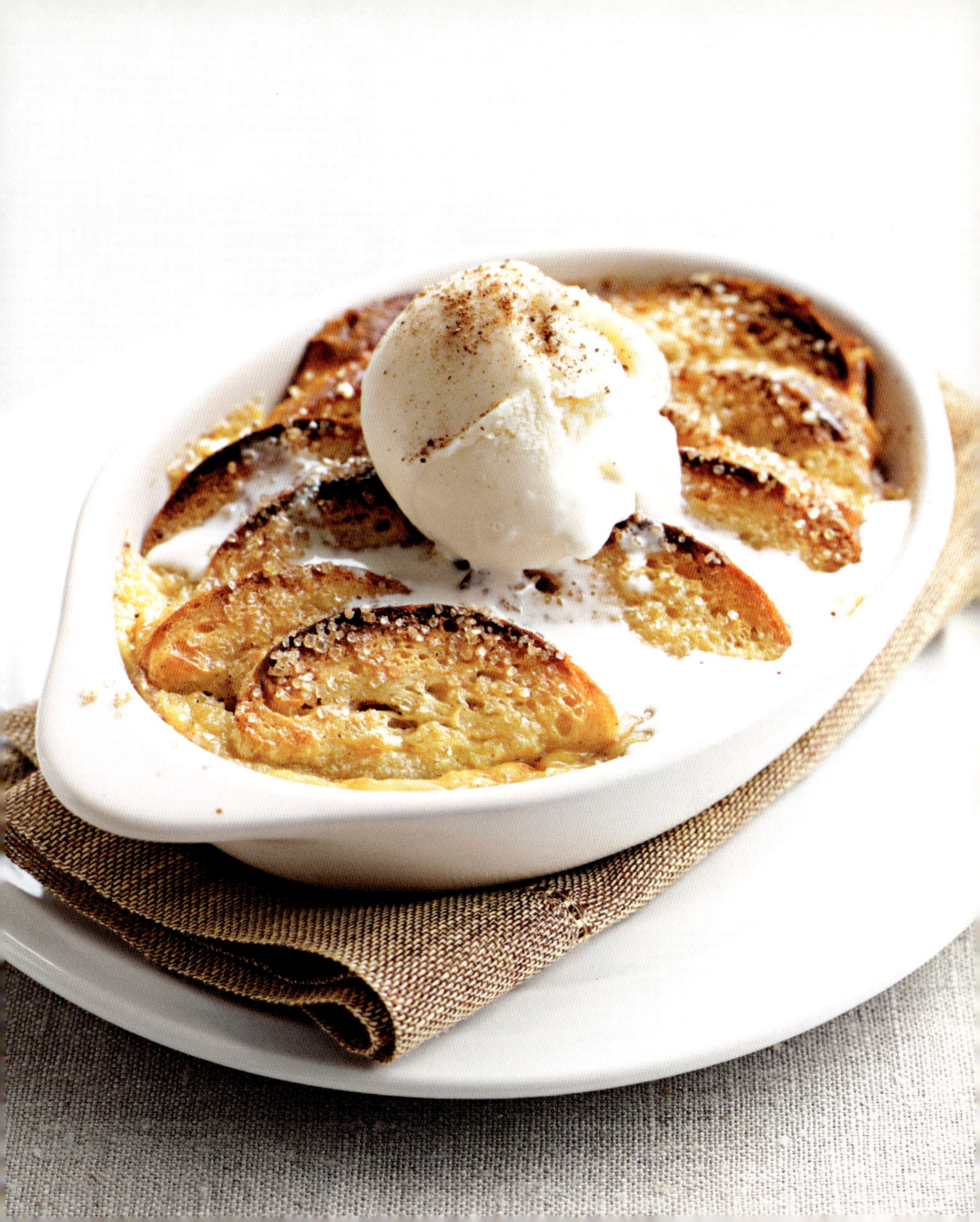

Orangen-Pflaumen-Schnecken

Für **4** Portionen
Vorbereitungszeit: **20 Minuten**
Zubereitungszeit: **10 Minuten**

1 Lage **TK-Blätterteig** (etwa 25x25 cm groß), aufgetaut
1 verquirltes **Ei**
3 EL **brauner Zucker**
abgeriebene Schale von ½ **Orange**
Öl für das Backblech
6 EL **Orangensaft**
50 g **Zucker**
400 g **Pflaumen**, entsteint und in Schnitze zerteilt
Puderzucker zum Garnieren
Crème fraîche zum Servieren

Teig mit verquirltem Ei bepinseln, Zucker und Orangenschale darüber verteilen. Zunächst eine Ecke des Teiges bis zur Mitte einrollen, dann die gegenüberliegende Ecke, bis die Rollen aufeinandertreffen.

Aufgerollten Teig erneut mit verquirltem Ei bepinseln, dann in 8 dicke Scheiben schneiden. Backblech mit Öl bepinseln, Schnecken mit der Schnittseite nach oben darauf verteilen. Im vorgeheizten Ofen bei 200 °C (Gas Stufe 6) 10 Minuten goldbraun backen.

In der Zwischenzeit Orangensaft, Zucker und Pflaumen in einen Topf geben, unter ständigem Rühren bei mittlerer Hitze 5 Minuten köcheln.

Schnecken und gedünstete Pflaumen auf Tellern anrichten, mit Puderzucker bestäuben und mit etwas Crème fraîche servieren.

Variante – Schnecken mit saisonalen Früchten:
Anstelle der Pflaumen typische jahreszeitliche Früchte verwenden, z. B. 450 g klein geschnittenen frischen Rhabarber, 400 g entsteinte und in Schnitze geteilte Reineclauden oder 450 g Himbeeren. Ansonsten dem Rezept oben folgen.

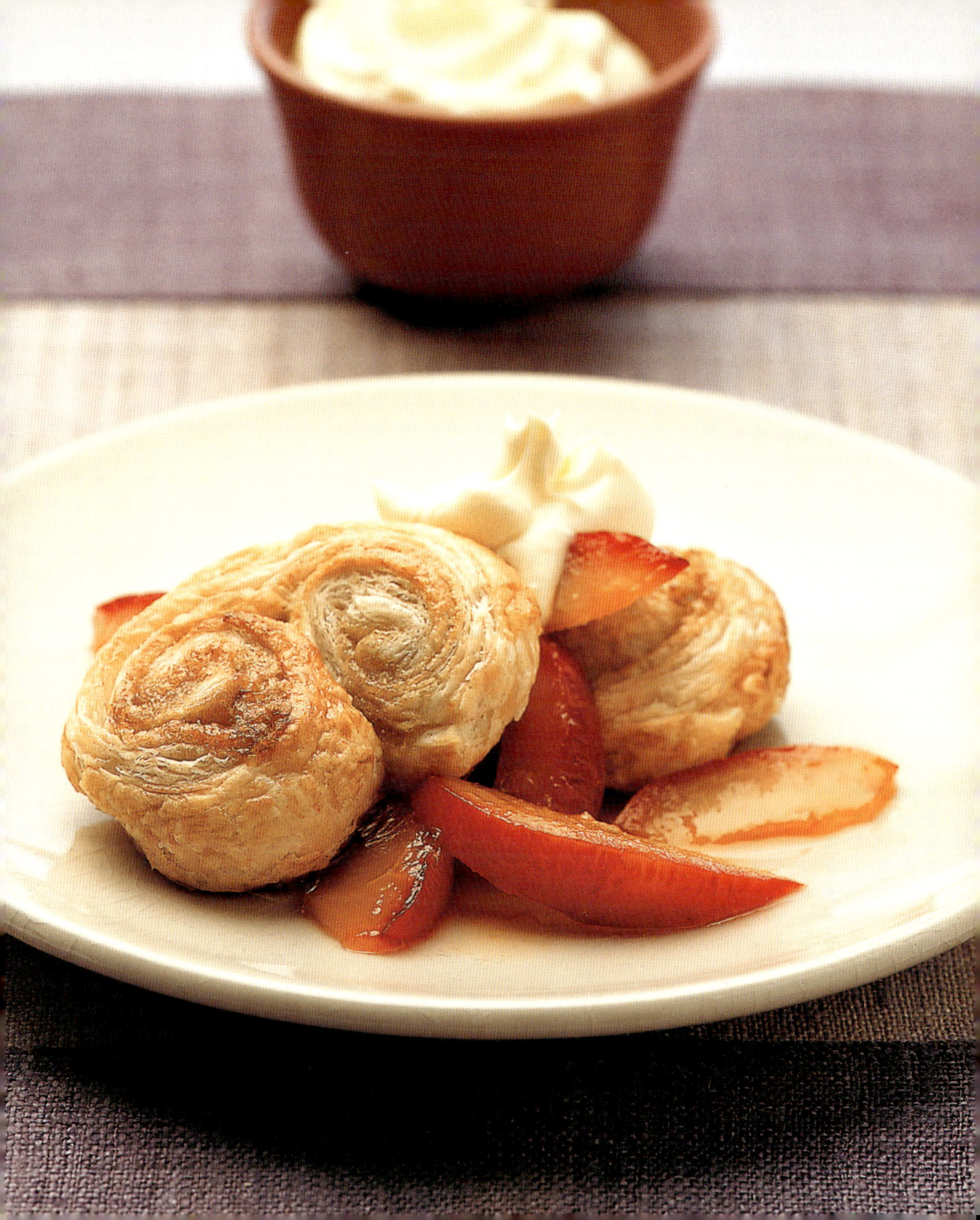

Obstsalat aus Beerenfrüchten

Für **4** Portionen
Vorbereitungszeit: **10 Minuten** plus Abkühlzeit
Zubereitungszeit: **10 Minuten**

3 **Orangen**
50 g **Gelierzucker**
1 aufgeschnittene **Vanilleschote**
1 **Zimtstange**, leicht zerstoßen
250 g frische **Erdbeeren**
200 g frische **Kirschen**
125 g frische **Himbeeren**
125 frische **Blaubeeren**

Orangen auspressen, den Saft in einen Messbecher geben und mit kaltem Wasser auf 300 ml auffüllen. Saft, Zucker, Vanilleschote und Zimtstange bei schwacher Hitze unter Rühren 5 Minuten erwärmen, bis die Flüssigkeit zu einem Sirup eindickt.

Topf vom Herd nehmen und gut abkühlen lassen. Vanilleschote und Zimtstange entfernen.

Erdbeeren putzen, waschen und halbieren, mit den anderen Beeren in eine große Schüssel geben und mit dem Sirup übergießen. Gut umrühren und Früchte bei Zimmertemperatur 30 Minuten marinieren.

Variante – Duftender Beerensalat: 300 ml kaltes Wasser, 75 g Zucker und 1 leicht zerstoßene Zimtstange in einen Topf geben, bei schwacher Hitze unter ständigem Rühren 5 Minuten köcheln lassen. Zimtstange entfernen, Topf vom Herd nehmen und abkühlen lassen. Beeren mit 1 Esslöffel Rosenwasser und dem Sirup verrühren.

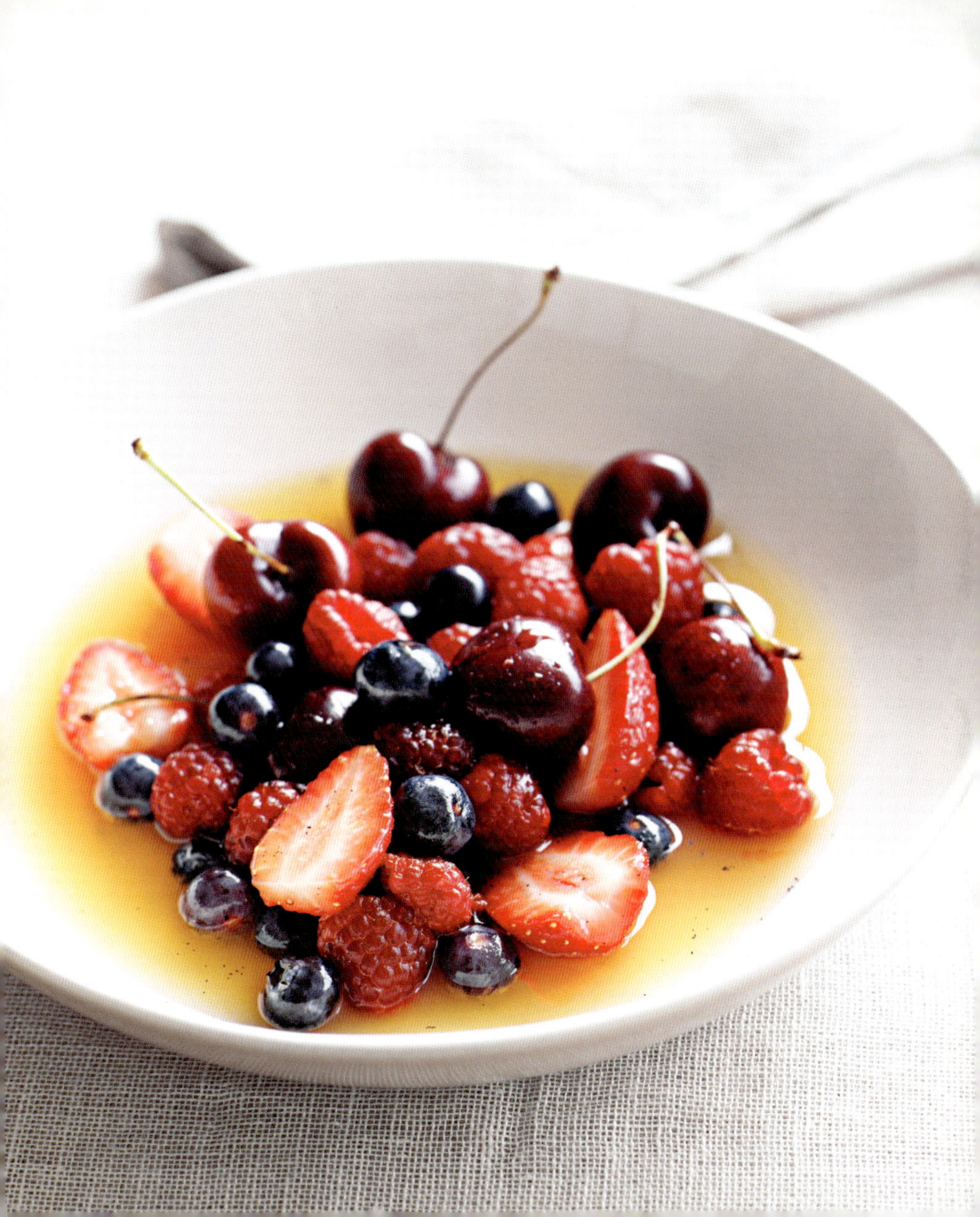

Kirsch-Zimt-Zabaione

Für **4** Portionen
Vorbereitungszeit: **10 Minuten**
Zubereitungszeit: **12–15 Minuten**

4 **Eigelb**
125 g **Zucker**
150 ml **Cream-Sherry**
1 große Prise gemahlener **Zimt**
425 g in Sirup eingelegte **Schwarzkirschen**
2 zerkleinerte **Amaretti-Biskuits**

Einen mittelgroßen Topf 5 cm hoch mit Wasser füllen und dieses zum Kochen bringen. Eine hitzebeständige Schüssel auf den Topf stellen – dabei darf das Wasser den Boden der Schüssel nicht berühren! Hitze reduzieren und Wasser köcheln lassen. Eigelb, Zucker, Sherry und Zimt in die Schüssel füllen. 5–8 Minuten mit dem Schneebesen schaumig schlagen, bis die Zabaione-Masse andickt.

Etwa die Hälfte des Kirschsirups abgießen. Den Rest mit den Kirschen erwärmen. Kirschen mit Sirup auf vier Dessertgläser verteilen.

Gläser mit warmer Zabaione auffüllen und mit Amaretti-Biskuits garnieren. Sofort servieren.

Variante – Aprikosen-Vanille-Zabaione: Den Sherry durch Marsala ersetzen, statt Zimt 1 Teelöffel Vanillezucker und die abgeriebene Schale von ½ Zitrone zum Eigelb geben. Die Schwarzkirschen durch eingelegte Aprikosen ersetzen. Ansonsten Dessert wie oben zubereiten.

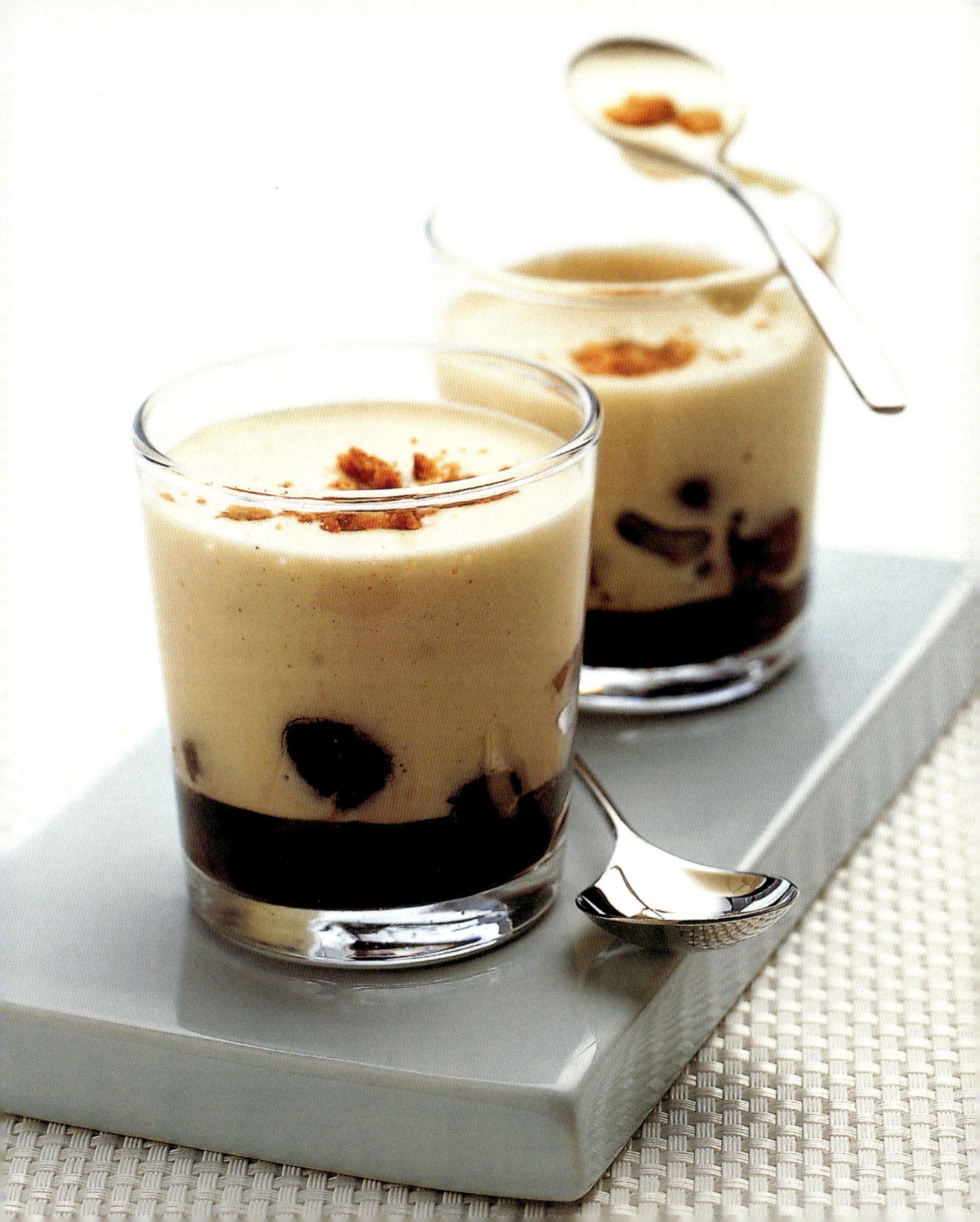

Rhabarber-Marzipan-Crumble

Für **4** Portionen
Vorbereitungszeit: **20 Minuten**
Zubereitungszeit: **35–40 Minuten**

400 g **Rhabarber**, geputzt und in dünne Scheiben geschnitten
1 **Birne**, geschält, entkernt und klein geschnitten
100 g **Zucker**
125 g **Weizenmehl**
50 g **Butter** in Stücken
125 g grob zerkleinertes **Marzipan**
Mandelblättchen
Vanillesauce (Serviervorschlag)

Rhabarber, Birne und die Hälfte des Zuckers in eine große Auflaufform füllen.

Restlichen Zucker, Mehl und Butter mit den Fingern zu feinen Streuseln verreiben. Anschließend das Marzipan untermengen.

Teigmasse über die Früchte verteilen, Mandelblättchen darüber streuen. Im vorgeheizten Ofen bei 180 °C (Gas Stufe 4) 35–40 Minuten goldbraun backen. Nach etwa 15–20 Minuten gegebenenfalls mit Alufolie abdecken, damit der Auflauf nicht zu braun wird. Crumble heiß mit Vanillesauce servieren.

Variante – Pflaumen-Apfel-Marzipan-Crumble: Statt des Rhabarbers 500 g reife Pflaumen verwenden. Früchte halbieren und entsteinen. Statt der Birne einen großen Kochapfel (z. B. Boskop) schälen, entkernen und in Stücke schneiden. Ansonsten Rezept oben folgen. Das Dessert kann auf Vorrat zubereitet und im Eisfach aufbewahrt werden.

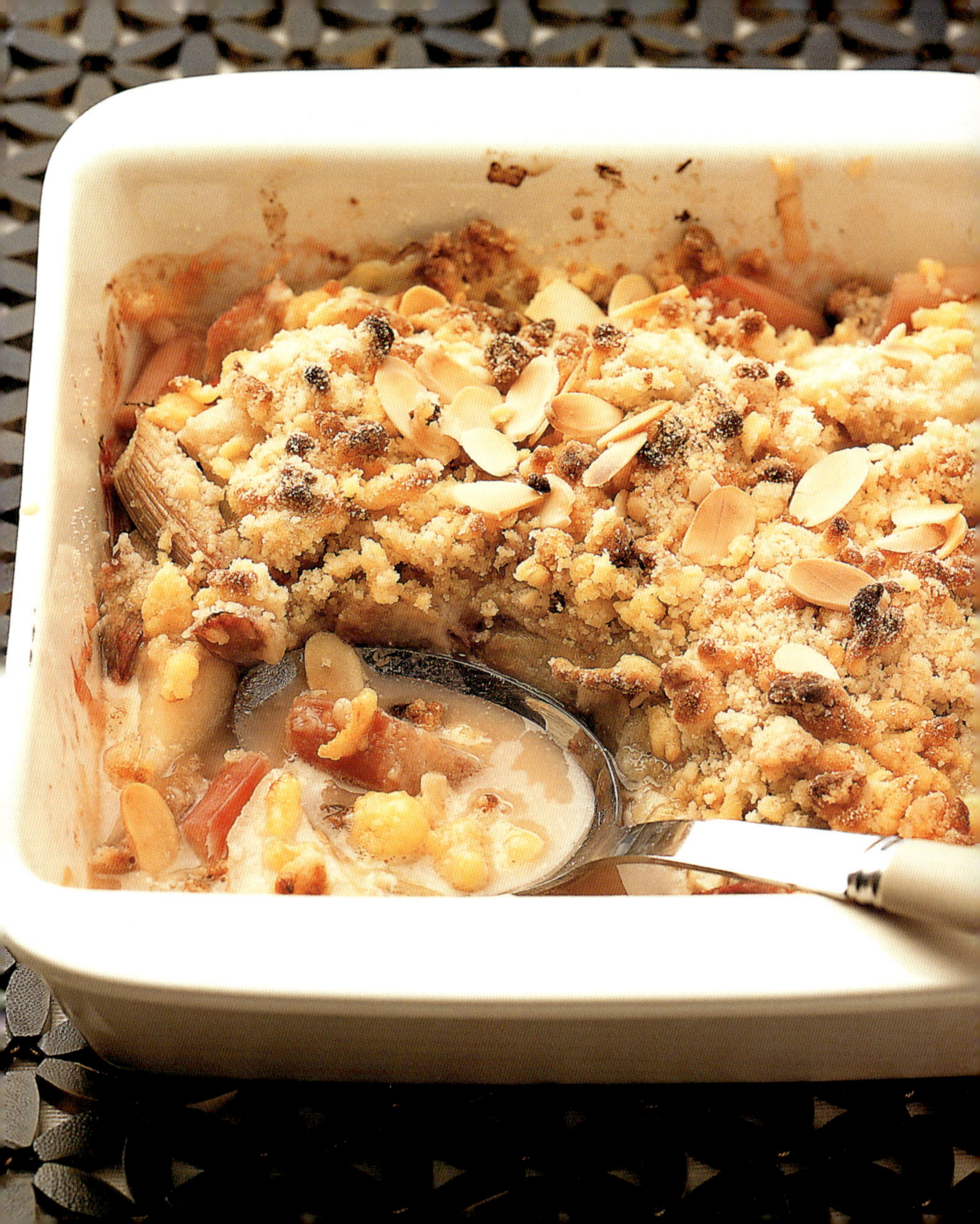

Süße Wan-Tan-Happen

Für **4** Portionen
Vorbereitungszeit: **10 Minuten** plus Abkühlzeit
Zubereitungszeit: **3 Minuten**

2 EL **Zucker**
½ TL gemahlener **Zimt**
9 **Tk-Wan-Tan-Teigblätter** (aufgetaut)
25 g zerlassene **Butter**
125 g **Mascarpone**
1–2 Esslöffel **Puderzucker**
1 TL **Zitronensaft**
125 g frische **Erdbeeren**, gewaschen, geputzt und in Scheiben geschnitten

Zucker und Zimt vermischen. Die Wan-Tan-Teigblätter vierteln, mit zerlassener Butter bepinseln und in der Zucker-Zimt-Mischung wälzen.

Teigblätter auf einem Backblech im vorgeheizten Ofen bei 200 °C (Gas Stufe 6) etwa 2–3 Minuten knusprig backen. Auf einem Rost abkühlen lassen.

Mascarpone, Puderzucker und Zitronensaft verrühren, Masse auf 12 Wan-Tans verteilen, die Hälfte der Erdbeeren darauf geben. Auf diese Weise 12 weitere Wan-Tans belegen und auf die erste Lage stapeln. Die übrigen Wan-Tans als Abschluss darauf geben und mit Puderzucker bestäuben. Nach Belieben mit einem Glas Champagner servieren.

Variante – Süße Beeren-Happen: Statt der Erdbeeren frische Himbeeren oder Blaubeeren verwenden. Mascarpone durch 150 g Crème fraîche ersetzen.

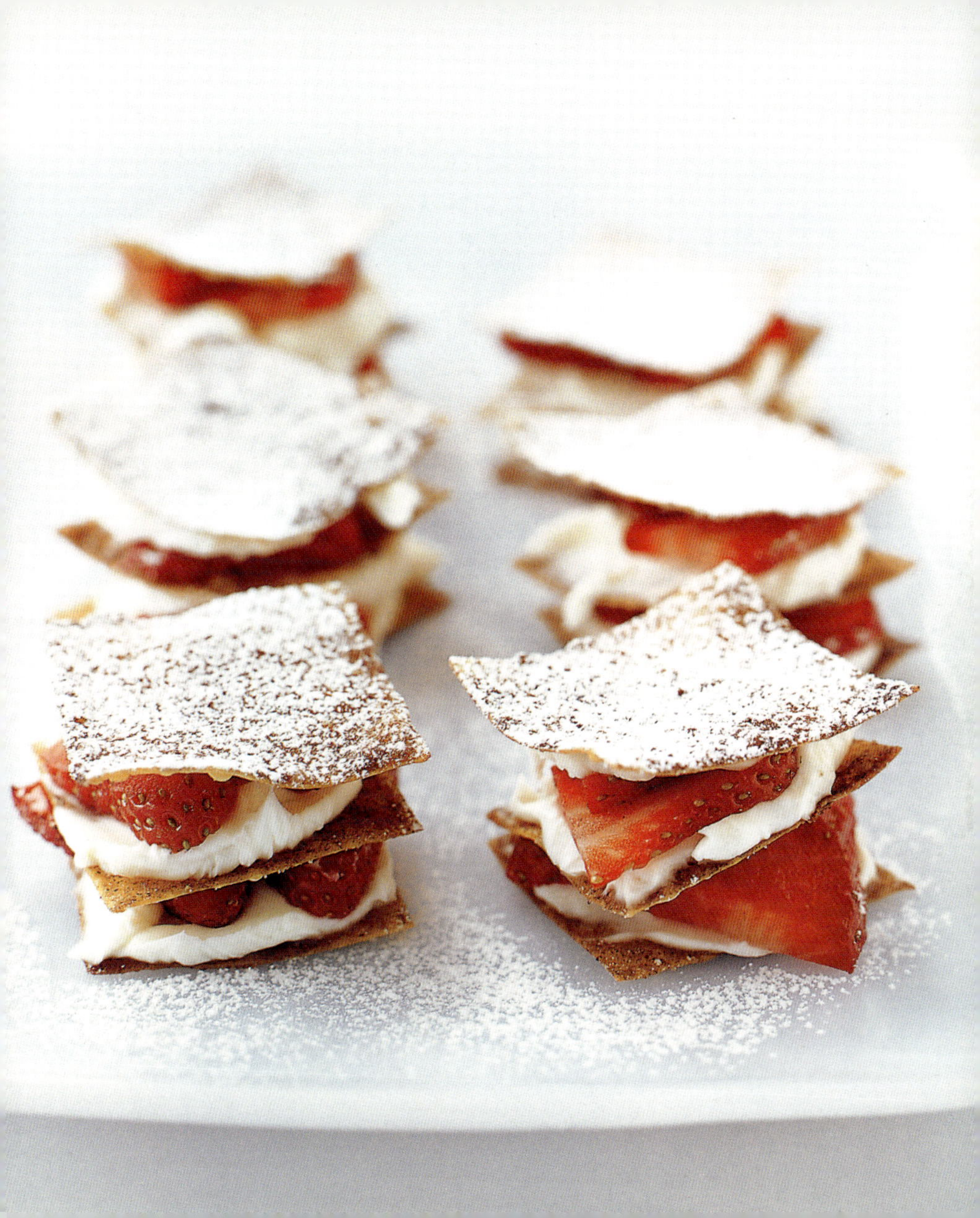

Index

Danksagung

Chefredakteurin: Nicola Hill
Redakteurin: Ruth Wiseall
Stellvertretender Creative Director: Karen Sawyer
Designerin: Janis Utton
Fotograf: Ian Wallace
Lebensmittel- und Requisiten-Stylistin: Louise Pickford

Spezielle Fotos:
© Octopus Publishing Group Limited/Ian Wallace
Übrige Fotos © Octopus Publishing Group Limited/William Lingwood 55, 65, 79, 93, 147, 153, 195, 197, 205, 209, 215, 223, 227, 231, 233; /Lis Parsons 37; /William Shaw 43, 175